JN496487

[제2판]

의료 커뮤니케이션

Communication Skills for Medicine, 2/E

Margaret Lloyd · Robert Bor | 공저
김 선 · 박주현 · 허예라 | 공역

CHURCHILL LIVINGSTONE
ELSEVIER

아카데미프레스

Communication Skills for Medicine, 2/E

This edition of ***Communication Skills for Medicine, 2/e*** by **Margaret Lloyd, MD, FRCP, FRCGP and Robert Bor, MA (Clin Psych), DPhil, CPsychol, AFBPsS, UKCP Reg** is published by arrangement with Elsevier Limited.

Copyright © 2004 by Elsevier Limited
Translated version ISBN : 978-89-91517-58-5
Publication Date in Korea : 2008-09-17
Translation Copyright © 2008 by Elsevier Korea LLC

All Rights Reserved.
No part of this publication may be reproduced, stored in a retrieval system, or transmitted in any form or by any means, electronic or mechanical, including photocopying, recording or any information storage and retrieval system, without permission in writing from the publisher.

Translated by Academypress Publishing Co.
Printed in Korea

이 도서는 **아카데미프레스**가 Elsevier와 정식 계약에 의하여 번역한 책으로서 이 도서의 어느 부분도 인쇄, 복제, 제본 등 기타 판권 소유에 위배되는 제반 행위를 할 수 없습니다.

역자 서문

의사소통 기술 교육은 우리나라 의학교육의 현장에서도 빼놓을 수 없는 핵심 교육과정이다. 좋은 의사소통 기술은 임상에서의 환자-의사의 관계뿐만이 아니라 동료, 선배, 후배 그리고 학생-교수자 간의 관계에도 필수적으로 필요한 요소이기 때문이다. 그럼에도 불구하고 우리나라 의학교육 현장에서는 의사소통 교육에 대한 충분한 연구나 효과적인 의사소통 기술 교육을 가이드해 주는 좋은 문헌들을 주변에서 쉽게 찾아볼 수가 없다. 영국 런던에 위치한 로얄 프리(Royal Free) 의과대학의 일차의료와 의학교육을 담당하고 있는 로이드 교수와 로얄 프리 병원의 정신과 의사인 보어 교수가 집필한 이 책은 이러한 갈증을 해소하는 데 큰 도움이 될 것으로 생각된다.

이 책의 내용을 보면, 기본적인 의사소통 기술 원리에 대한 설명부터 시작하여 병력을 청취하는 방법, 환자에게 정보를 주는 방법, 나쁜 소식을 전하는 방법, 성적 병력청취를 하는 방법, 서로 다른 문화적 배경을 가진 환자들과 의사소통하는 방법, 환자의 가족과 의사소통하는 방법 외에도 의료 과오와 소송의 내용이라든지 임상에서의 다양한 문제 상황을 다루는 방법의 내용을 담고 있다. 특히 우리나라에서도 HIV 환자들이 증가하고 있기에 성적인 내용의 병력청취나 타문화권의 환자들을 다룬 내용이 우리나라의 현실과 그리 동떨어진 것이 아니라고 본다. 이제는 더 이상 한민족이라고 강조할 수 없을 만큼 다민족 국가가 된 우리나라는 이미 각 병원마다 외국인 진료소가 운영되고 있음을 볼 수 있다.

이 책은 의사소통에 대한 기본적인 원리를 설명하는 데 그치는 것이 아니라, 현장의 실제적인 경험 사례를 바탕으로 많은 사례들을 적절하게 보여주고 있으며, 독자가 반드시 짚고 넘어 갔으면 좋을 내용을 구분하여 정리해 두는 섬세함도 보여주고 있다. 다양한 그림과 표의 활용 그리고 각 장마다 정리해 놓은 요약 부분도 이 책의 완성도를 높여주고 있다. 그리고 이 책을 저술하기 위해 많은 사전 연구를 했다는 것은 각 장마다 그리고 이 책의 말미에 첨가한 '읽을거리' 의 목록을 보아도 잘 알 수 있다.

이 책이 이론과 실제를 겸비한 것이라는 것을 잘 증명해 주는 부분은 각 장마다 적절한 연습문제를 제시하고 있음에도 불구하고, 책의 뒷부분에 10페이지를 추가로 할애하여 만든 부록이다. 이 부록에는 현재 의사소통 교육에서 많이 활용하고 있는 역할극 교수법에 대한 가이드라인과 피드백을 주는 방법, 그리고 많은 사람들이 궁금해하는 의사소통 기술의 평가 방법의 예시를 보여주고 있다. 그리고 이 책의 주제가 의사소통인 만큼 그리고 많은 의사들이 학교나 병원에서 많은 발표를 하고 있기 때문에, 프레젠테이션을 잘 하기 위한 노하우까지 요약하여 정리해 주었다.

저자들도 직접 지적한 바와 같이, 이 책은 학부 수준에서부터 대학원 수준까지의 모든 학생들과 교수자들이 참고할 수 있는 의사소통 기술 교육에 대한 풍부한 자료를 담고 있으므로, 의학교육에서의 의사소통 기술 교육방법에 대해 기본적인 것과 구체적인 것, 이론적인 측면과 실제적인 측면을 알고 싶어하는 모든 독자들에게 권해 드리고픈 책이다.

마지막으로 이 책이 출판되는 데 있어 많은 수고를 아끼지 않은 아카데미프레스의 모든 분들께 깊은 감사를 드리며, 원교 교정에 큰 도움을 준 가톨릭의대 의학교육학과의 한홍희, 조아라, 백승애, 김상미 양에게도 감사의 말을 전한다.

2008년 8월

역자 일동

제2판 저자 서문

1996년 이 책의 첫 판이 출간된 이래 의사소통 기술 교육이 학부와 대학원 수준의 교육에서 지속적으로 개발되었다. 우리가 기대하는 교육의 결과는 환자와 그 가족 그리고 동료들과 효율적이고 섬세한 의사소통을 할 수 있는 차세대 의사들을 만들어내는 것이다.

많은 의사들은 의료 현장에서의 의사소통 기술이 단순히 환자들과의 연결고리를 만드는 것이 아님을 인식하기 시작했다. 효율적인 의사소통은 환자의 문제, 질병이 환자의 인생과 대인관계에 미친 영향, 환자의 삶에서 질병을 어떻게 잘 관리할 수 있는지를 잘 이해하는 데에도 도움이 된다. 최근에는 효율적인 의사소통 기술이 의료사고와 환자의 불만을 줄이는 데 절대적으로 필요하다. 의료사고와 환자의 불만은 의사에게 매우 심각한 결과를 준다. 의사는 매일 다른 환자들을 상대해야 하기 때문에 의사소통 기술을 배우는 데 일정한 규칙이나 지름길은 없다. 그러나 의사소통 기술을 가르치고 배우는 방법에 대한 특정 접근방법은 있다. 이 새로운 판에서는 이러한 점을 강조하고 있다.

제1판의 내용을 주도한 원리는 변함이 없다. 우리는 학생들이 그들의 진로를 밟아가는 동안 습득해야 할 의사소통 기술의 가치를 개발할 수 있도록 실제적인 가이드를 제공하고자 한다. 목차에서 볼 수 있듯이 목차의 순서는 기본적인 의사소통 기술을 개발하는 데에서부터 어려운 상황에 부딪쳤을 경우에 필요한 의사소통 기술을 순차적으로 설명해 주고 있다. 제2판에서도 첫 판의 순서를 따르고 있는데, 여기에는 사례 예시, 가이드라인, 독자들이 잠시 멈춰서 '생각' 해 볼 수 있는 기회를 주는 등 다양한 내용이 포함되어 있다. 효율적이고 섬세한 의사소통 기술의 습득과 개발은 이를 숙고해 보고, 훈련하고 연습해 봄으로써 이루어진다. 이러한 연습문제들과 부록의 내용이 학생들과 교수자들에게 도움이 되길 바란다. 부록에서 볼 수 있는 의사소통 기술에 대한 평가서는 학부교육과정뿐 아니라 대학원 교육과정에서의 의사소통 교육평가에도 적용될 수 있으며 발표 기술에 대한 내용도 부록에 첨부되었다.

많은 장들이 수정되었고, '실수, 불만, 소송' 장이 새로 추가되었다. 이는 임상진료에서 발생하는 의료과오를 방지하고 다루는 데에 의사소통의 중요성이 부각되고 있는 현실을 반응하고자 한 것이다.

우리는 이 책이 학생들과 교수자들에게 좋은 의사소통 기술을 배우고 가르치는 데에 안내지도의 역할을 해줄 수 있기를 희망한다.

2004년, 런던에서 M.L.와 R.B.

추천서

이같이 훌륭한 책의 제1판이 출간된 후의 7년은 영국이나 기타 다른 나라의 의료계에 있어서 그다지 행복한 시간이 아니었다. 미디어에서는 거의 매일 의사의 능력부족이나 비인간적인 행동들에 대해 비판하였고, 국가보건의료서비스 기구는 구제불능의 상황까지 갔었고, 의사들의 범죄와 관련된 소송이 주요 사업이 될 지경에 이르렀다. 의학의 발달과 환자의 기대치의 증가는 부유 국가의 경우 해결할 수 없는 의료수가 문제를 낳았다. 그러나 이러한 문제들은 개발도상국에서 벌어지는 의료 관련 문제들과 비교도 되지 않는다. 가난의 확산, AIDS로 인한 수만 명의 사망, 결핵과 말라리아, 의료체계의 기능 상실, 수만 명의 아동 사망 등의 문제는 예방될 수 있는 문제들이다.

의학 전문직에 관한 많은 비판적인 면 중의 한 가지는 많은 문제들이 의사와 환자 간 또는 의사들 간의 효율적인 의사소통을 통해 해결될 수 있다는 사실이다. 이는 의사들이 넘쳐나는 일거리, 정부에 의한 국가보건의료서비스 기구의 지속적이고 시간 소모적인 의료정책 개선, 그리고 그 외 많은 관료적인 영향들로 인해 각 환자들에게 할애하는 시간이 부족하며, 임상과 병동에서 의사를 멀어지게 하고 있다는 점을 부분적으로 보여주고 있다.

최근 내 동료 중 한 명이 응급 상황의 복통으로 병원에 입원하게 되었다. 내가 나중에 친구가 받았던 의료의 질적 수준에 대해 물어보자 친구는 자신이 지금까지 만난 의사 중 최고의 의사를 만나게 되었는데, 이 의사는 매우 젊은 의사로, 자신과 오랜 시간을 보내면서 매우 구체적인 병력청취를 하였고, 많은 시간을 할애하여 꼼꼼한 임상 검사를 실시하였으며, 가장 중요한 것은 어떠한 검사들이 이루어졌고 어떠한 진단 결과가 가능하며 그 이후 어떻게 해야 하는지에 대한 상세하고 매우 친절한 설명을 해주었다는 것이다. 이 숙련된 젊은 의사는 의학과 1학년 학생이었는데, 환자의 의료진 중에서 제대로 된 의사의 역할을 했던 유일한 멤버라고 생각된다.

이와 같은 현실적인 곤경에 처해있는 지금, 임상의학에서 의사소통 기술 습득의 중요성은 날로 증가하고 있다. 여기서 말하는 의사소통의 기술은 단순히 아픈 사람들과 말을 할 수 있는 기술만을 뜻하는 것이 아니라, 병원과 일차의료 팀 안에 있는 다양한 사람들과 그리고 동료들과 제대로 의사소통할 수 있는 것도 포함된다. 우리나라와 같이 매우 다양한 인종이 살고 있는 문화에서는 서로 다른 문화배경을 가진 사람들과 대화할 수 있는 능력이 필수적이며, 현재 많은 의과대학생들은 세계 각국에서 선택교육과정을 실시하고 있기 때문에 그 중요성이 더욱 부각될 수밖에 없다.

이번 판에서 로이드(Lloyd), 보어(Bor) 교수는 새로운 자료를 많이 첨가하였고 이는 의료 전문직에 가해지는 여러 가지 곤경들을 대변해 주는 것이다. 기본적인 의사소통의 기술과 임상기술을 실제적으로 배울 수 있는 임상과 병동에서 학생들을 분리시키지만 않는다면, 우리 직업에서 발견되는 많은 문제점을 해소할 수 있다고 생각되며 결과적으로 새로 습득된 정보는 새로운 의학교육 현장에 매우 잘 맞을 수 있다. 대부분, 경청을 포함한 좋은 의사소통은 의사인 우리들이 타고나는 기술이 아니다. 로이드와 보어 교수의 이 훌륭한 책을 통해, 병동과 진료실로 보내지는 많은 젊은 의사들과 중견 교수들이 좋은 의사를 지칭하는 가장 중요한 요소로 꼽히는 훌륭한 의사소통 기술을 갖출 수 있기를 바란다.

2003년 9월에 옥스포드에서
교수 데이빗 웨더랄 경(Professor Sir David Weatherall)

차례

10장 실수, 불만, 소송 201

11장 까다로운 진찰: 의사–환자 대화에서의 특별한 문제 211

12장 환자 및 동료와의 의사소통: 개인의 문제가 직업 관계에 미치는 영향 243

1장

서론

환자진료에서 의사소통은 "부수적인" 것이 아니라 핵심이다.[1]

"좋은 의사소통을 한다는 것은 어려운 일이다: 아주 소수의 사람들만 이 교육을 받지 않고 좋은 의사소통을 할 수 있다."[2]

이 책의 목적은 의사가 환자와 그의 가족, 동료 의사와 효과적으로 의사소통할 수 있는 기술을 개발할 수 있도록 도움을 주는 데 있다. 환자와 환자를 돌보는 사람들 사이에서 발생하는 의사소통의 중요성에 대해서는 논란의 여지가 없다. 반면에, 나중에 다시 언급하겠지만, 환자가 경험하는 실제적인 의료는 환자가 생각했던 이상적인 것과는 거리가 멀다. 임상의학의 기술적 발전으로 의사는 "환자를 치유하고, 고통을 덜어주고 항상 편안하게 해주어야" 하는 전통적인 목적을 잊어버리고 의과학 자체에 휩쓸리기 쉽다.

환자와 의사소통을 잘 하는 것은 신뢰의 관계 형성을 통하여 "치유하기, 고통 덜어주기, 편안하게 해주기" 등을 가능하도록 하는 것인데, 이는 매우 도전적인 것이며 찰스 경(Sir Charles)이 강조한 것처럼 항상 우선되어야 하는 것이다. 30년이 지난 후 영국의 의사협회(General Medical Council)에서는 이를 의학교육에 대한 제언에서 다시 강조하고 있다.[3]

"졸업생은 환자와 그 가족 그리고 보건의료 관련 동료들과 명확하고

효율적인 의사소통을 해야 한다."

의사소통이란 무엇인가?

잠깐! 생각해보기

이 질문에 대한 답은 매우 쉬운 것처럼 보일 수 있다. 그러나 실제로 그러한가? "의사소통"이란 무엇을 의미하는가? 브레인스토밍을 통해서 의사소통이 무엇인지 써보도록 하자.

- 의사소통의 정의
- 의사소통의 방법
- 의사소통의 목적

여러분이 의사소통 정의에 대해 떠올린 몇 가지 정의가 있을 터인데 그림 1.1과 1.2에서 이를 찾아볼 수 있을 것이다. 옥스퍼드 영어 사전을 살펴보면, '의사소통' 은 '나누어주다, 공유하다' 라는 라틴어에서 그 어원을 찾을 수 있다. 이처럼 '의사소통' 은 나누어주기, 생각과 지식을 교환하기 등으로 정의된다.

좋은 의사소통이란 무엇인가?

좋은 의사소통에 관해서는 다음 장에서 구체적으로 다루기로 하고, 여기에서는 몇 년 전 맨체스터(Manchester) 대학의 피터 매그와이어(Peter Maguire) 박사가 수행한 연구를 간단하게 언급하도록 하겠다.[4] 이 연구는 의과대학생에게 의학 면담을 받은 환자를 대상으로 학생의 면담 능력에 대한 의견을 조사한 것이다. 그 결과는 다음과 같다.

- 따뜻하게 대해 주고 공감해 주었다.
- 쉽게 말할 수 있었다.
- 자신을 소개하였다.

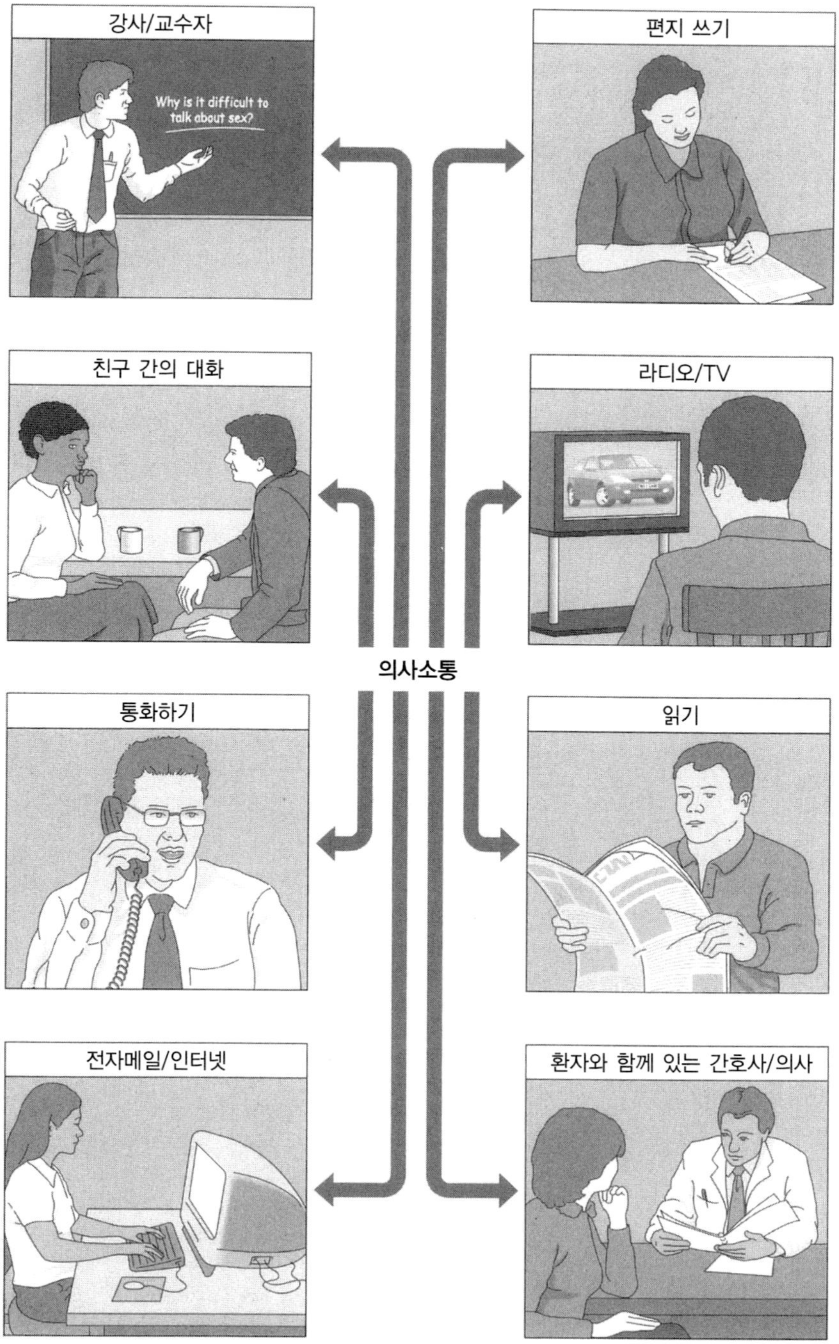

그림 1.1 의사소통 몇 가지 방법

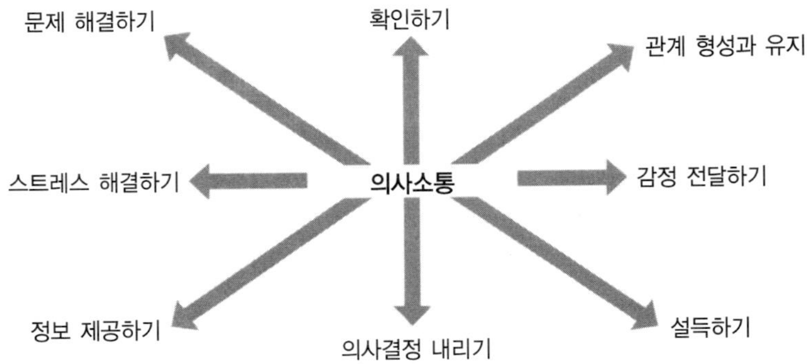

그림 1.2 의사소통의 몇 가지 목적

- 자신감이 있었다.
- 환자한테 경청하고 반응해 주었다.
- 질문이 쉽고 명료하였다.
- 말을 반복하지 않았다.

좋은 의사소통은 왜 중요한가?

이 질문에 대한 간단한 답은 '환자 진료를 더 잘 하기 위하여' 이다. 의사소통을 잘 하는 의사는 다음과 같은 특성이 있다.

1. 명확하고 종합적인 진단을 한다. 좋은 의사소통 기술은 환자의 문제에 대해 종합적이고, 중요하고, 정확한 정보를 수집하는 것이다. 의사소통 기술 교육을 받은 의사는 교육을 받지 못한 의사보다 정신적 질환에 대한 진단을 더 잘 하는 것으로 밝혀졌다.
2. 환자의 감정적 고통을 발견하고 적절하게 대응한다.
3. 환자들이 진료에 만족하며 병에 대한 불안감이 적다.
4. 환자들이 의사의 조언에 동감하고 따른다.

좋은 의사소통은 환자의 신체적 상태(예를 들면, 고혈압)에 긍정적인 영향을 미친다는 근거도 제시되고 있다. 한 연구에 의하면 고혈압 환자에게 자신의 질병에 대한 걱정을 표현하도록 하였는데, 의사를 표현할 기회가 제공되지 않은 환자보다 고혈압이 낮아졌다고 보고하였다.

그럼에도 불구하고 안타깝게도 의사-환자 간 적절하지 않은 의사소통의 사례는 쉽게 찾아 볼 수 있다. 플로리다에서 수행된 한 연구에서는 의료사고를 내서 고소를 당한 산부인과 의사와 고소를 당하지 않은 의사에 대한 환자의 견해를 비교하였다.[5] 연구 결과, 환자는 환자-의사 간 의사소통을 진료의 기술적인 측면보다 더 중요하게 생각한다는 것이다.

의사에 대한 불만 중 가장 큰 것은 다음과 같다.

- 환자의 말에 경청하지 않는다.
- 정보를 주지 않는다.
- 환자에 대한 배려가 없다.

의사를 상대로 한 고소 건수가 낮은 국가에서도 의사의 의사소통 방식에 대해 불만족을 표현한다. 다음은 영국의 한 연구 보고에서 유방암 환자의 말을 인용한 것이다.

> "의사들은 나의 유방을 절제해야 한다고 말하였다. 다른 선택은 없었고, 어떠한 설명도 없었다. 의사들은 환자와 대화하지 않는다. 나는 의사들이 더 구체적으로 설명해 주기를 바란다."

의사소통 기술은 배울 수 있는가?

의사 양성과정에는 지식, 기술, 태도 교육이 포함된다. 의학교육의 다른 많은 관점들과 같이, 최근까지지도 의사소통 기술과 적절한 태도는 관찰과 역할 모델을 통해 습득되는 것으로 여겨지고 있었다.

그러나 지금까지의 경험에 비추어 보면, 이런 방법을 통해서는 좋은 의사소통을 하는 의사가 될 수 없다. 최근 도제적 방법은 충분하지 않다는 평가와 함께, 의사소통 기술에 대한 공식적인 교육의 필요성 및 그 효과성에 대한 인식이 확산되고 있다. 의과대학들은 점차 의사소통 교육을 도입하기 시작하였고 교육과정과 평가에서 공식적이고 중요한 부분임을 강조하였다.

효과적인 의사소통 교육에 대한 근거는 무엇인가?

1970년대에 의학과 4학년 정신과 임상실습과정 중 많은 연구가 수행되었다. 이 연구들의 결과를 살펴보면, 학생들은 교육을 받기 전 환자에게 병력청취하는 것을 매우 어렵게 느낀다고 보고하고 있다. 학생들이 경험하는 주요 어려움은 다음과 같다.

- 환자로부터 필요한 모든 정보 수집의 어려움
- 환자의 문제가 환자 자신과 가족들에게 미치는 영향에 대한 질문의 어려움
- 환자의 언어적, 비언어적 의사소통에 대한 반응의 어려움
- 면담 중 지루한 표정을 나타냄

연구의 한 부분으로 일부 학생들은 통제집단에, 나머지 학생들은 실험집단에 배정되었다. 그런 후 이 학생들의 기본적인 의사소통 능력을 확인하기 위해 모든 학생들에게 15분 동안 환자의 병력청취와 주소 확인을 실시하도록 하였다. 면담은 비디오로 녹화되었고 학생들에게는 병력을 기록하라고 하였다. 실험집단은 2명의 환자를 더 면담하였고, 비디오 녹화를 했다. 실험집단 학생들은 비디오 녹화 내용을 튜터와 함께 보면서 토론하였고, 면담 가이드와 비교하였다. 그런 다음 통제집단(교육을 받지 않은 집단)과 실험집단은 다시 환자와 병력청취를 하였고 비디오 녹화를 했다. 이 면담과 이전의 면담 과정을 학생들이 어느 집단에 소속되었는지 모르는 상태에서 한 명의 심리학자가 평가하도록 하였다.

연구 결과는 무엇인가?

연구 결과, 의사소통 교육을 받은 학생들이 환자와 면담을 더 잘 실시한 것으로 나타났는데, 그 이유는 다음과 같다.

- 통제집단과 비교하여 실험집단 학생들은 세 번 더 환자의 문제와 관련된 명확한 정보를 받았다.
- 실험집단 학생들이 환자로부터 더 높은 점수를 받았다.

다른 관련 연구에서도 유사한 결과를 보고하였는데, 의사소통 교육을 받은 학생들이 교육을 받지 않은 학생들보다 환자와의 면담을 더 잘 수행한다는 것이다.

여기에서 다음과 같은 질문을 해보아야 한다. 그렇다면 이러한 기술은 지속되는가? 혹은 일정 기간이 지나면 소멸하는가? 후속 연구를 위해 4~6년이 지난 후 동일 집단을 대상으로 동일한 연구방법으로 다시 연구를 시행하였다.[4] 그 결과 학생 때 면담에 대한 비디오 피드백을 받았던 의사들은 그들의 의사소통 기술을 유지하는 것으로 나타났다.

- 이 의사들은 공감을 더 잘 하였다.
- 환자 면담에서 더 자신감이 있었다.
- 이들은 더 좋은 기본적인 의사소통 기술을 갖고 있었으며, 개방적 질문을 사용하였으며, 환자의 언어적 표현에 더 적절하게 대응하였다.

결론적으로, 의사소통 기술은 배울 수 있는 것이며, 습득된 기술은 지속된다.

바람직한 의사소통 기술은 어떻게 개발되는가?

여기에서 가장 중요한 것은 당신은 의사소통 능력을 보유하고 있어야 하며, 이 능력을 대인관계에서 지속적으로 활용해야 한다는 것이다. 의사소통 기술을 배운다는 것은 혈압 측정방법을 배우는 것과는 매우 다르다. 의사소통 기술 교육은 현재 모든 의과대학에서 도입하고 있으며, 이 과정의 목적은 학생의 잠재적인 능력과 특정 기술을 배양하여 환자와의 의사소통을 효과적으로 하도록 하는 데 있다. 의사소통 기술 교육은 동료 학생이나 모의환자를 통해 이러한 능력을 확인하고 개발할 수 있도록 해준다.

이는 환자의 병력을 청취하는 방법을 습득하는 데 매우 중요하지만, 환자와 의사 간에 특정한 어려움이 있을 때 더욱 중요하다. 예를 들면, 환자에게 암을 선고해야 하는 상황이거나, 성에 대한 과거력을 청취해야 하는 상황이 있다.

이러한 상황에 잘 대처하기란 항상 어렵지만 이에 필요한 기술을 연습하고 이러한 주제에 대해 다른 학생들 또는 튜터와 스스로 경험해 보는 것이 도움이 된다.

효과적인 의사소통을 배우는 가장 좋은 방법은 무엇인가? 이는 교수자의 경험과 견해에 따라 다르다. 그러나 매그와이어의 연구에 의하면 다음 조건이 갖추어졌을 때 가장 적절한 의사소통 교육이 이루어질 수 있다.

- 학생들에게 서술된 지침서를 제공하여 어떠한 기술을 익혀야 하는지 알려주어야 한다.
- 이 기술들을 교수자가 직접 시범해야 한다.
- 학생들에게 의사소통 기술을 실제 환자 또는 표준화 환자에게 연습할 수 있는 기회를 제공해야 한다.
- 학생들에게 비디오 녹화 장면을 활용하여 그들의 의사소통 능력에 대한 피드백을 제공해야 한다.
- 학생들의 수행 능력 및 의사소통 관련 주제에 대해 튜터와 토론할 수 있는 기회를 제공해야 한다.

마지막으로 조심스럽게 언급해야 할 부분이 있다. 당신은 스스로 매우 좋은 의사소통을 하고 있다고 믿고 있을 수 있으며, 환자와의 관계에도 문제가 없다고 생각할 수 있다. 따라서 당신은 "나는 의사소통 기술 교육이 필요 없어"라고 생각할 수 있다. 그러나 의과대학생을 대상으로 실시한 한 연구에 따르면 자신감이 가장 많은 학생들이 환자와의 의사소통을 가장 잘 못하고 있는 것으로 밝혀졌다.

평생학습

좋은 의사소통 기술에 대한 교육은 기본의학교육과정에서 그치지 않는다. 우리는 평생동안 환자와 그의 가족, 동료 등과의 의사소통 능력을 개발하고 향상시켜야 한다. 의사소통 능력은 졸업 후 교육에서도 매우 중요하다는 인식이 강조되고 있다.

이 책의 사용방법

우리는 이 책이 의사소통 능력을 향상시키는 데 도움을 줄 수 있기를 기대한다. 이 책은 실제적인 접근을 하고 있으며, 환자-의사/학생의 관계에 초점을 두고 있다. 상황에 따라 구두적 의사소통과 서술적 언어소통을 모두 포함하고 있다. 이 책은 전반에 걸쳐 다음과 같은 형식에 따라 구성되어 있다.

생각해보기

이 코너에서는 읽기를 잠시 쉬면서 당신의 생각을 경험에 비추어 다시 한번 숙고하도록 한다. 학습은 새로운 내용을 이미 알고 있는 정보와 연결시킬 수 있을 때, 그리고 알고 있는 지식을 활용했을 때 더 잘 일어난다는 근거가 많다. 다시 말하면, 학습은 능동적인 과정이어야 한다는 것이다.

연습

연습은 "능동적 학습"의 일환으로 적용된다. 연습은 책의 마지막 부분에

수록해 놓았으며, 각 장별로 필요한 연습에 대한 언급을 해 두었다.

가이드

이 가이드는 '적용방법' 에 대한 요약으로서 '방향 표지판' 에 그치는 것이 아니라 구체적인 적용방법을 알려주는 역할을 한다.

사례

사례는 이 책에서 매우 중요한 부분으로, 임상적인 상황을 제공하고 있다.

부록

부록은 의사소통 기술 교육의 과정을 포함하고 있으며, 특히 학생에게 의사소통을 가르치는 교수자에게 도움이 될 것이다.

| 읽을거리 |

Simpson M, Buckman R, Stewart M et al. 1991 Doctor-patient communication: the Toronto concensus statement. British Medical Journal 303: 1385–1387

| 참고문헌 |

1. Audit Commission 1993 'What seems to be the matter?': communication between hospitals and patients. HMSO, London
2. Fletcher C M 1973 Communication in medicine. Rock Carling Monograph, Nuffield Provincial Hospital Trust, London
3. The General Medical Council 2002 Tomorrow's Doctors: recommendations on undergraduate medical education. HMSO, London
4. Maguire P, Fairbairn S, Fletcher C 1989 Consultation skills of young doctors: benefits of undergraduate feedback training in interviewing. In: Stewart M, Roter D (eds). Communicating with medical patients. Sage Publications, California
5. Hickson G B, Clayton E W, Entman S S 1994 Obstetricians' prior malpractice experience and patients' satisfaction with care. Journal of the American Medical Association 272: 1583–1587

2장

기본적인 의사소통 기술

앞 장에서 우리는 환자와 효과적이고 조심스럽게 의사소통을 하는 것이 얼마나 중요한 일인지 살펴보았다. 더불어 의사소통이 충분히 학습 가능하다는 사실도 확인하였다. 따라서 이 장에서는 의사소통 기술에 대한 구체적인 사항에 대해 살펴보고자 한다. 이에 앞서 의사소통, 좀더 구체적으로 말하자면, 의사-환자의 관계에서의 의사소통에 영향을 미치는 요인에는 무엇이 있는지 간단히 알아보자.

잠깐! 생각해보기

우선, 여러분이 어떤 사람에 대한 나쁜 소식(예, 친척의 죽음 또는 시험의 불합격 등)을 알게 되었고, 그 사실을 비보의 당사자가 아닌 또 다른 누군가에게 알려야 할지를 결정해야 한다고 가정해 보자. 다음 사항들을 생각해 보라.

- 이 소식을 전하는 것이 도움이 될 것인가.
- 이 소식을 전하는 것이 더 해로울 것인가.

무엇보다 전달하는 환경이나 분위기가 중요하다. 소란스러운 버스 안이라든지, 사람들이 북적이는 곳은 나쁜 소식을 전달할 장소로서 적당하지 않을 것이다. 다음으로, 그 순간의 슬픔에 대한 여러분의 감정은 대화를 시작하면서부터 마칠 때까지 여러분이 상대를 대하는 태도에 영향을 미칠 것이다. 만일, 그 상대가 여러분의 말을 경청하는 자세를 보이며 다정하게 여러분을 대한다면 소식을 전하는 데 부담이 크게 줄어들 것이다. 이와 같은 맥락에서, 환자와 의사가 정보를 나눌 때에도 진료실의 환경이나 그 공간에 자리하고 있는 두 사람의 분위기가 의사소통에 영향을 미친다.

환자와 관련된 의사소통 요인

사람들은 질병에 관한 사실을 개인 성향, 성장 배경, 생활 수준, 인종이나 문화적 배경, 삶의 경험 등에 기반한 다양한 방식으로 받아들인다. 그리고 이러한 요소들은 그들의 의사소통에 반영된다(표 2.1). 질병에 대한 반응으로는 부정, 분노, 염려, 낙심 등이 있다. 이와 같은 개인의 질병에 대한 반응에 따라서 그 사람이 자신의 질병 치료에 관심을 갖게 될 것인지, 그렇다면 그 시기는 언제가 될 것인지 등이 영향을 받게 될 것이고, 이는 치료를 받는 환자의 태도에도 큰 영향을 미치게 될 것이다.

대부분의 사람들은 의사와 진료면담을 하면서 염려되고 걱정스러웠던 경험이 있다. 특히, 입원을 해본 사람들 대부분은 많은 근심 속에 쌓였었던 경험이 있을 것이다. 낯선 환경, 개인 공간 상실, 친구나 가족과 분리되어 지내야 하는 상황, 사생활의 소실(消失), 진단과 치료에 대한 불확실성 등은 염려를 유발하는 요인이 된다. 따라서 질병과 이에 대한 치료는 개인의 신체적, 정신적 상태와 관련 있으며, 이러한 개별적인 상태는 의사소통 과정 중에 표출되기 마련이다. 차차 살펴보겠지만, 환자와의 의사소통을 악화시키는 요인(염려 등)을 파악하고, 찾아내 극복하도록 하는 것은 매우 중요한 작업이다.

이 밖에 고려해야 할 요인은 다음과 같다.

- 건강과 질병에 대한 환자의 생각
- 환자가 논의하기 원하는 문제점
- 의사가 무엇을 할 것인가에 대한 환자의 기대(종종 사전 경험이 바탕이 되기도 함)
- 의사의 역할을 어떻게 받아들일 것인가에 대한 환자의 생각

표 2.1 의사-환자 의사소통에 영향을 주는 요인

환자와 관련된 요인
- 신체증상
- 질병이나 치료에 관련된 정신적인 요인(염려, 낙심, 분노, 부정)
- 이전의 치료 중에 느꼈던 것들
- 현재 치료 중에 느끼는 것들

의사와 관련된 요인
- 의사소통 기술 훈련
- 의사소통 능력에 대한 자신감
- 성격
- 신체적 요인(예: 피로)
- 정신적 요인(예: 염려)

면담환경: 요구조건
- 사생활 보호
- 편안한 분위기
- 의사와 환자의 적당한 자리배치

의사와 관련된 요인

어떤 의과대학생 또는 의사들은 다른 이들보다 쉽게 환자에게 공감하고, 이들과 의사소통을 한다. 그러나 이미 앞 장에서 살펴본 것처럼 그러한 성향은 훈련을 통해 갖춰질 수 있는 부분이다. 진료면담 시 의사와 환자의 행동에 영향을 줄 수 있는 그 밖의 요인에는 무엇이 있는지 알아보자(표 2.1). 의학도로서 환자와 처음 면담을 할 경우, 환자가 자신보다 나이가 많고, 특히 성행위와 같은 민감한 부분을 언급해야 할 경우에는 면담이 더욱 더 부담스러울 수도 있다. 마지막 시험을 앞둔 의과대학생, 장시간에 걸친 근무의 끝 무렵에 있는 신참의사, 이른 아침부터 수십 명의 환자를 진찰한 의사들이 각각의 환자에게 최대한의 신경을 쓸 수 없다는 것은 충분히 납득할 만하다. 피로, 다른 일에 대한 염려와 신경 쓰임 등은 환자와의 의사소통에 걸림돌이 되기 때문에 의사들은 그와 같은 한계를 늘 염두해 두어

야 한다. 또한 자기가 갖고 있는 특정 부분에 대한 편견이 무엇인지를 인식하고, 그러한 개인적인 편견이 환자와의 의사소통에 지장을 주지 않도록 주의해야 한다. 예를 들어, 어떤 환자가 신체적 이상이 없음에도 불구하고 지속적으로 특정 증상을 호소한다면, 여러분은 반드시 이 상황을 심각하게 받아들여야 한다. 그러한 상황은 환자가 건강 염려증을 떨쳐버리지 못하는 상태에서 나타나는 모습이기 때문이다.

진료면담 환경

의사들은 보통 병동에서 입원환자를 진찰하거나, 외래진료를 하고 외과의사들의 경우에는 수술을 하기도 한다. 진료실이든, 입원실이든, 수술실이든 의사와 환자가 만나는 모든 환경은 의사소통을 촉진할 수 있도록 조성되어야 한다(표 2.1). 물론 사생활 보호는 필수적인 사항이다. 입원환자의 경우, 커튼 하나를 사이에 둔 옆 침대의 다른 환자에게 자신의 개인적이고 민감한 정보들이 알려지기를 원하지 않을 것이다. 의사인 당신이 판단하기에 환경이 여의치 않다고 여겨진다면 대책을 강구해 보고(대다수의 병동 면담실에서 사생활 보장이 철저하게 되어 있는지), 경우에 따라서는 환자를 더 나은 환경의 병실로 옮기도록 하는 방법도 생각해 보아야 할 것이다. 또한 안락한 환경 조성에 방해되는 요인들은 제거하고, 조명과 온도는 적당한지 확인하여 최대한 편안한 분위기를 조성해 주어야 한다. 좌석배치 역시 대화에 적절한 환경을 조성해 주는 중요한 요소이다. 면담 공간의 좌석배치는 의사-환자 간에 대화하는 방법에 영향을 주고, 본 면담에서 각자의 역할이 무엇인가를 인식할 수 있는 힌트를 제공하기도 한다. 그림 2.1에서는 일반적인 외래진료실이나 면담실에 구비된 책상 또는 테이블과 의자를 이용한 3가지 배치방법을 보여주고 있다. 좌석배치 (a)는 환자와 의사가 책상을 사이에 두고 정면으로 마주하고 있다. 이러한 경우, 의사가 아무리 대화를 잘 유도하려고 해도 환자는 불편할 수밖에 없으며, 결국 면담에 촉진적인 역할을 하지 못하는 좌석배치라 할 수 있다. 좌석배

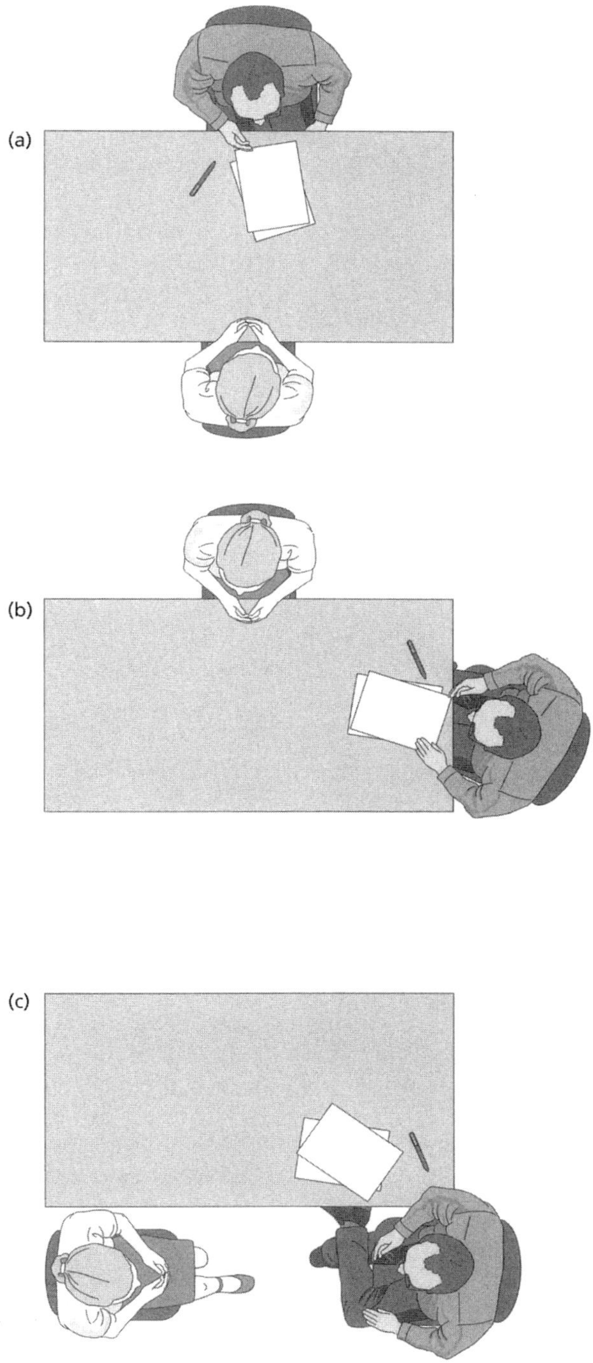

그림 2.1 면담실 좌석배치

치 (b)와 (c)는 격식을 덜 차린 듯한 배치유형이며 의사소통에는 이와 같은 배치가 효과적이다. 또 다른 고려사항은 의사와 환자 간의 물리적인 거리이다. 둘 사이의 거리가 너무 가까우면 환자가 위협적인 느낌을 받을 수 있다. 면담 도중 약간의 움직임이나 이동은 있을 수 있지만(예: 의사가 확신이나 관심을 보일 때 의자를 환자 쪽으로 끌어 거리를 좁히는 경우), 둘 사이의 거리는 보통 1~3m 정도가 적당하다.

면담 시작

면담실의 환경조성은 다음 사항들에 영향을 미칠 수 있다. 면담을 위한 환경조성의 목적은 환자가 편안함을 느낄 수 있도록 하는 것이다. 어떻게 해야 할지 살펴보도록 하자.

잠깐! 생각해보기

여러분이 환자와 면담했던 경험을 반추해 보자.

- 면담시간 전과 면담을 진행하는 동안 기분은 어땠는가?
- 면담 시에 편안한 느낌을 갖게 한 것이 있었는가? 있었다면, 무엇이었는가?
- 면담 시에 불편한 느낌을 갖게 한 것이 있었는가? 있었다면, 무엇이었는가?
- 면담 시에 어떤 점을 보완했다면 더 편안함을 느낄 수 있었을까?

어떤 것들이 있었다면 더 편안할 수 있었을지 기술해 보자.

- 아늑한 분위기
- 의사가 먼저 자기를 소개하며 악수를 청하는 첫인사
- 자리 안내
- 면담자 소개와 진료과정 설명

안타깝게도 의사들은 말할 것도 없고, 면담자들 역시 이와 같은 방법의 일부 또는 전체를 무시하는 경우가 있다. 다음의 예를 보면 알 수 있듯이 불만족스러운 시작은 불만족스러운 결과를 낳게 된다.

사례 2.1

면담을 시작할 수 없도록 만드는 상황

가게 점원인 31세 프랜시스(Francis) 부인은 집 근처 병원에 외래환자로 진료를 받으러 갔다. 그녀의 이야기는 다음과 같다.

> *"처음 방에 들어섰을 때, 방이 큰데다가 휑하니 비어 있어서 공허한 감이 있었죠. 어디에 앉아야 할지도 모르겠었고요. 의사선생님은 책상 앞에서 고개를 숙이고 무언가를 적고 있었어요. 간호사는 전화를 받고 있었고, 학생의사 몇몇이 이야기를 나누고 있었어요. 저는 어색해서 선생님이 무슨 말씀이든 해주시기를 기다리고 있었어요. 너무 부담스러워서 그 방을 나가고 싶을 정도였습니다. 얼마 후, 나이가 지긋한 의사선생님께서 앉으라고 하시면서, 어디가 안 좋아서 왔냐고 물으셨어요. 그분의 이름도 아직 모르는 상태였고요. 아마 그 선생님께서도 제 이름을 모르셨겠지만요. 머리 속으로는 몸 상태를 비롯한 몇 가지 할 말을 생각하고 있었는데, 질문을 받는 순간 죄다 잊어버렸답니다. 뭐, 어쨌거나 선생님께서도 별로 저에게 관심이 없어 보였던 것도 사실이었고요. 다시는 그 병원에 갈 일이 없었으면 좋겠어요.*

앞의 면담상황에서 잘못된 부분을 찾아내는 것은 어렵지 않다. 다음의 몇 가지 간단한 규칙만 따르면, 당신은 환자가 안정을 취하도록 도울 수 있고, 그들이 당신에게 모든 증상을 편안하게 이야기할 수 있을 정도의 라포를 형성할 수도 있다. 면담에 앞서 환자에게 먼저 인사를 건네고 본인의 이름을 소개한 뒤, 당신이 할 질문에 대해 간략하게 설명해 주면 된다(표 2.2).

대부분의 의사들이 상식 있고 예의 바르게 행동하지만 시간이 많지 않을 경우, 위의 사항들을 잊어버리거나 간과해 버리기 쉽다.

본 면담

2장 첫 부분에서도 언급했듯이, 소식을 전달하기 전에는 '누군가에게 여

표 2.2 면담에 대한 지침

면담의 시작
- 이름을 언급하며 인사를 건네고(예: "안녕하세요, 리차드슨(Richardson)씨"), 어색한 상황이 아니라면 악수 청하기
- 자리 권하기
- 의사 본인 소개하기(예: "저는 학생의사 주디 윌리암스(Judy Williams)입니다.")
- 면담 목적 설명하기(예: "어떤 문제로 오셨는지 제게 말씀해 주셨으면 좋겠는데요.")
- 예상 소요시간 말하기
- 면담 중에 기록해야 할 것이 있다면 그 이유를 설명하기

본 면담의 내용
- 호의적인 분위기로 예의 있게, 부드러운 시선 유지하기
- 개방형 질문으로 시작하기
- 경청하기
- 언어적, 비언어적 단서들을 주의 깊게 살피면서 그에 대해 반응하기
- 환자에게 언어적("그래서요"), 비언어적(고개를 끄덕이거나 경청하는 자세를 취하는 등) 반응으로 촉진해 주기
- 적절한 상황에서 구체적인(폐쇄형) 질문하기
- 환자가 언급한 부분을 명확히 확인하기
- 환자가 연관되어 있음을 알려주고 적극적으로 면담할 수 있게 격려해 주기

면담의 마무리
- 본인이 듣고 이해한 내용이 환자의 의도에 부합하는지 재진술로 요약정리하기
- 환자에게 더 할 말이 있는지 묻기
- 환자에게 수고했다고 말하기

러분이 알고 있는 소식을 전하는 것이 좋을 것인가' 하는 문제에 대해 먼저 생각해 보아야 한다. 그 다음으로 여러분이 알고 있는 모든 내용을 어떻게 하면 대화의 끊김 없이 잘 전달할 수 있을까에 대해 고려해 보아야 한다. 여러분은 아마도 소식을 듣게 되는 친구에게 다음과 같은 기대를 하게 될 것이다.

- 적절한 질문
- 경청하며 내용에 대한 관심 보여주기

- 말이 끊겼을 경우, 계속 이어나갈 수 있도록 도와주기

질문하기, 듣기, 촉진하기의 3가지 중요 기술을 사용함으로써 우리는 다른 사람과 효과적으로 의사소통할 수 있다(표 2.2).

질문

환자와 면담을 하는 목적 중의 하나는 이들이 호소하는 고통과 질병의 상태에 대한 정보를 얻기 위한 것이다. 이때의 정보는 반드시 정확하고 온전해야 하며 질병과 최대한 밀접하게 관련된 것이어야 한다. 질문은 정보를 얻기에 최대한 명확하고 직접적인 방법으로 해야 한다. 그러나 조사에 의하면 많은 의과대학생과 의사들이 종종 다음과 같은 실수를 범하게 된다고 한다.

- 한번에 너무 많은 질문을 하여 환자가 자신의 상태를 자기말로 표현할 수 없도록 한다.
- 너무 길고 복잡하며 혼동의 여지가 있는 질문을 한다.
- 환자가 한 답변과는 다른 맥락의 질문을 한다.
- 환자의 질문을 무시한다.

위의 경우를 통해서 우리는 질문하는 것이 얼마나 중요하며, 가치 있는 질문 기술을 학습을 통해 익힐 필요가 있다는 것을 알 수 있을 것이다.

개방형 질문과 폐쇄형 질문

개방형 질문을 통해서, 환자는 의사에게 자기 증상에 대해 최대한의 정보를 제공할 수 있다. 의사는 개방형 질문을 가능한 한 많이 사용해야 하며, 특히 면담의 초반에서는 이를 더욱 유용한 기술로 활용해야 한다. 예: "최근 며칠 동안 몸 상태가 어땠는지 말씀해 주시겠어요?"

구체적인 (폐쇄형)질문은 환자에게 '예', '아니오.' 정도의 답변만을

요구함으로써 질문에 대한 대답의 범위를 제한한다. 예: "오늘 몸이 좀 안 좋으신가요?"

사례 2.2

개방형, 폐쇄형 질문에 대한 환자의 반응

클라크(Clark) 씨는 47세의 회계사이다. 이 사람은 심장에 통증을 느껴 응급실을 찾게 됐다. 클라크 씨를 처음으로 만난 의사는 예이츠(Yates) 박사였다.

예이츠 의사: 클라크 씨, 기록을 보니 심장 통증을 호소하셨던데요. 지금도 심장 쪽이 아픈가요?

클라크 씨: 아니요, 지금은 괜찮아요.

예이츠 의사: 통증이 올 때 꽉 조여 오는 느낌이었나요, 아니면 조금은 무딘 듯한 느낌이었나요?

클라크 씨: 상당히 무딘 느낌이었던 것 같아요.

예이츠 의사: 그 느낌이 팔 쪽으로 옮겨 갔습니까?

클라크 씨: 아니요, 그렇지는 않았던 것 같아요.

예이츠 의사: 운동을 할 때 통증이 더 심해졌습니까?

클라크 씨: 아니요, 그렇지 않았어요.

잠시후 베일(Vale) 의사가 환자를 진찰했다.

베일 의사: 많이 편찮으셨을 텐데요, 통증이 있을 때의 상황에 대해 좀더 자세히 말씀해 주시겠습니까?

클라크 씨: 그게, 책상 앞에 앉아서 근무를 하고 있는데 가슴이 아프기 시작했어요. 심하게 많이 아픈 것도 아니고, 가슴 중간쯤이 약간 묘하게 살짝 아파왔다고 해야 할 것 같은데요.

베일 의사: 통증에 대한 원인이 있었던 것 같습니까?

클라크 씨: 음, 그때 제가 뭔가를 생각하고 있었어요. 최근에 일이 좀 바빴거든요. 그래서 회계정리를 급하게 마무리하고 있던 중이었는데요. 아마도 제 생각에는 뭔가에 대해 걱정을 하고 있을 때 주로 통증이 시작되었던 것 같아요.

위의 예문을 통해 우리는 개방형 질문의 장점과 폐쇄형 질문의 단점을 살펴보았다. 개방형 질문을 한 베일 의사는 폐쇄형 질문을 한 예이츠 의사보다 환자와 환자의 질병에 대해 더 많은 정보를 얻을 수 있었다는 점을 알 수 있다.

개방형 질문을 선호하는 이유는 다음과 같다.

- 주어진 시간 안에 보다 많은 관련정보를 얻을 수 있다.
- 환자가 자신이 면담에 보다 깊이 관여한다고 느끼게 할 수 있다.
- 환자가 자신의 문제에 대한 염려와 두려움(폐쇄형 질문을 받은 경우 표현할 기회를 놓칠 수 있는)을 모두 표현할 수 있다.

물론, 개방형 질문을 하는 경우에도 단점은 있다.

- 면담시간이 길어지며, 시간을 조율하기가 어렵다.
- 환자가 이야기하는 어떤 내용은 질병과 관련이 없는 경우도 있다.
- 환자의 답변을 기록하기가 더 어렵다.

예이츠 의사와 베일 의사의 면담을 통해서 우리는 폐쇄형 질문의 한계에 대해 알 수 있었다.

- 질문에 대해 극히 제한적인 정보만을 얻게 된다.
- 면담자가 결정하는 질문 내용에 의해 면담이 제한될 수 있다.
- 환자가 염려나 근심 등 자기 감정을 표현할 기회가 거의 없다. 이러한 상황은 환자를 화나게 할 수도 있다.

그러나 이러한 폐쇄형 질문은 환자가 구체적인 정보에 대해 언급하지 않을 경우, 또는 성격이 내성적이거나 부끄럽다는 이유로 쉽게 정보를 제공하지 않을 경우에는 유용하게 활용할 수 있다. 또한 이러한 유형의 질문은 제한된 시간 안에 꼭 필요한 정보를 얻을 때에도 효과적이다.

예: 사고로 넘어져 팔에 통증을 호소하는 환자에게, 구체적으로 팔의 어느 부분이 아프며, 움직일 수 있는지를 신속하게 파악할 필요가 있을 때.

(p.265) 연습 1 연습 1을 통해 개방형 질문과 폐쇄형 질문의 장 · 단점을 알아본다.

검토형 질문

환자의 답변에 대해 환자 스스로가 명확하게 정리할 수 있도록 하기 위해서 면담 중 검토형 질문을 사용할 필요가 있다. 다음은 주로 사용되는 검토형 질문의 3가지 유형이다.

- 명료성: 그것의 정확한 뜻이 무엇인가요?
- 정당성: 어떤 이유로 그런 생각을 하게 되셨죠?
- 정확성 확인: 하루에 정확히 세 알씩 복용하고 계신가요?

삼가야 할 질문

면담 중의 질문은 환자가 이해하기 쉬워야 하며, 환자의 답변에 영향을 끼쳐서는 안 되기 때문에 복합적인 질문과 유도 질문은 삼가야 한다.

여러 개의 질문을 한 번에 하는 식의 복합적인 질문은 환자와 면담하는 의사 둘 다에게 혼돈스러울 수 있다. 예를 들어, "음식을 토하기 시작한 게 어제부터였죠? 오늘부터였나요? 설사도 했었나요?" 라는 질문에 어떻게 답을 하겠는가. 환자는 질문에 대한 한 부분만을 대답할 수밖에 없을 것이다.

유도 질문은 환자에게 면담자가 원하고 기대하는 답변을 하도록 만들게 된다. 환자와의 면담이 진행되는 도중에 하는 유도 질문은 전략적인 측면에서 있어 면담 초반에 유용할 수도 있겠지만, 전체적인 면에서 보면 삼가야 할 명백한 이유가 있다. 다음은 유도성 질문의 3가지 유형이다.

- 일반적인 유형: 대화를 시작하거나 자극하는 데 사용될 수 있음. 라포 형성에 도움이 됨. 예: '올해는 날씨가 참 좋지 않은 것 같죠?
- 단순한 유형: 환자가 면담자의 관점에 동의하도록 하는 데 영향을 끼치기 때문에 삼가야 함. 예: '잠을 잘 못 주무시죠?
- 미묘한 유형: 질문의 어감이 환자의 답변에 확실하게 영향을 주기 때문

에 삼가야 하지만, 특별히 인식하지 못하는 중에 쉽게 사용되기도 함.

어떤 집단의 '개인별 두통 발발횟수' 조사를 통해 질문의 어감이 답변에 어떻게 영향을 줄 수 있는지 살펴볼 수 있다. "종종 두통이 생기는 편이신가요? 그렇다면 얼마나 자주 그런 증상을 느끼시죠?" 라는 질문에 사람들은 평균적으로 일주일에 2.2회 정도 두통을 느낀다고 대답했다. 질문을 조금 다른 말로 바꿔서, "가끔 두통이 생기는 편이신가요? 그렇다면 얼마나 자주 그런가요?" 라고 물었을 때에는, 평균적으로 일주일에 0.7회라고 대답했다.

잠깐! 생각해보기

질문이 환자의 답변에 미묘하게 영향을 주는 것을 방지하기 위해서는 어떻게 표현해야 할 것인가?

경청

의료면담의 상황에서 환자는 의사가 자신의 말을 잘 들어 준다는 것에 대해 고마워하고 긍정적으로 생각하게 된다. 이러한 사실은 많은 연구를 통해서도 입증되었다. 경청은 의사소통 과정의 가장 중요한 요소 중 하나이다. 동시에 이는 가장 배우기 어려운 기술 중 하나이기도 하다. 경청의 첫 단계는 다른 사람으로부터 메시지를 받아들이는 것이다.

(p.266) 연습 2

조를 편성한 뒤 연습 2의 '메시지 전달하기' 를 조별로 연습해 보자. 각 조는 많은 정보를 포함하고 있는 메시지를 경청하는 연습을 해 본다. 정보라는 것 안에는 기억해야 할 많은 것들이 있기에, 정보가 전해지는 과정 중 많은 부분이 소실된다는 사실을 알게 될 것이다. 상황에 따라서는 가장 중요한 정보가 제대로 전달되었는지를 확인하는 작업 또한 필요하다. 또한 메시지는 정확한 기록으로 전하는 것이 아니기 때문에 청자가 듣고 이해한 그대로 정보가 왜곡되어 전달되는 경우도 있다. 우리는 어떤 정보를 '들을 때' 그 내용을 자신의 경험을 통해 형성되어 있는 어떠한 틀에 맞추어서 이해하려는 경향이 있기 때문이다. 정보를 가감 없이 정확하게 듣기 위해서는 어떻게 해야 할 것인가? 다음은 정확한 정보 전달을 위한 몇 가지 방법이다.

- 기록하기
- 명확하지 않은 부분은 화자에게 되물어 확인하기
- 얻은 정보를 반복 또는 요약하여 재확인하기

경청은 단순히 정보를 듣는 것뿐만 아니라 화자의 어조를 잘 파악하고 그에 대한 적절한 반응을 하는 것까지를 포함한다. 물론 쉽지 않으며, 상당한 노력과 집중이 필요한 것이 사실이다. 환자와의 면담 시 당신이 '의사로서 환자에게 집중하고 있으며, 그 감정과 말을 이해하려고 노력한다.'는 것을 알리는 것은 매우 중요하다. 다음은 경청의 몇 가지 특성을 정리한 것이다.

- 정보를 정확하게 수집, 보관하는 것
- 환자가 하고자 하는 말에 내포된 의미를 이해하는 것
- 언어적, 비언어적 표현이나 신호에 반응해 주는 것
- 환자의 말에 집중하고 있으며, 이해하려 애쓴다는 것을 보여주는 것

신호 파악하기

환자에겐 의사에게 솔직한 자기 감정이나 염려되는 부분에 대해 말하고 싶지 않거나, 말할 수 없는 경우가 있을 수 있다. 그렇지만 면담 중에 무언가를 피력하고자 하는 마음이 자기도 모르게 표출될 수 있다. 따라서 이와 같은 의중을 파악하기 위해서는 면담 중에 환자가 보이는 언어적 · 비언어적 신호를 찾아내는 것이 중요하다.

언어적 신호

환자가 자신이 겪고 있는 신체적 문제점에 대한 고민을 어떻게 표현하는지 주의 깊게 듣는다. 여러분이 환자의 말 속에서 이러한 '언어적 신호'를

잘 찾아내어 그에 대한 적절한 반응을 해 준다면 그들은 마음을 편하게 열 수 있게 될 것이다.

사례 2.3
언어적 신호 찾아내기

스톤(Stone) 의사: 파인 부인, 안녕하세요, 우선 이쪽으로 와서 좀 앉으시죠. 어떻게 오셨나요?

파인(Fine) 부인: 머리가 좀 아파서 온 거긴 한데요, 선생님.

스톤 의사: 네, 제가 듣기로는 두통 이외에 또 안 좋은 곳이 있으시다는 것 같은데요.

파인 부인: 네, 맞아요. 실은요, 선생님. 제가 두통이 좀 심한 것도 사실이긴 한데요, 증세가 점점 악화돼 가는 것 같아서요. 모친상을 당한 이후로 이런 증상이 보이기 시작했었는데요, 이젠 심해지다 못해서 현기증까지 생길 지경이거든요. 솔직히 그래서 많이 걱정이 되고요.

스톤 의사: 혹시 증상에 대해 특히 더 걱정되는 이유가 있나요?

스톤 의사는 환자인 파인 부인과의 대화 중 '언어적인 신호' 를 발견했다. 또 다른 신호는 환자의 증상이 어머니의 죽음과 관련이 있다는 점이고, 이처럼 신호를 찾아낸 다음에는 환자의 반응에 대해서 좀더 깊이 파악해 봐야 한다. 예: "어머니가 돌아가신 후의 감정상태에 대해서 조금만 더 자세하게 말씀해 주시겠어요?"

비언어적 신호

우리는 옷 입는 방법, 자세, 손동작, 얼굴표정 등의 신체언어를 통해서도 '나' 라는 객체와 감정에 대해 상당히 많은 정보를 전달한다. 여러분이 환자와 면담을 하기 전, 진료실로 들어오는 환자의 모습(외모, 자세, 걸음걸이 등)을 지켜보는 것만으로도 배울 수 있는 점이 있다. 또한 환자와 면담을 하면서 이들의 몸짓 하나하나에 주의를 기울이는 것도 중요하다.

다음은 비언어적 신호의 몇 가지 예를 정리한 것이다.

- **눈 맞추기:** 환자가 대화 시에 눈을 잘 맞추지 않는 것은 기분이 우울하

다는 것을 뜻하며, 면담에 관심이 없거나 면담 내용에 당혹스러워 한다는 것을 의미하기도 한다. 반면에 환자가 지나치게 적극적으로 강한 눈맞춤을 시도한다는 것은 분노와 공격성을 의미하는 것이기도 하다.

- **자세**: 일반적으로 자신감 있는 사람은 똑바른 자세를 취하고, 반대로 무언가에 낙심해 있는 환자는 머리를 아래로 향한 체 몸을 수그린 자세로 앉게 된다.
- **손동작**: 예를 들어, 화가 난 환자는 주먹을 단단히 쥐고 있으며, 걱정이 많은 환자는 양손을 꼭 모아 잡고 있거나 계속해서 발로 바닥을 두드리는 등 귀에 거슬리는 소리를 내기도 한다.
- **얼굴표정**: 슬픔, 분노, 행복 등을 표출한다.
- **말하기**: 어조, 말하는 속도, 특정 단어 강조, 발성. (이러한 것들을 준언어(Para linguistics)라고도 한다.)

경청하는 모습 보여주기

의사로서 환자에게 당신이 얼마나 열심히 그들의 이야기를 경청하고 있는지를 보여주는 것이 꼭 필요하다는 것을 명심해야 한다. 눈 맞추는 것을 비롯한 적절한 자세(예: 환자 쪽으로 몸을 기울여 앉는 자세), 고개 끄덕이기, '음, 그랬군요. 그 다음에는요?' 와 같은 표현 사용하기 등의 방식을 활용해 볼 수 있다. 또한 환자가 마지막에 언급했던 내용과 직접적으로 연관된 질문을 함으로써 보다 적극적으로 경청하고 있다는 것을 보여주는 것도 좋다.

(p.267) 연습 3과 4 — 연습 3과 4는 언어적 · 비언어적 경청 기술에 관한 것이다.

촉진

촉진하기는 효과적인 경청의 기본 기술 중 하나이다. 촉진의 목적은 환자가 자신의 신체적 문제점에 대해 충분히 말할 수 있도록 최대한으로 돕는 것이다. 이 때 언어적, 비언어적인 방법을 조화시킨다면 효과적으로 촉진해 볼 수 있다.

언어적 촉진의 예를 살펴보자.

"몸이 불편한 것 이외에도 또 다른 하실 말씀이 있으시면, 뭐든지 말씀해 주세요."
"네, 그랬군요. 그래서 그 다음은 어떻게 되었는지 궁금하네요."

환자에게 무언가 질문을 하고 난 뒤에는 답변을 할 수 있는 시간을 줘야 한다는 사실을 잊어선 안 된다. 비언어적 촉진에는 적절한 자세까지도 포함된다. 예: 환자 쪽으로 몸을 살짝 기울이기, 눈맞춤을 적당히 유지하며 면담 진행하기, 적절한 상황에서 고개를 끄덕이기.

명료화

때로는 환자가 이야기 했던 부분을 명확히 하기 위한 질문을 해야 한다. 다음은 명료화를 사용한 몇 가지 유형의 질문이다.

"정확히 언제부터 배가 아프기 시작했는지 다시 말씀해 주시겠어요?"
"어떻게 아픈지 조금 더 자세하게 설명해 주실 수 있나요?"
"조금 전에 말씀하신 '현기증'을 제가 정확히 어떤 의미로 이해하면 될까요?"

숙고

환자가 했던 이야기를 반추해 보고 넘어가는 것은 환자가 자신의 이야기를 진행해 나가도록 하는 데 도움이 될 것이다. 특히, 감정이 복받치는 등의 이유로 인해 더 이상 환자가 말을 이어갈 수 없을 경우에 이 방법을 활용하는 것이 좋다.

연관성

환자와의 면담 시에 시간을 효율적으로 활용하는 것은 중요한 일이다. 효율적인 시간 관리를 위해서 면담의 주제와 내용의 연관성을 고려해야 한다. 즉, 환자가 면담 중에 이야기의 본 내용에서 벗어난 이야기를 하지 않도록 하는 것도 고려사항에 포함된다. 연관성을 위해서는 환자가 면담 내용과 무관한 이야기를 할 경우, 적절한 시점에 개입해서 이야기의 흐름을 재정리해 주어야 한다. 다음은 연관성에 대한 예문이다.

"환자분께서 현재 하고 계신 일이 얼마나 흥미로운지 잘 말씀해 주셨는데요, 저는 환자분의 두통에 대해서 조금 더 알고 싶네요."

"지금 상황에서는 저에게 환자분께서 주로 어떠한 경우 가슴에 통증을 느끼게 되는지에 관해 조금 더 자세하게 말씀해 주시는 것이 도움이 될 것 같은데요."

침묵

환자의 침묵이 지속되는 상황에서는 서로 상당히 어색한 느낌을 받게 된다. 따라서 의사는 조금이라도 서둘러서 다음 질문을 하려고 하기 마련이다. 그러나 불편하다는 마음 때문에 침묵의 시간을 줄이거나 없애려고 해서는 안된다. 침묵은 환자에게 자신이 면담시간 중에 했던 말을 숙고해 볼 수 있는 시간을 갖게 한다는 점에서 중요하고 의미 있는 시간이다. 또한 의사는 침묵의 시간 동안 환자를 관찰하고, 지금까지의 면담 내용을 되짚어보며, 다음 단계를 계획할 수 있다.

요약

환자가 당신에게 했던 말을 요약하는 것에 대해 두려워하지 마라. 예: "환자분의 말씀은 ~라는 의미인 것 같은데요, 제가 이해하고 있는 게 정확하게 맞나요?"

요약은 다음과 같은 중요한 기능을 한다.

- 잘못 이해하고 있는 부분에 대해 정정할 수 있는 기회를 제공함으로써 환자의 이야기를 정확히 확인할 수 있다.
- 환자의 이야기를 검토하여 좀더 알아봐야 할 부분이 무엇인지를 판단할 수 있도록 도와준다. 당신이 다음 질문을 미처 준비하지 못했거나 생각나는 바가 없는 경우 요약을 통해 다음 단계를 준비할 수 있는 시간을 벌 수도 있다.
- 요약은 촉진의 방법 중 하나이기도 하다. 환자는 자신이 한 말을 요약 정리함으로써 자신의 문제에 대한 보다 활발한 토론을 시작할 계기를 마련하기도 한다.
- 환자가 이야기의 맥락에서 벗어나지 않게 한다.
- 요약을 통해 환자가 당신이 얼마나 자신의 이야기를 관심 있게 경청하고 있었는가를 알 수 있도록 하는 기회가 된다.
- 면담을 마무리지을 때 유용하다.

면담 마무리

환자와의 진료면담을 마치기 위해서는 충분한 시간을 갖는 것이 중요하다(표 2.2). 다음은 진료면담 마무리를 위해 기본적으로 알아야 할 사항들이다.

- 환자가 이야기 했던 내용을 요약하기
- 환자의 이야기를 제대로 이해한 것인지 확인하기 위한 질문하기

- 환자에게 혹시 이야기 도중에 빼놓았던 중요한 사항은 더 없는지 확인하기 위한 질문하기
- 추가적으로 할 말이 남아있는지 묻기
- 감사인사로 면담 마치기. 예: "말씀하시느라 수고 많으셨고요, 감사합니다. 이제 마쳐야 할 것 같습니다."

공감

환자는 의사가 공감하는 모습을 보여줄 때 고마워하기 마련이다. 공감은 상대방의 입장에서 생각한다는 것을 의미한다. 윌리엄 오슬러 경(Sir William Osler)은 "환자의 정신상태를 최대한으로 인식하고, 환자의 감정을 느끼며, 환자의 생각을 온유하게 받아들여라. 친절하게 말하고, 격려해주며 인사하고, 교감하는 눈으로 바라봐 주어라. 이것이 바로 환자를 이해하는 것이다."라고 말했다.

다음은 의사가 환자에게 공감하고 있음을 표현하는 방법이다.

- 환자를 쳐다보고, 적절한 자세로 반응해 주기
- 환자에게 생긴 일에 대해 이해하고 있다는 것을 말해주기

  환자: 제가 프랑스에 휴가 가 있을 때, 아버지께서 심장마비로 돌아가셨어요.

  의사: 환자분께는 그야말로 힘들고 고통스러운 시간이 되었겠군요.

환자중심 진료

지금까지는 일반적으로 의사가 환자와의 진료면담에서 주도적인 역할을 해왔다. 따라서 질병에 대한 환자의 이해와 염려에 대해서 의사는 거의 관심을 보이지 않는 것이 일반화되어 있는 실정이다. 이런 방식을 '의사중

심 진료면담' 이라고 하고, 이와 같은 유형의 의사소통을 대부분의 환자들도 통상적으로 수용하고 있다. 그러나 사회는 변하고 있으며, 이제 많은 환자들은 자신의 질병에 대해 알고, 그 치료를 위한 의사결정에 참여하기를 바란다. 게다가 '환자중심 진료면담' 이 환자가 치료 과정에 잘 순응하도록 하며, 그에 대한 만족감을 주는 데에 더욱 효과적이라는 사실도 입증되었다.

이 책의 많은 예문들 역시 '환자중심 진료면담' 의 내용을 보여주고 있다. 아래 제시된 예를 통해 의사중심과 환자중심 진료면담 방식을 비교해 보자.

사례 2.4

의사중심 면담과 환자중심 면담

프레이저(Fraser) 부인은 일반 회사원이다. 6개월간이나 지속된 목감기와 기침이 나아질 기미를 보이지 않고 고생하던 끝에, 동네 의원의 추천을 받아 큰 병원으로 옮기게 되었다. 건강문제로 금연을 시도해 보기도 했었지만 쉬운 일은 아니었다. 사무실에서 일을 할 때면 기침은 더욱 심해졌고, 기침이 심해지는 이유가 에어컨 때문이 아닌가 하는 생각도 했었다. 프레이저 부인은 혼자서 세 명의 어린 아이들을 양육하고 있는데, 종국에는 건강상의 문제로 퇴사를 해야 할 상황까지 발생하지 않을까 하는 염려를 하기 시작했다.

의사중심 면담

엘리엇(Eliot) 의사: 진료기록에 기침을 한다고 되어 있네요. 기침을 한 지는 얼마나 되셨나요? 그밖에 또 다른 증상은 없나요?

프레이저 부인: 6개월 정도 된 것 같고요, 숨이 좀 차는 증상도 있어요.

엘리엇 의사: 혹시 담배를 피우시나요?

프레이저 부인: 네. 그게…… 끊으려고 노력은 하는데 쉽지 않아서요.

엘리엇 의사: 아마도 환자분 증상은 흡연 때문인 것 같습니다. 따라서 무엇보다 금연을 하시는 게 우선이겠네요. 오늘 X레이 흉부 촬영을 하고, 한 달 정도 후에 다시 오십시오.

환자중심 면담

엘리엇 의사: 진료기록에 기침을 한다고 되어 있네요. 환자분의 현재 증상과 다른 증상이 있으면 이에 관해서도 자세하게 말씀해 주시겠어요?

프레이저 부인: 예, 지금까지 한두 달가량 기침이 계속된 것 같은데요, 가끔은 숨쉬기가 좀 힘들기도 했었어요. 특히 아침에 그런 증상이 나타났던 것 같아요.

엘리엇 의사: 기침을 할 때 가래도 생겼었나요?

프레이저 부인: 예, 아침에 기침할 때 종종 가래가 있었어요. 제 생각으로는 담배를 피워서 그러는 게 아닌가 싶어요. 끊으려고 노력은 하는데요. 또 하나 제가 회사에서 일을 할 때 가끔씩 숨쉬기가 곤란한데요, 선생님. 저는 그게 사무실에 있는 에어컨 때문이 아닌가 해요.

엘리엇 의사: 환자분께서는 현재 두 가지 고민을 하고 있는 것 같습니다. 첫 번째는 금연 문제인데요. 이 점은 본인의 건강을 위해서도 아주 중요한 일이라는 사실을 알고 계시리라 믿습니다. 두 번째는 직장문제인데요. 그 부분은 제가 어떻게 도움을 드릴 수 있을까요?

프레이저 부인: 글쎄요, 우선 담배를 끊을 수 있도록 도움을 좀 주셨으면 좋겠고요. 사무실에 제출할 소견서를 좀 써주셨으면 하는데요. 실은 제가 요즘 병결을 좀 많이 냈습니다. 아직 다 갚지 못한 빚도 많은데, 해고라도 당할까봐 걱정이 되어 죽겠습니다.

환자중심 면담의 특징은 무엇인가?

환자를 중심으로 한 면담의 특징은 다음과 같이 정리할 수 있다: '질병을 환자의 관점에서 보기 위해 환자의 입장이 되어 보는 일'

잠깐! 생각해보기

어떻게 환자의 입장이 될 수 있을까? 무엇보다 위에 기술된 엘리엇 의사와 프레이저 부인의 면담 두 가지 예시의 차이점을 살펴보자.

환자중심 면담의 특징

- 질병에 대한 환자의 경험 알아보기
- 환자에게 자신의 질병에 대한 생각을 표현하도록 하기. 예: 질병을 앓게 된 원인이 무엇이라고 생각하는가?
- 질병 치료에 대한 토론을 할 때 환자도 토론자의 자격으로 대우하여 참여시키기

이 방법은 우리가 제2장의 바탕으로 삼고 있는 좋은 의사소통의 실질적인 원칙들을 활용해 효과적으로 목표 달성해 볼 수 있다.

- 환자들이 편안함을 느끼면서 면담자가 자신의 마음에 공감하고 있다는 인식 주도록 하기
- 개방형 질문 활용하기
- 환자의 이야기를 경청하면서, 언어적 신호를 찾아내고 그에 대해 적절히 반응해 주기
- 비언어적 신호를 찾아내고 그에 대해 적절한 반응해 주기

환자중심 면담이 항상 적절한 것인가?

응급 상황을 제외하면, 환자중심 진료면담은 대부분 적절하며 이 방법을 통해 더 나은 면담 결과를 도출할 수 있다. 다만, 여전히 일부 환자들은 의사중심의 진료면담을 선호하는 경향이 있다는 사실을 명심해야 한다. 예를 들면, 앞서 말한 환자들의 경우에는 의사가 면담을 주도적으로 이끌어가고, 자신들의 치료와 면담에 대한 책임을 전적으로 도맡아 주기를 원한다.

접촉

'접촉' 은 우리가 친절, 사랑, 분노 등 인간적인 감정의 전반적인 것들을 표현하기 위해 사용하는 의사소통의 강력한 방법 중 하나이다. 의사-환자

의 관계에서 접촉이란 것은 상호간에 염려와 공감을 전이시킬 수 있고, 그 자체만으로도 치료의 효과를 나타낼 수 있는 힘을 갖고 있다. 그러나 접촉은 반드시 적절하게 사용돼야 하며, 그 행위에 대하여 환자가 어느 정도 예민하게 반응하는지를 살피면서 의사의 전문적인 수행으로서 이루어져야 한다.

의사-환자의 만남에서 접촉은 언제 행해져야 할까? 한마디로 말해서, 이에 대한 정형화되고 규범화된 원칙이 없다. 환자를 처음 만나 면담을 시작하는 자리에서 악수를 하는 것은 사회적인 인사법이다. 근심에 쌓인 환자의 마음을 위로하려는 의도에서 환자의 어깨를 감싸주는 것이나 혹은 자기 생각과 감정을 잘 표현하지 못하는 환자 손을 잡아주는 것은 공감하는 마음을 전달하게 되고, 이러한 행위는 종종 상호 인간관계를 지속하는데 도움이 되기도 한다.

환자에게 의료진으로서 접촉을 할 때 일반적으로 지켜야 할 사항 2가지를 살펴보자.

- 접촉에 대한 환자의 반응을 주의 깊게 살필 것; 환자가 자신에 관한 이야기를 하는 방법, 자세와 몸짓언어를 사용하는 측면 등을 통하여 환자의 생각에 대한 근거를 발견할 수 있다.
- 환자의 몸에 접촉하는 것이 의사에게 불편한 일이라면, 어색한 접촉을 하지 않는 것이 좋다. 이와 같은 경우, 도리어 여러분 마음 속의 염려와 부담이 환자에게 전달될 수 있기 때문이다.

신체검사 동안의 의사소통

면담을 하면서 지금까지 우리가 이야기 해 왔던 '접촉'을 적용해 보는 것도 좋은 방법이다. 물론 신체검사 과정 중에 접촉을 하는 것에 대해서는 몇몇의 다른 의견이 있다. 다만 환자는 검사를 기다리면서 침대에 누워있는 상황에서 자신이 취약한 위치에 있다는 것과 의사에게 권한이 있음을 잘 알고 있다는 사실만은 기억하도록 하자. 더불어 이들 환자는 그러한 순간에 대한 부끄러움과 검사를 통해 어떤 결과가 나오게 될 것인가에 대한 근심 속에 휩싸여 있을 것이다. 환자가 조금이나마 편한 마음을 갖도록 도울 수 있어야 한다.

다음은 신체검사를 진행함에 있어 의사소통 과정에 기억해야 할 사항들이다.

- 항상 환자의 감성과 인격을 존경하라; 신체검사 전부터 검사가 진행되는 동안 내내 환자를 덮어줄 수 있는 담요를 준비해 놓아야 한다.
- 진행하고 있는 검사가 무엇인지에 대해 설명해야 하며, 지금 하고 있는 검사에 대해서 걱정되는 부분이 있는지 물어 보아야 한다.
- 검사 담당자의 어두운 얼굴 표정이나 사전 설명 없이 검사시간이 길어지는 일로 인해 환자가 검사에 대해 염려하는 마음을 갖게 되는 일이 생기지 않도록 주의한다.
- "아프면 말씀하세요."라고 미리 말을 해 주거나 환자의 상태를 세밀하게 관찰함으로써 가능한 한 환자가 불쾌하지 않도록 해야 한다.

요점

- 환자와의 효과적인 의사소통은 질문, 경청, 촉진하는 핵심 기술을 포함한다.
- 이러한 기술은 학습으로 습득이 가능하며, 충분한 연습 또한 요구되는 부분이다.
- 질문하기
  - 특히, 진료면담의 초반에서는 가능한 한 개방형 질문을 자주 사용하는 것이 좋다.
  - 집중적이고 폐쇄형의 질문 활용은 구체적인 정보 파악에 유용하다.
  - 명료한 정보 파악과 정확한 확인이 필요할 경우, 환자가 자신이 말한 것을 종합해 볼 수 있도록 돕기 위해서는 조사형 질문을 사용하는 것이 좋다.
  - 유도 질문을 삼가야 한다.
  - 한번에 여러 가지를 묻는 질문을 삼가야 한다. 혼돈을 야기할 수 있다.
  - 질문을 한 다음에는 환자에게 답변할 시간을 주는 것이 좋다.
  - 환자의 답변이 명확하지 않을 경우에는 쉽고 간결한 용어를 사용하여 재질문하는 것이 좋다.

- 경청하기
  - 경청은 훌륭한 의사소통을 위한 핵심 기술 중 하나이다.
  - 환자가 중간에 끊김 없이 자기 이야기를 할 수 있도록 해야 한다.
  - 효과적인 경청이란, 환자가 말하는 것에 주의를 집중하고 말을 하면서 느끼는 감정을 이해하려 애쓰는 일까지를 포함한다.
  - 언어적 · 비언어적 신호를 잘 살펴야 한다.
  - 적절한 몸짓언어와 용이한 코멘트 활용을 통해 환자에게 의사가 관심을 보이고 있음을 전하는 것이 좋다.
  - 진료면담 중 환자가 휴식이나 침묵의 시간을 가질 수 있도록 해 주는 것이 좋다.
- 면담의 마지막 시간에는 환자가 했던 이야기를 요약 · 정리하고, 추가적으로 하고 싶은 말이 남아 있는지 묻는 것이 좋다.
- 일반적으로 쉽게 범하는 몇 가지 실수를 하지 않도록 주의해야 한다.
  - 한번에 너무 많은 질문하지 않기
  - 환자가 자신만의 언어(정확한 의미를 혼자만 이해할 수 있는)로 이야기 하는 것을 방치하지 않기
  - 불필요한 간섭을 하지 않기
  - 중요한 언어적 · 비언어적 신호를 놓치지 않도록 주의하기

| 읽을거리 |

Maguire P, Pitceathly C 2002 Key communication skills and how to acquire them. British Medical Journal 325: 697–700

Silverman J, Kurtz S, Draper J 1998 Skills for communicating with patients. Radcliffe Medical Press, Oxford

3장

병력청취

"…… 환자면담은 어쩌면 의사가 사용할 수 있는 가장 강력하고 섬세한 도구이다."

하이테크놀로지 의료 기술이 성행하고 있는 요즘, 1973년 조지 엥겔(George Engel)이 말한 위와 같은 진술에 여러분은 동의하지 않을 수도 있다. 그러나 의학면담은 여전히 매우 강력한 도구이며 앞으로도 그러할 가능성이 높다. 의사와 환자 사이에 어떠한 일이 발생하기에 면담이 그토록 강력한 도구가 될 수 있는 것인가?

환자가 의사에게 늘어놓는 문제들은 대부분 어떠한 증상이나 통증을 호소하는 형태이며, 환자들은 이러한 문제가 그들의 삶에 어떠한 영향을 줄 수 있는가에 대하여 관심과 불안을 나타내기도 한다. 또한 환자들에게는 의사들이 환자인 자신들을 대할 때 기대하는 의사의 모습이 있기 마련이다. 환자와 의사 간의 면담은 문제해결을 하는 데 주춧돌의 역할을 한다. 의사의 역할은 환자의 문제에 대해 가능한 한 명확히 이해하는 것이다. 이러한 정보는 의사가 환자와 가장 이상적으로 협력하고 문제를 잘 다루기 위한 계획을 수립할 수 있는 방향으로 (대부분 진단을 내리는 형태로) 다루어져야 한다. 그런데, 이는 어떻게 가능한가? (그림 3.1)

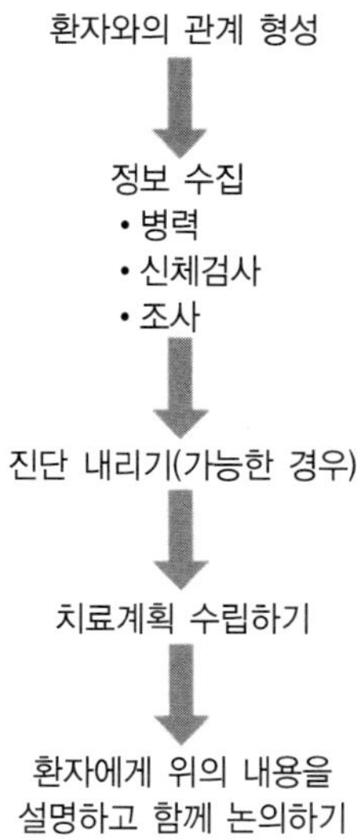

그림 3.1 환자를 위해 치료계획 세우기

1. 2장에 언급한 기술들을 활용하여 환자와 라포를 형성한다. 이 작업은

환자가 자신들의 이야기를 가장 자세히 설명할 수 있도록 도와준다.

2. 병력청취에 필요한 틀을 사용한다. 이 내용은 이 장에서 차후 설명될 것이다.
3. 필요한 정보를 수집하고, 검사 결과 및 적절한 조사 결과와 함께 분석한다. 이 단계에서는 임상의학에 대한 지식과 경험을 바탕으로 습득한 의사결정 능력이 필요하다. 이 부분 역시 이 장에서 차후 다시 간략하게 다루도록 하겠다.
4. 환자에게 무엇이 잘못된 것인지 설명해 주고 문제를 해결하기 위해 도움이 될 만한 사항들을 얘기해 준다. 이와 같은 내용을 잘 전달하기 위해서는 좋은 의사소통 기술이 필요하며, 치료계획 과정에 환자를 적극적으로 참여시킨다.

면담 시작하기: 라포 형성

(p.270) 연습 5

2장의 내용을 복습하고, 면담 소요시간과 면담의 목적을 잘 설명하기 위해 환자에게 편안한 환경을 만들어 주는 것이 중요하다는 점을 기억하자. 여러분의 목표는 환자가 자신들의 이야기를 가능한 명확하게 전달하고, 충분히 이야기 할 수 있도록 도와주는 것이다. 연습 5를 참조하라.

사례 3.1

면담을 시작하는 좋은 방법

한 병원의 고참 의사가 한 실습생에게 방금 사고로 입원한 환자인 존스(Jones) 씨를 면담하도록 지시하였다. 학생은 존스 씨가 옆 병동에 있다는 것을 알아 내었다. 입원실로 들어서자 존스 씨가 신문을 읽고 있는 모습이 보였다.

학생의사: 안녕하세요. 존스 씨, 실례하겠습니다. 저는 벤 브라운(Ben Brown)이라고 합니다. 모리슨(Dr. Morrison) 병원에서 실습 중인 학생의사입니다. 저는 환자분이 어디가 불편하셔서 내원하시게 되었는지 파악하여 모리슨 선생님께서 회진이 끝나시면

면담 내용을 알려 드리고자 합니다. 제가 40분 정도 면담할 시간이 있는데, 지금 이야기를 나누어도 괜찮으신지요?

존스 씨: *물론이죠. 그렇게 하세요.*

학생의사: *그럼, 나중을 위해 병력 내용을 기록하겠습니다. 괜찮을까요?*

존스 씨: *네, 괜찮아요.*

정보수집: 병력청취

19세기 프랑스 의사인 르네 레넥(René Laennec)은 다음과 같은 조언을 남겼다. "환자의 말에 귀 기울여라. 그들이 진단을 내려주고 있다." 이와 같은 그의 진술은 진단을 내리는 데 환자의 병력청취의 중요성을 강조하고 있으며, 이는 여러 연구 결과에서도 확증된 바 있다. 한 연구에 따르면, 환자 80명 중 66명의 경우, 환자의 병력청취만으로 올바른 진단을 내릴 수 있었다. 또한 신체검사 후에 최초 진단이 번복된 경우는 7명에 불과하였으며, 필요한 조사 후에 진단이 바뀐 경우도 7명에 불과하였다(그림 3.2).[1]

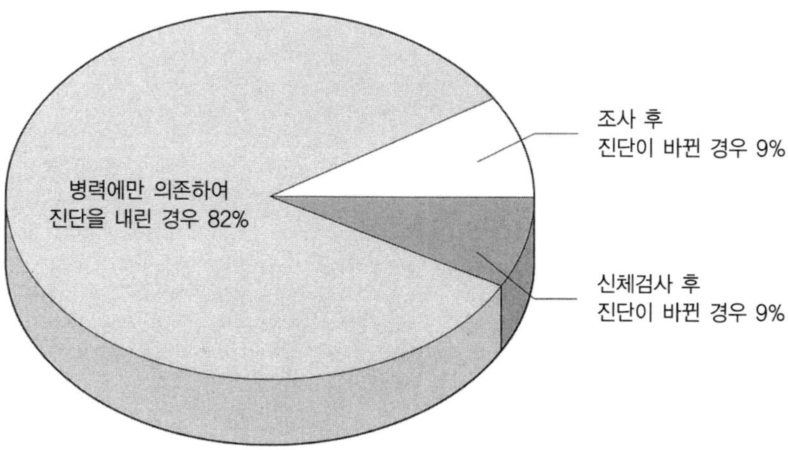

그림 3.2 병력, 신체검사, 조사가 최종 진단에 기여하는 정도[1]

이러한 연구 결과는 바로 전 장에서 언급한 다양한 기술을 활용하여 환자로부터 가능한 한 정확하고 효율적으로 정보를 수집해야 함을 강조한다. 레넥이 제안한 것처럼 환자의 말을 주의 깊게 듣는 것이 특히 중요하다.

여러분은 '환자로부터 병력을 청취하라'는 표현을 많이 들었을 것이다. 이러한 표현은 병력청취의 방향이 일방향이며 환자로부터 의사에게로 정보가 흘러간다는 것을 의미한다. 그러나 우리는 의사가 어떻게 하느냐에 따라 환자가 말하는 내용도 달라진다는 것을 알고 있다(예: 의사가 사용하는 신체언어, 질문하고 경청하는 태도 등). 따라서 의사는 병력의 내용을 들어서 취하는 것이 아니라 받아야 한다는 표현도 있다. 중요한 것은, 정확하고 의미 있는 병력을 환자에게서 얻으려면 좋은 의사소통 기술을 개발해야 한다는 점이다.

- 병력청취만으로 진단 내리는 경우 82%
- 조사 결과 검토 후 진단을 변경한 경우 9%
- 신체검사 결과 검토 후 진단을 변경한 경우 9%

병력청취의 구조

임상실습을 시작하게 되면 여러분은 대부분 '병력청취 방법'이라는 안내책자를 받을 것이다. 이 틀을 바탕으로 병력을 청취하는 방법을 개발하는 것이 중요하다(표 3.1).

환자에 대한 기본 정보

기본적인 정보에는 환자의 이름, 주소, 나이, 직업, 결혼 여부 등의 내용이 포함된다. 이러한 정보는 면담을 본격적으로 시작하기 전에 확인하는 것이 좋다. 나머지 정보는 면담을 하면서 알아내면 된다. 이와 같은 방법을 사용하면, 지루하고 긴 목록의 질문들로 면담을 시작하지 않아도 된다.

표 3.1 병력청취의 구조

- 환자에 대한 기본 정보
- 현 문제에 대한 기술
- 현 문제에 대한 병력
- 신체 기관에 대한 검토
- 과거병력
- 가족병력
- 사회병력

현 문제에 대한 기술

다음의 내용을 개방형 질문을 사용하여 알아내도록 하라.

"무슨 문제가 있어서 병원에 오시게 되었는지 말씀해 주시겠습니까?"
"오늘 어떻게 해서 저를 찾아 오셨는지요?"

이 질문에 대한 환자의 답을 축어록으로 남겨 두도록 한다. 다음은 3명의 환자들에 대한 예시이다.

알톤(Alton) 부인 (교사, 52세, 기혼, 자녀 2명)
"내장에 어떤 이상이 생긴 지 좀 되었어요. 그리고 배가 아파요."
브라운(Brown) 씨 (퇴직한 주유소 사장, 72세)
"소변을 보는 게 어려워요."
다우즈(Dawes) 씨 (건축가, 47세)
"가끔 가슴에 통증이 너무 심해서 많이 걱정이 되네요."

간혹 환자가 증상이 아닌 진단을 내려줄 때도 있을 것이다. "저는 다리에 관절염이 있어요." 이러한 경우에는 환자가 어떻게 통증을 느끼는지 다음과 같이 물어 보아야 한다. "어떤 증상들이 있으신지 말씀해 주시겠어요?" 이렇게 다시 확인하는 것은 환자가 이해하고 있는 관절염이 의사가 알고 있는 것과 다를 수 있기 때문이다. 전혀 들어 본 적이 없는 진단명을 환자가 말한다 하더라도 당황하지 마라.

환자:　　그러니까, 저는 오슬러-렌듀-워버(Osler-Rendu-Weber) 질병을 갖고 있는 것 같아요.*

학생의사: 제가 아직 그 질병에 대해 잘 모르는데요. 그 질병 때문에 환자분이 어떻게 불편하신지 더 자세히 설명해 주시겠어요?

이때 환자는 불편한 점을 말해줄 뿐만 아니라 상태에 대한 설명도 자세히 해줄 수 있다. 환자가 많은 것을 가르쳐 줄 수 있음을 기억하라.

어떤 환자는 자신의 상황에 대해 매우 감정적으로 말할 수 있다.

다우즈 씨: 그땐 너무 아파서 정말 죽는 줄 알았어요.

벅(Buck) 의사: 정말 놀라셨겠네요. 그 당시 상황에 대해 지금 얘기하시고 싶으세요? 아니면, 계속 면담을 진행하고 그 내용에 대해서는 나중에 다시 얘기할까요?

환자의 감정 상태에 대해 나중에 다루기로 결정했더라도 면담을 계속 진행하기 전에 이러한 감정에 반응해 주고 인식하는 것이 중요하다.

그 다음, 환자에게 다른 불편한 점은 없는지 질문하도록 한다. 대체적으로 환자의 현 증상에 대해 자세히 문진하기 전에 기타 다른 증상에 대해 알아내는 것이 좋다.

카이트(Kite) 의사: 소변을 보시는 것이 불편하다고 하셨는데요. 이 증상에 대해 자세히 이야기하기 전에 다른 문제는 없으신지 말씀해 주시겠어요?

브라운(Brown) 씨: 네, 최근 다리가 좀 휘청거리고요, 계단을 오를 때 숨이 좀 차요. 그리고 근래 뇌졸중으로 쓰러진 제 아내가 무척 걱정이 되네요.

---

* 역주: 랑뒤-오슬러-웨버병. 유다발성으로 모세혈관이 확장하고, 약한 압력에 의해서도 그 부위에서 출혈이 일어나는 병이다. 전출혈모세혈관확장증 또는 유전출혈실핏줄확장증(hereditary hemorrhagic telangiectasia)이라고도 한다.

환자의 모든 문제—육체적, 심리적, 사회적—에 대해 차례로 다룰 수 있도록 목록을 작성하라. 이 방법이 여러분의 환자 면담 흐름을 조절해 주고, 체계적으로 만들어 줄 것이다. 그리고 환자가 진료실을 나가면서 또 다른 문제(대체로 환자를 가장 불안하게 하는 문제)에 대해 이야기하는 사태를 미연에 방지할 수 있다. 이 상황에서는 환자가 언급한 문제를 절대로 무시해서는 안 된다. 여러분이 이때 사용할 전략은 주어진 시간과 문제의 심각성 등을 포함한 여러 가지 요소에 따라 달라질 것이다. 환자가 문제 상황에 대해 설명할 수 있도록 시간을 주도록 하라. 차후 다룰 수 있는 문제라고 생각되면, 이렇게 이야기 할 수 있을 것이다. "내일 다시 오실 때 그 문제에 대해서 자세히 다루도록 하지요."

물론, 환자가 자신의 문제에 대해 잊어버린 사항들도 있을 수 있고, 면담의 시작부터 밝히기 꺼려 하는 문제도 있을 수 있다. 그러나 면담을 계속 이어가면서 라포형성을 해나가면 환자에게 자신의 문제를 상의하고자 하는 마음이 생길 것이다.

환자의 현 문제에 대한 병력

이 부분은 병력에서 가장 중요한 부분이다(그림 3.3). 이 부분에서 면담 목표는 다음과 같다

- 실제적인 병력을 철저하고 정확하고 자세하게 청취하기
- 내용 중 환자가 잘못 인식하고 있는 부분 확인하기
- 환자가 질병을 어떻게 다루고 있는지 질병에 대한 태도 파악하기
- 질병이 환자의 일상생활과 어떻게 관련이 있으며, 어떠한 영향을 주는지 파악하기

이제 여러분은 개방형 질문을 통해서 구체적인 병력청취를 할 수 있을 것이다. 질문 내용은 환자의 증상에 따라 달라지게 된다. 그러나 대부분의 내용은 다음과 같은 질문을 통해 파악할 수 있다.

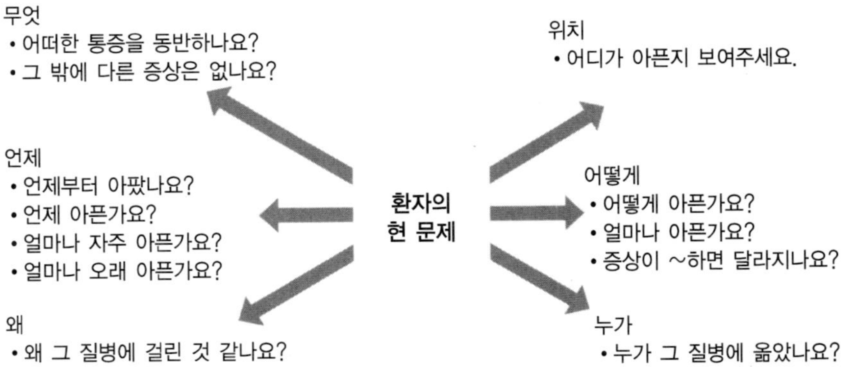

그림 3.3 증상을 이야기하는 환자의 병력청취

무엇: *어떠한 통증을 동반하나요? 그 밖에 다른 증상은 없나요?*

위치: *어디가 아픈지 보여주세요.*

어떻게: *어떻게 아픈가요? 얼마나 아픈가요? 음식을 먹거나 운동 등을 하면 증상이 달라지나요?*

언제: *언제부터 아팠나요? 언제 아픈가요? (얼마나 자주 아픈가요? 얼마나 오래 아픈가요?)*

왜: *왜 그 질병에 걸린 것 같나요?*

누가: *누가 그 질병에 옮았나요?*

구체적인 정보를 알기 위해서는 환자가 호소하는 통증에 대한 질문을 많이 해야 할 것이다.

타이밍: 언제?

통증이 언제, 어떻게 시작되었는지, 얼마나 지속되는지, 얼마나 자주 아픈지 그리고 가능하다면, 어떻게 사라지는지 알아야 할 것이다. 때론 환자에게 최근에 아팠던 기억을 살려 어떻게 아팠는지를 설명해 보게 하는 것이 도움이 될 수 있다. 만약 수차례의 통증이 있었고, 각각의 사례마다 다른 경험을 했다면 가장 전형적인 사례를 설명하도록 한다. 통증이 지속되는 정도를 알아보는 것이 도움이 될 수 있다

벅 의사: 통증이 어느 정도 지속되나요?
다우즈 씨: 잠시뿐이예요.
벅 의사: 1분? 5분? 아니면, 30분요?
다우즈 씨: 아, 30분은 아네요.
벅 의사: 그럼 얼마나 지속되나요?
다우즈 씨: 약 15분 정도요.

위치: 어디?

환자가 통증을 호소할 경우 통증의 위치에 대한 질문은 매우 중요하다. 환자가 아픈 곳을 직접 가리키도록 하라. 즉, 복통일 경우, 정확한 진단을 하기 위해 환자가 아픈 위치를 정확하게 가리키도록 하는 것이 중요하다.

조사: 어디?

통증이 다른 곳으로 조사(radiate)되는지의 여부를 알아볼 필요가 있다. 만약 확장된다면, 어느 곳으로 확장되는지 알아보도록 하라. 담낭에 질병이 있는 환자는 가슴 위쪽과 오른쪽 어깨에 통증을 느낄 수 있다. 디스크 환자의 경우 허리에서부터 다리까지 내려가는 통증을 수반할 수 있다.

속성: 어떻게 느껴지는가?

증상의 질적인 형태는 질병에 따라 다를 수 있다. 예를 들어, 환자는 통증을 날카롭다, 무디다, 조인다, 욱신거린다, 일정하다 혹은 생겼다가 없어진다 등으로 표현할 수 있다. 진단을 내리기 위해서 통증의 형태는 매우 중요하다. 예를 들어, 늑막염이 있는 환자는 대부분 숨을 들이쉴 때 가슴 통증을 호소하는 한편, 심장병이 있는 환자는 가슴이 일정하게 조이고, 쥐어 짜이는 듯한 통증을 호소한다.

심각성: 얼마나 심각한가?

여러분은 환자가 느끼는 통증의 정도를 통해 증상의 심각성에 대해 알고자 한다. 즉, 가벼운 통증인지, 보통인지, 혹은 매우 심각한 정도인지를 알고 싶을 것이다. 물론, 환자의 참을성에 따라 정도의 차이가 심할 것이므로, 환자가 현재 갖고 있는 통증의 정도를 이전에 경험한 통증과 비교해서 설명하도록 하면 좋을 것이다.

다우즈 씨: 정말 아팠어요.
벅 의사: 이번의 통증이 지금까지 경험한 것 중에 가장 심하다고 할 수 있을까요?
다우즈 씨: 글쎄요, 제가 다리에 좌골 신경통이 있었을 때도 아팠지만, 이번에 느낀 통증은 그 때 아팠던 것보다 훨씬 더 아팠어요.

관련 증후와 증상: 그 밖에 다른 증상은 무엇인가?

관련 증상을 물어보는 것은 진단에 매우 중요한 정보를 줄 수 있고 환자의 상태를 관리하는 데 도움을 줄 수 있다.

벅 의사: 가슴 통증이 있었을 때, 다른 증상은 없으셨나요?
다우즈 씨: 네. 심장이 마구 뛰고 있었고, 호흡이 조금 곤란하였습니다.

이 부분의 병력청취는 여러분의 의학적 지식이 자람에 따라 더 용이해질 것이다.

상황: 언제 통증이 유발되는가?

통증이 유발되는 상황을 알아내는 것은 중요하다.

로스(Ross) 의사: 복통에 대해 많은 것을 얘기해 주셨는데, 특히, 바람이 부는 것과의 연관성과 감정을 극복하는 문제에 대해 말씀해 주셨습니다. 통증이 생기기 시작할 때 주로 무엇을 하고 계셨는지요?
알톤(Alton) 부인: 그 점에 대해 좀 생각해 봤는데요. 제가 쉬는 날에는 아파 본 적이 없어요. 대부분 제가 아주 바쁘게 일할 때나 집에 손님이 오실 경우에 복통이 생기는 것 같아요.

변화요소: ~에 어떻게 영향을 받는가?

무엇이 증상을 나쁘게 만들고 무엇이 증상을 호전시키는지 알아내도록 한다.

로스 의사: 통증이 있을 때, 무언가 통증을 완화시키는 것이 있나요?
알톤 부인: 바람을 쐬거나 변을 보고 나면 훨씬 나아요.
로스 의사: 먹는 것에 따라 통증이 달라지나요?
알톤 부인: 저는 야채와 과일을 많이 섭취했었어요. 그런데 야채와 과일의 양을 좀 줄였더니 통증이 조금 덜한 것 같아요.
로스 의사: 복통 때문에 약을 드신 적은 없나요?
알톤 부인: 없어요. 진통제를 한번 먹어보긴 했지만 전혀 도움이 되지 않았어요.

현재의 병력을 청취하는 가장 좋은 방법은 개방형 질문으로 면담을 시작하는 것이다. 환자가 자연스럽게 이야기하는 내용을 기록한 후, 폐쇄형 질문이나 유도 질문을 통해 필요한 정보를 더 알아내도록 한다. 이러한 발문법의 사용을 처음부터 잘 하기는 어려울지 모르겠으나 연습을 거듭하면 자연스럽게 발문법을 습득하게 된다.

환자의 일상생활에 어떠한 영향을 미치고 있는가?

지금까지의 질문들을 통해서 환자의 질병이 환자의 개인적인 삶에 미치는 영향에 대해 이미 많은 정보를 습득했을 것이다. 그러나 다음의 사항들에 대하여 구체적인 정보를 얻을 필요가 있다.

- 기분
- 인간관계, 특히 배우자와 가까운 가족과의 관계
- 직장
- 여가생활과 사회생활
- 성적 활동

로스 의사: 저는 그 질병이 부인의 삶에 전반적으로 어떠한 영향을 미쳤는

지가 궁금합니다.

알톤 부인: *무슨 말씀이신지 잘 모르겠지만, 그런 증상 때문에 가끔 기분이 약간 저조해지기는 해요.*

로스 의사: *약간 저조해진다고요? 그것이 무슨 뜻인지 자세히 설명해 주시겠어요?*

알톤 부인: *그러니까, 제가 남편과 같이 외출을 해야 하는데 갑자기 통증이 시작되면 정말 짜증이 나요. 아프기 시작하면 변기에 하루 종일 앉아 있어야 하고 그러면 약속 시간에 늦어버리기 일쑤거든요. 남편이 정말 화를 내죠.*

로스 의사: *그게 걱정이 되시는 건가요? 혹시 남편분과의 사이는 어떤지 말씀해 주실 수 있으신지요?*

알톤 부인: *좋기도 하고 나쁘기도 하죠. 뭐, 정확히 말하자면 관계가 그다지 나쁘지는 않아요.*

로스 의사: *그러면, 다른 가족들과의 관계는 어떠신가요?*

알톤 부인: *아, 제 자식들과의 관계는 문제없어요. 아주 잘 지내고 있습니다.*

여기서 로스 의사가 개방형 질문을 어떻게 사용하고 있는지를 유심히 살펴보기 바란다. '약간 저조해진다' 라는 말의 의미를 정확히 하기 위해서 개방형 질문을 사용하고 있고, 알톤 부인의 대답을 통해서 알톤 부인과 남편의 관계에 대한 단서를 집어내고 있다.

환자는 이 질병을 어떻게 이해하고 있는가?

환자에게 질병이 어떠한 의미—그러한 질병이 왜 생기게 되었는지, 혹은 무엇과 관계가 있는지—를 주는지 알아보도록 한다.

"혹시, 그러한 질병이 발생한 원인을 무엇이라고 생각하시는지요?"
"그 질병 때문에 어떠한 점이 가장 걱정되시나요?"

환자가 자신의 질병에 대하여 어떤 걱정을 하고 있는지, 질병의 증상을 어떻게 해석하고 있는지를 의사가 이해하는 것이 중요하다. 이는 환자들에게 필요한 설명을 해주고 환자가 필요로 하는 것에 대해 적절히 반응해 줄 수 있기 때문이다. 특히, 환자의 문화적 배경이 여러분과 다른 환경일 경우에 매우 중요하다.

이 단계에서는 현재 환자가 가지고 있는 문제들에 대한 환자의 설명을 요약해 주어, 여러분이 정확히 이해했는지를 환자가 확인할 수 있도록 하고 빠뜨린 정보를 채울 수 있도록 한다.

신체 기관에 대한 검토

이 부분의 면담은 각각의 신체 기관에 대한 일련의 질문을 하는 것이다. 이러한 면담의 목적은 환자가 설명에서 빠뜨린 중요한 증상을 발견하거나, 현재 앓고 있는 질병과는 관련이 없어 환자의 입장에서는 중요하지 않다고 판단한 증상들을 찾아내기 위함이다. 학생들은 환자 면담에서 이 부분을 매우 어려워한다. 그 이유는 첫째, 해야 할 질문의 내용을 모두 기억하기 어렵기 때문이고, 둘째, 질문의 타당성에 대해 의문을 갖고 대부분의 질문에 부정적으로 답할 환자를 두려워하기 때문이다. 이 같은 문제를 극복하기 위한 방법은 다음과 같다.

- 메모장을 사용하도록 하라: 작은 메모 카드에 신체 체계에 대해 기록하여 면담 시에 활용하도록 하라.
- 이 부분에 대한 면담은 다음과 같은 내용으로 시작할 수 있다: "이제 환자분께 통례적인 의학적 증상에 대해 몇 가지 질문을 할 것입니다. 그래야 중요한 사항을 빠뜨리지 않을 수 있습니다."

이 단계에서 다루어야 할 주제들은 그림 3.4에 기술된 바와 같다. 질문의 예로는 다음과 같은 내용이 있을 수 있다.

심장혈관계: 심장에는 문제가 없으신가요? 가슴에 통증이 있거나 가슴이 두근거리는 일은 없으신가요? 발목이 붓는 일은 없으신가요?

호흡계: 폐에는 문제가 없으신가요? 예를 들면, 호흡이 곤란하다든가

기침이 난다든가. 가래가 있으신가요? 가래가 무슨 색인가요? 피가 섞여 나온 적은 없었나요?

비뇨생식계: 소변을 보실 때 문제가 있으신 적은 없었나요? 소변을 보실 때 아프신 적은 없었나요? 소변이 좀 이상하다든가 이상한 냄새가 난 적은 없었나요?

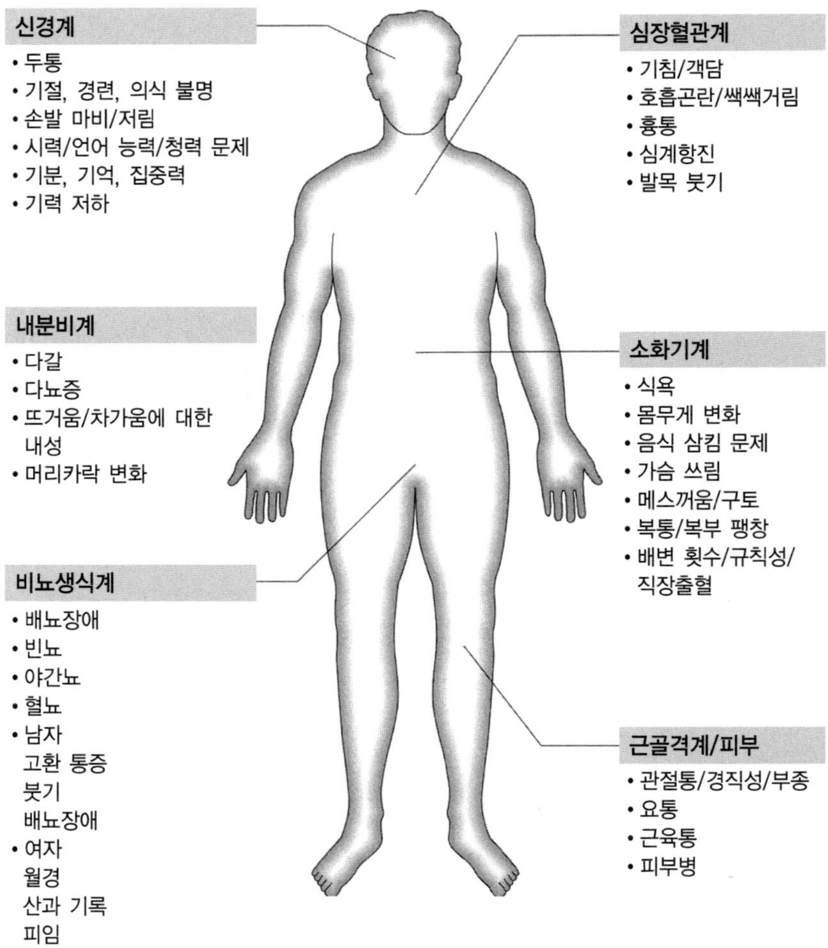

그림 3.4 신체검사

환자의 정신상태

이 부분은 모든 환자와의 면담 시 짚고 넘어가야 할 내용이다. 환자의 정신 상태에 대한 간단한 검사를 통해 환자가 가지고 있는 인지적 문제(환자가 말해준 병력을 신뢰할 수 없다는 것을 발견할 수도 있다)와 정신적 장애 가능성을 파악할 수 있다. 일상적으로 실시하는 간단한 검사를 통해 환자를 평가하도록 한다. 정신과 서적에서 발견할 수 있는 정신적인 장애가 환자에게서 의심될 경우, 자세한 사정을 실시하도록 한다.

외양과 행동

환자의 정신적 상태를 사정하는 데에 비언어적 단서들은 매우 중요하다. 환자의 옷차림이나 일반적 외모도 유심히 살피도록 한다. 정신착란이나 알코올 중독자들은 자신의 외모에 전혀 신경을 쓰지 않는다. 우울증이 있는 환자의 경우 칙칙한 색상의 옷을 입고 있을 수 있다. 환자와의 면담 중에 환자와의 눈 맞춤 정도를 기록하도록 한다. 그리고 불안해한다거나 정신 지체의 증세를 나타내는 등의 환자의 일반적 행동도 기록한다.

말투

면담 중에 환자에게서 보이는 비정상적인 것들을 인식할 수 있을 것이다. 이러한 모든 단서들은 기록으로 남기는 것이 중요한데, 이러한 작은 정보들이 환자의 정신적, 신경학적 상태를 말해줄 수 있기 때문이다. 환자의 말투에 대하여 양적, 질적 평가를 실시하도록 한다. 우울증에 걸린 환자는 매우 낮은 톤의 느릿한 말투로 이야기 할 수 있다. 흥분했거나 조증이 있는 환자의 경우 매우 빠르고 불안정한 말투로 이야기 할 수 있다.

기분

면담 중에 환자의 기분이나 행동, 표현 방식에 대한 내용을 기록할 수 있을 것이다. 환자가 우울해 보이거나, 불안해 보이거나, 흥분했거나 조울증세가 보이거나, 혹은 무기력해 보이는가? 환자의 상태를 자세히 알아내기 위해 다음과 같은 질문을 해볼 수 있다.

"환자분은 지금도 예전처럼 인생을 즐기고 계신지요?"
"지금 갖고 있는 문제는 어떻게 해서 생긴 것인지요?"
"혹시 최근 기분이 조금 가라앉았다(스트레스를 받았다/불안하다/흥분된다)는 느낌이 드셨는지요?"

생각

이 부분은 환자가 가장 우려하는 부분이기도 한다. 즉, 혹시 망상에 사로잡혀 있지는 않은지 혹은 자살을 생각하고 있지는 않은지를 알아내는 것이다. 이에 대한 적절한 물음의 시작으로 다음과 같은 질문을 할 수 있다. "지금 무슨 생각을 하고 계신지 말씀해 주시겠어요?" 만약 환자가 고뇌에 가득 차 있는 것이 명백하다면, 자살 시도에 대한 질문은 매우 신중히 하는 것이 좋다.

"많은 고민을 갖고 계신 것 같군요. 혹시, 사는 것이 별 의미가 없다고 느낀 적은 없으신가요?"

인지적 기능

이 부분은 환자의 일반적인 정신 기능을 확인하는 단계이다. 환자와 면담을 하다 보면 환자가 식별력을 갖고 있는지 그렇지 않은지에 대한 중요한 단서들을 발견할 수 있다. 만약, 환자의 상태에 대한 의심이 든다면 다음과 같은 적절한 질문을 할 수 있다. "환자분의 사고력과 기억력에 대해 몇 가지 질문을 해도 되겠습니까? 오늘의 날짜와 지금 어느 장소에 있는지 말씀해 주시겠어요?" 인지적 기능에 대한 검사는 단기 기억력에 대한 검사도 포함한다. 즉, "지금부터 제가 3가지 물건의 이름을 말할 텐데, 이 이름들을 기억해 보세요. 3가지 물건은 물고기, 별, 집입니다." 이렇게 3가지 물건을 말한 다음, 면담이 끝날 때 3가지 물건을 기억해 보라고 할 수 있다. 또 다른 전형적인 검사는 환자에게 100에서 7을 계속해서 빼라는 주문을 하는 것이다. 환자의 정신 상태에 대해 이와 같은 간단한 사정을 실시해 보면, 세밀한 검사를 실시해야 하는지 판단할 수 있다.

과거병력

환자의 과거 병력에 대한 정보는 환자의 현재 질병을 이해하고 치료하기 위해 매우 중요하다. 환자로부터 알아내야 하는 정보는 다음과 같다.

- 과거의 전반적인 건강상태
- 과거의 질환
- 입원 기록
- 수술 기록
- 사고나 상해
- 임신

무엇을 하려고 하는지에 대한 설명을 해주고, 질문해야 할 주제를 하나씩 해결하도록 한다.

로스 의사: *지금까지 장에 문제가 있다는 내용을 설명해 주셨고 제가 몇 가지 질문도 드렸는데요. 이제 과거에 앓으셨던 질병에 대해 알고 싶습니다. 과거에 앓았던 질병에 대해 말씀해 주시겠어요?*

알톤 부인: *음, 생각 좀 해보고요. 15살인가 16살 때 맹장염을 앓았고, 5년 전 미국에 여행을 갔다가 흉부 쪽이 감염된 적이 있어요. 그게 전부네요.*

로스 의사: *다른 수술을 받으신 적은 없나요?*

알톤 부인: *네. 없어요.*

로스 의사: *그 외에 병원에 입원하신 적도 없고요?*

알톤 부인: *두 아이를 출산했을 때를 제외하곤 없죠. 아이들은 이제 다 컸어요.*

로스 의사: *출산에는 문제가 없으셨나요?*

알톤 부인: *네. 전혀 문제가 없었어요!*

로스 의사: *그러면, 혹시 사고를 당했거나 상처를 입은 적은 없으신가요?*

알톤 부인: *글쎄요. 아, 네. 약 10년 전에 얼음판에서 미끄러져서 다리가*

부러진 적이 있어요. 그 때 병원에 몇 주 입원했었어요. 이 사고를 잊고 있었네요.

로스 의사: 수술을 하셨나요?

알톤 부인: 네. 아주 심하게 다리가 부러져서 수술을 할 수밖에 없다고 했어요.

로스 의사: 그렇군요. 좋습니다. 그럼, 말씀해 주신 내용을 요약하자면, 젊었을 때 맹장 수술을 하셨고, 최근에 다리가 부러지고 흉부 쪽에 감염이 있었지만 모두 잘 회복하셨다는 말씀이시네요.

이 단계에서 환자의 과거병력 중 배제해야 하는 질병이 있다. 그 내용은 상황에 따라 다르겠지만 대체적으로 결핵이나 류마티스 또는 당뇨병에 대한 기록이다.

위의 대화에서 로스 의사가 폐쇄형 질문을 사용하는 것을 볼 수 있을 것이다. 이는 그가 구체적인 정보를 원하기 때문이다. 이 단계의 면담에서는 면담의 내용을 핵심 주제에 맞추는 것이 필요하다. 과거병력에 대해서는 현재의 질병과 관련이 있는 것을 제외하고 반드시 필요한 정보만으로 축약하는 것이 좋다. 로스 의사가 알톤 부인이 얘기한 내용을 요약하는 것에 주목하라.

가족병력

가족력의 청취는 2가지 이유에서 매우 중요하다. 첫째, 환자는 유전적인 질병을 갖고 있을 수 있다. 둘째, 가족 중 관련 질병을 앓았던 사람이 있을 수 있고 환자들은 이를 자신의 질병과 연관지어 고민할 수 있다. 예를 들어, 알톤 부인은 자신의 장염 문제를 대장암으로 돌아가신 아버지의 사례와 연관지어 걱정할 수 있는 것이다. 이러한 가족의 병력은 매우 중요한 정보의 일부분이 될 수 있는데 이는 알톤 부인이 자신의 증상을 표현하는 방식을 이해할 수 있기 때문이다. 또한 유전적인 측면에서 알톤 부인에게서 대장암이 유발할 수 있는 확률이 높을 수 있기 때문이다.

가족병력을 청취할 때에는 일촌과 이촌 가족들(부모, 형제, 자녀)의 생

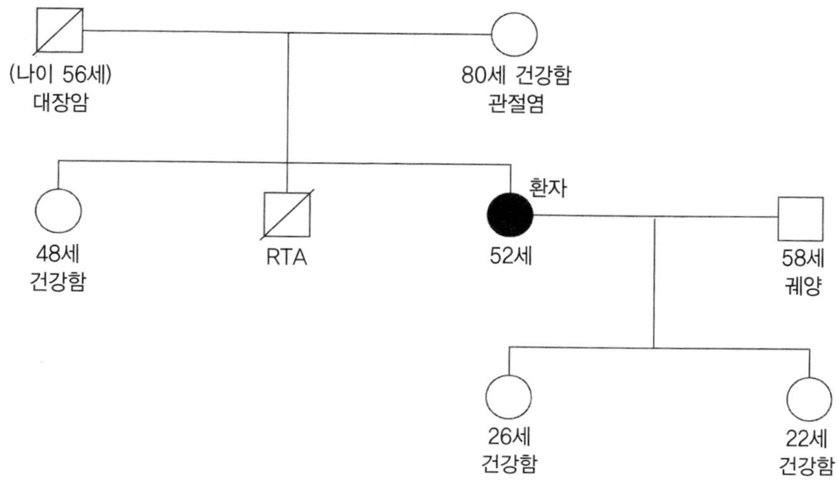

그림 3.5 알톤 부인의 가계도

존 여부를 모두 조사하고 사망하였다면 사인을 파악하도록 한다.

로스 의사: 아버지가 암으로 돌아가셨다니, 유감입니다. 돌아가실 때의 연세가 어떻게 되셨나요?
알톤 부인: 제 기억에 56세셨던 것 같아요.
로스 의사: 어머니는 어떠신가요?
알톤 부인: 아, 어머니는 건강하세요. 약간의 관절염만 빼면요. 지금 팔순이세요.

환자의 가족력 사정은 조심스럽게 진행해야 한다. 환자가 주는 정보의 가치를 제대로 설명해 준다면 환자는 자신이 말하는 내용의 중요성을 인식할 것이다. 면담 끝에, 가족 중에 특이한 질병을 앓았던 사람이 있는지 물어보라. 즉, 심장병, 고혈압, 당뇨병이 있었던 사람이 있는지 알아보도록 한다. 필요하다면 가계도를 그려볼 수도 있다(그림 3.5).

사회병력

이 부분의 면담에서는 진료실 밖, 병원 밖에서의 환자의 모습을 큰 그림으로 그려보는 것이 중요하다.

- 평상시 하루를 어떻게 보내는가?
- 가족 구성원과 관계는 어떻게 되는가?
- 가족들의 생활양식은 어떠한가?
- 재정이나 주거 등에 대한 문제는 없는가?

이에 대한 정보를 통해 환자의 현재 문제를 알아낼 수 있을 뿐만 아니라 치료에 대한 문제를 의논하여 도와줄 수 있다. 사회병력의 내용은 환자의 신상 정보, 생활양식(특히 위험 요소들), 환자에게 스트레스가 되는 요소와 지지가 되는 요소로 정리하는 것이 편리하다.

환자의 신상 정보

환자에 대한 신상 정보에는 가족의 생애, 기타 가까운 대인 관계, 업무와 일상 활동에 대한 정보가 포함된다. 환자의 신상 정보를 얻기 위한 적절한 개방형 질문은 다음과 같다.

> *"인간으로서의 자기 자신에 대해 말해줄 수 있나요? 가능하다면, 환자분의 가족과 다른 가까운 사람들에 대해 말해 주세요."*
> *"평소에는 무엇을 하시는지 얘기해 주시겠어요?"*

다음과 같은 개방형 질문을 통해 환자 신상에 대한 면담을 마무리할 수 있다. "제가 환자분을 더 잘 이해하기 위해서 환자분이나 가족에 대해 더 알려주실 내용은 없나요?"

직업력

직업에 대한 기록은 매우 중요하다. 왜냐하면 병인학적(즉, 강력한 세정제를 사용하는 사람들에게 있는 피부병, 간호사들의 요통)으로 의미가 있거나 직장으로 다시 돌아가서 일을 할 수 있는가를 판단하는 데 영향을 미칠 수 있기 때문이다(즉, 노인병 환자가 있는 병동에서 일하는 간호사가 요통이 생겼을 경우 다시 그 일을 할 수 없을 것이다).

- 현재의 직업(어떤 일을 하는지, 건강상의 위험 정도, 얼마나 오래 근무하는지, 일과 관련된 스트레스)
- 모든 전직(세부적인 내용과 근무 시간 등)

생활양식

특히, 환자의 흡연이나 음주 습관을 알아보는 것은 매우 중요한데 이는 많은 질병의 위험 요소가 되기 때문이다. 여러분은 다음과 같은 정보를 수집하는 것에 면담의 목적을 두어야 할 것이다.

흡연력

담배를 피우시나요? 어떤 담배를 피우시나요? 얼마나 피우시나요? 그렇게 피우신 것은 얼마나 되었나요? 만약 환자가 비흡연자인 경우 과거에 흡연 경험이 있는지 물어보고 만약 있다고 답하면 얼마나 피웠는지 확인한다.

음주력

여러분은 알코올 섭취에 대해 자세히 물어보는 것이 난감할 수 있다. 그러나 질문만 제대로 한다면 응답을 피하는 환자는 거의 없을 것이다. 만약 환자가 알코올을 섭취하는 경우, 일주일을 기준으로 평균 얼마나 술을 마시는지 확인한다.

벅 의사:　환자분의 음주 습관에 대해 여쭈어보고 싶습니다. 혹시, 술을 드시는지요?

다우즈 씨: 네. 하지만 많이 마시진 않아요. 친목 음주 정도 한다고 해야 할까요?

벅 의사:　어떤 종류의 술을 마시는지요?

다우즈 씨: 대부분 맥주예요. 친구들과 주로 밤에 맥주 집에 가서 몇 잔 마시죠.

벅 의사:　몇 잔이라고요. 그럼, 지난주를 생각하시면서 얼마나 드셨는지 기억해 주시면 제게 도움이 되겠는데요.

다우즈 씨: 글쎄요, 한번 봅시다. 지난주에는 한 4번 정도 술집에 간 것 같

고, 갈 때마다 1500cc 정도 마셨지요.

벅 의사: 감사합니다. 많은 도움이 되네요.

환자가 섭취한 술의 양은 일주일에 한 단위로 기록하면 도움이 될 수 있다. 이 단위(잔)는 8그램의 술과 맞먹는데 맥주 250cc 정도이고 이는 와인 한 잔 혹은 술집에서 사용하는 술 한 잔의 단위와 같다. 이 계산법에 의하면 다우즈 씨는 벅 의사를 만나기 일주일에 전에 24잔의 술을 마신 셈이다.

약물 복용력

만약 약물을 남용하였다면, 의사에게 처방받은 모든 약물을 포함하여, 환자가 구입한 최근의 모든 약물을 기록하도록 한다.

스트레스의 원인

직장, 대인관계, 재정, 주거생활 등으로 인한 스트레스는 건강에 심각한 영향을 끼칠 수 있다. 따라서 이에 대해 알아보는 것이 중요하다. 적절한 질문은 다음과 같다.

"특별히 스트레스를 받는 일이 있다면 말씀해 주시겠어요?"
"어떤 것들이 환자분에게 스트레스를 주나요?"

환자가 의지할 수 있는 사람은 누구인지 알아보는 것 또한 중요하다. "도움이 필요할 때 연락할 수 있는 사람이 있는지요?"

이제 여러분은 환자의 면담 막바지에 이르고 있을 것이고, 환자의 이야기에 익숙해져서 환자 기록을 쓰기가 수월해졌을 것이다. 2장에서 논의한 바와 같이 면담의 종결 방법은 매우 중요하다. 면담을 종결할 때 유념해야 할 점들을 상기해 보도록 한다. 환자가 말해준 내용을 요약하고, 변경하거나 첨가할 내용이 있는지 확인하라. 또한 면담 시간을 내어준 것에 대해 감사하라.

환자 면담 기록

환자는 정확한 병력청취 순서대로 자신의 병력을 얘기하지 않았을 것이다. 따라서 면담의 내용을 기록하는 것은 차후 정리를 위해 도움이 될 것이다. 면담 기록 내용은 환자의 병력 내용에 따라 명백하고 간결하게 기록하도록 한다(표 3.1). 가장 중요한 요점을 요약하고, 가능한 진단 목록을 만들고, 치료 관리 계획을 제안하는 것으로 면담 기록을 정리한다. 만약 환자의 차트 기록에 포함되지 않을 내용이라면, 환자가 누구인지 식별할 수 있는 상세한 정보는 기록하지 않도록 한다. 이는 기록 내용이 분실될 경우를 대비한 것이다. 가장 간단한 방법은 환자 이름의 머리글자만 사용하는 것이다.

환자가 면담 기록 결과를 볼 수 있는가?

이 질문에 대한 대답은 일반적으로 '그렇다' 이다. 1998년에 추진된 환자 정보 보호법(Data Protection Act)[2]은 2000년 3월에 효력을 발휘하기 시작했는데, 환자들은 종합병원이나 개인병원에서 가지고 있는 환자 기록을 열람할 수 있는 권리를 갖게 된 것이다. 이 법령은 모든 종이 기록과 전자 기록에 적용된다. 그러나 특별한 경우 열람이 불가능할 수 있는데, 예를 들어 환자가 자신의 기록을 봄으로써 피해가 될 경우이다. 따라서 환자가 봐서는 안 되는 내용은 절대 기록하지 않는 것이 좋다. 차후 환자들에게 환자 기록의 사본을 발송하는 경우가 있는데, 대부분의 환자들이 이러한 서비스에 대해 매우 만족해한다는 것을 알 수 있다.

병력청취 순서 수정

병력청취 순서를 배우고 연습하는 것은 매우 중요하다. 구조화된 방법으로 병력을 기록하면, 중요한 정보를 놓치는 실수를 줄일 수 있다. 한편, 상황에 따라 순서를 바꾸어야 하는 경우도 있을 것이다. 예를 들어, 교통사고로 다리가 골절된 환자나 급성 흉통으로 입원한 환자로부터 병력청취의 모든 순서를 차례로 밟아가며 기록할 필요는 없을 것이다.

외래 진료소나 일반 개인 병원에서 일할 때 의사가 환자와의 면담에서 완벽한 병력청취를 하는 경우는 거의 없다는 것을 알 수 있다. 이는 의사가 치료 방법을 결정하거나 진단을 내리는 접근방법을 보여주는 것이다. 환자로부터 수집할 수 있는 가능한 모든 정보(병력, 신체검사, 조사)를 수집한 후 진단을 내리는 방법은 임상에서의 의사결정을 내리는 가장 효율적인 방법이 아니다.

그렇다면 어떻게 의사는 환자에게 무엇이 잘못되었는지, 어떻게 치료해야 하는지를 판단할 수 있는가? 선행 연구에 따르면 다음과 같은 방법을 사용하는 것이 바람직하다고 한다. 즉, 면담 초기에 임상적 지식과 경험을 바탕으로 의사가 가능한 진단명(가설 설정)을 생각한다. 그 다음 설정한 가설을 지지하거나 이를 기각할 수 있는 정보를 환자로부터 수집하는 것이다. 이러한 임상적 의사결정 과정('연역적 가설 설정법'이라고 한다)은 경험을 통해 얻을 수 있다. 경험이 쌓이면 병력을 청취해 가는 도중에 진단을 가정할 수 있을 것이며, 이는 나머지 병력청취의 내용에 영향을 줄 것이다. 그러나 체계적인 병력청취를 연습함으로써 견고한 임상적 바탕을 세워야 한다는 점은 기억하도록 하라.

병력청취를 위한 실용적인 팁

- 환자와 면담할 수 있는 모든 기회를 활용하도록 한다. 임상 술기의 능력은 반복적인 연습을 통해서만 얻을 수 있다. 본서와 같은 문서가 도움이 될 수 있다. 그러나 책도 환자를 대신 할 수는 없다.
- 환자와 시간을 보내도록 준비한다—이는 정확하고 체계적인 병력청취 방법을 습득하기 위해 필요하다. 시간이 지나면서 경험이 쌓이면 면담

시간을 점차 줄일 수 있다.

- 2장에 제시한 기술을 사용하면 병력청취를 잘 할 수 있다.
  - 라포 형성하기
  - 적극적인 경청하기
  - 주로 개방적인 질문하기
  - 언어적/비언어적 단서를 찾아내고 반응하기
  - 정확성을 위해 요약하고 확인하기
- 병력청취 순서를 기록한 암기 카드를 활용한다.
- 대부분의 사람들은 면담을 하면서 기록을 해야 할 것이다. 면담을 할 동안에는 대략적인 내용을 기록하고 차후 정리할 수 있다. 환자에게 면담을 왜 기록해야 하는지 미리 설명하고 동의를 얻도록 한다. 항상 간헐적인 시선 마주침을 잊지 않도록 하고 환자가 말하는 것보다 기록하는 것이 더 중요하다는 인상을 주지 않도록 주의한다.

회진에서의 환자 소개법

사례 발표나 병동 회진에서 환자를 소개하는 것은 전통적인 의학교육에서 빠뜨릴 수 없는 부분이다. 대부분의 학생들은 이 과정을 불안감만 조성하는 재미없는 경험이라고 생각할 수 있다. 많은 연습이 완벽한 수준을 보장하지 못하더라도, 연습을 통해 최소한 자신감과 성취도를 높일 수 있을 것이다(표 3.2).

병동 회진이나 회의 중 환자를 소개하는 목적을 살펴보도록 하자.

- 특히 병동 회진 시에는 간호사나 다른 의료진도 환자의 병력청취 내용, 신체검사와 다른 검사 결과를 들을 수 있다. 학생으로서 여러분은 환자를 잘 알 수 있는 기회나 병력청취 또는 신체검사를 해 볼 기회가 적었을 것이다.
- 환자 사례 발표는 진단과 치료 방법에 대한 논의를 촉진시킬 수 있다.

표 3.2 회진에서 환자를 소개하는 방법

준비
- 환자로부터 가능한 한 많은 정보를 얻도록 한다. (예: 과거력, 신체검사 기록 등)
- 강조하고자 하는 중점을 파악한다.
- 환자로부터 받을 수 있는 질문 내용을 생각해 본다.
- 환자의 상태에 대해 관련 도서를 찾아본다.
- 구체적인 내용은 제목을 달아 요약한다. (비망록)

소개
- 긴장 풀기
- 명확하고 유창하게 말하기
- 간결함 유지
- 정확성 유지
- 환자가 던진 질문에 대한 답을 아는 경우, 자신감 있게 대답해 주고 만약 확실하지 않거나 모른다면 솔직히 모른다고 답하는 것이 최선책이다.
- 환자가 요구하는 사항에 대해 민감하게 반응해 주기

차후 관리
- 가능하다면, 회진 후에 환자를 다시 방문하여 회진 후에 생긴 의문점에 대해 논의하도록 한다.
- 발표한 사례의 내용을 되짚어 본다. 잘 된 점은 무엇인가? 개선점은 무엇인가? 동료들로부터 피드백을 받는다.

- 학생에게는 매우 중요한 학습의 기회이다. 다른 사람들에게 사례를 발표하는 것은 의학교육 중에 습득해야 할 필수적인 기술이며, 의사로서의 삶을 살 동안 평생 해야 하는 것이기도 하다.

환자 면담 중 흔히 발생할 수 있는 문제

환자가 의사 만나기를 거부하는 경우

이러한 문제가 발생할 확률은 매우 낮다. 대부분의 환자들은 학생들의 방문을 통해 얻는 것이 많기 때문에 학생들을 만나는 것을 좋아한다. 그러나 몇몇 환자들의 경우 학생들에게 자신의 이야기를 한 후에 이를 후회하기도 한다. 환자가 여러분을 만나기를 거부한다고 이를 개인적인 감정으로 받아들이지 마라.

다음 질문의 내용을 잊어버린 경우

환자 면담은 단순히 질문을 하는 것 이상이라는 점을 기억하라. 오고가는 대화 중에 침묵이 생겨도 불안해하지 마라. 침묵도 중요한 역할을 한다. 면담의 맥락을 놓쳤다면 지금까지 환자가 한 말을 요약함으로써 면담을 이어가도록 한다.

환자가 자신의 상태에 대해 의사에게 물어보는 경우

학생의사인 여러분은 환자가 자신의 질병에 대한 질문을 할 경우 답을 하지 않는 것이 일반적인 원칙이며, 대신 담당 의사에게 물어보도록 제안한다. 분명한 것은, 상황에 따라 여러분 스스로 정확한 판단을 해야 한다는 것이다. 환자가 매우 단순한 의학적 지식에 대한 질문을 했고, 이에 대한 답을 명확히 알고 있다면 질문에 응해줄 수도 있다. 그러나 확실하지 않을 경우 언제든지 "저는 잘 모르겠습니다만, 의사 선생님께 의뢰하여 이 문제에 대해 환자분과 논의하실 수 있도록 해드리겠습니다" 또는 "잘 모르겠네요. 한번 알아보도록 하겠습니다."라고 말하기를 주저하지 마라.

환자가 비밀스런 얘기를 의사에게 하는 경우

환자와 의사 관계에서 환자 정보에 대한 비밀 유지는 매우 중요한 사항이기 때문에 히포크라테스 시대부터 관례적으로 의사의 윤리 강령으로 전해 내려오고 있다. 환자의 입장에서는 담당 의사보다 환자와 시간을 더 많이 보내는 학생의사에게 이야기하는 것이 더 편할 수 있다. 가끔 환자들이 학생에게 어떤 이야기를 해주고 이를 비밀로 해달라고 요청할 수 있다. 이러한 상황이 되면 여러분은 매우 난처해질 것이다. 특히, 환자가 준 정보가 치료와 관계 있는 중요한 정보라면 더욱 그렇다. 이러한 상황에서 일반적으로 제시할 수 있는 지침은 다음과 같다.

- 지극히 예외적인 경우에만 의사는 환자의 동의 없이 환자의 비밀 정보를 누설할 수 있다.
- 학생은 환자에게 비밀을 지키겠다고 절대 약속하지 않는다.
- 환자가 왜 의료팀에게 자신의 문제를 의논하지 못하는지 스스로 탐색해 보도록 한다. 이 과정을 통해 환자의 상태와 치료에 도움이 된다면 담당 의사에게 얘기할 필요가 있음을 인식할 수도 있다.
- 만약 의심이 간다면, 선배 의사에게 여러분이 처한 상황에 대해 의논하도록 한다—환자가 준 비밀 정보는 누설하지 않도록 한다.

환자가 울기 시작하거나 감정적으로 변하는 경우

환자가 갑자기 눈물을 흘리면 의사도 불안하고 무안해지는 것이 당연하다. 여러분의 불안을 통제하도록 노력하고(환자와 이에 대해 의사소통을 해도 좋다), 섣불리 질문을 하기보다 환자가 감정을 표현할 수 있도록 기회를 주도록 한다. 이는 감정이입이나, 환자의 손을 잡아준다거나, 사려 깊은 조언 등의 공감을 통해 할 수 있다.

"이런 상황이 환자분에게 정말 힘들 것이라고 생각됩니다."
"환자분께서 왜 그토록 기분이 상하시는지 이해가 갑니다."
"환자분의 기분이 어떠한지 자세히 말씀해 주시겠어요?"

요점

- 정확하고 완전한 병력청취를 하는 것이 중요하다. 대부분의 환자의 경우 병력청취만으로도 진단이 가능하다.
- 병력을 청취하기 위해 체계적인 접근방법을 연습하고 개발한다.
  - 면담의 시작과 설명
  - 개인적 세부 사항
  - 현 문제
  - 현 병력
  - 신체검사
  - 과거력
  - 가족력
  - 사회력
  - 요약하고 면접의 결론 내리기
- 좋은 의사소통 기술은 필수적이다. 개방형 질문을 사용하고, 주의 깊게 들어주며, 환자의 언어적/비언어적 표현을 잘 관찰하도록 한다.

| 읽을거리 |

Cohen-Cole S A 1991 The medical interview: the three functions approach. Mosby–Year Book, St Louis

Bradley G W 1993 Disease, diagnosis and decisions. John Wiley, Chichester

| 참고문헌 |

1. Hampton J R, Harrison M J G, Mitchell J R A, Prichard J S, Seymour C 1975 Relative contribution of history-taking, physical examination, and laboratory investigation to diagnosis and management of medical outpatients. British Medical Journal 2: 486–489
2. Her Majesty's Stationary Office: www.legislation.hmso.gov.uk. This web site includes all UK Statutes from 1988

4장

정보제공

앞 장에서 우리는 환자에게 어떻게 정보를 얻는지에 대해 논의하였다. 대부분의 환자에 대한 진단은 환자로부터 얻은 정보나 신체검사 결과를 통해 이루어지며, 그 후에 환자를 위한 질병 관리 계획을 세우게 된다. 동일한 면담시간 또는 다음 면담시간에 환자에게 검사 결과, 치료 계획 등에 관한 설명과 논의가 필요할 수 있다. 중요한 것은 대부분의 치료 과정에 환자의 협조가 필요하다는 것이다. 물론 환자가 협조할 수 있는 상태인지 확인해야 한다. 정보를 전달하는 방법에 대한 많은 연구를 보면 정보전달 방법은 환자 진료에 관한 몇 가지 부분에서 핵심적인 영향을 미치는 것으로 나타났다. 다음의 경우를 살펴보자.

- 환자의 두려움과 스트레스 수준: 환자에게 검사와 수술을 하기 전에 적절한 정보를 제공하면 환자의 두려움과 스트레스는 감소하는 것으로 나타났다.
- 처치에 대한 결과: 환자들에게 수술 등과 같은 처치와 관련하여 충분한 정보를 제공해 주었을 때 병원에 입원한 일수가 줄어들고 통증 완화를 위한 약 복용도 많이 하지 않는다는 보고가 있다.
- 진료 만족도: 환자들에게 질병에 대한 충분한 설명과 치료 계획에 대한 정보를 제공한 경우 진료에 대한 만족도가 높은 것으로 나타났다. 이는 바람직한 현상이며, 또한 만족도가 높은 환자의 경우 의사의 지시

를 따르는 경향이 만족도가 낮은 환자보다 더 높은 것으로 나타났다.

- 치료에 대한 승낙: 환자가 진료면담에 만족하고 치료를 받아야 하는 이유를 이해하는 경우, 치료에 따르는 경향이 높다.

불행하게도 의사들은 환자들에게 정보를 전달하는 것에 미숙하다. 환자의 가장 큰 불만족은 적절한 정보를 제공받지 못한다는 것이다. 다음의 병원과 환자 사이의 의사소통에 관한 보고서에서 환자의 말이 인용된 것을 살펴보자:[1]

"내 몸에 무엇이 잘못됐는지 제대로 알려면 의료진과 실랑이를 벌여야 해요."
(심장마비에 걸린 환자)

"왜 아무도 이에 대해 얘기해주지 않죠? 약의 부작용에 대해 안다고 큰 일이 나는 것도 아닌데 말이죠."
(류마티즘성 관절염 환자)

"저는 악성인지도 몰랐어요. 아마도 환자가 스스로 상상하도록 놔두는 것 같아요."
(유방암 환자)

잠깐! 생각해보기

위의 예들에서 환자들이 왜 적절한 정보를 얻지 못했는지 그 이유를 잠시 생각해 보자.

많은 연구들에서 의사가 환자에게 적절한 방법으로 정보를 제공하고 있지 못하다는 것이 밝혀지고 있다. 그 이유는 첫째, 환자들은 의사가 말해준 정보를 잘 기억해 내지 못한다. 한 연구에서 외래를 방문한 환자들은 의사를 만난 후 2시간이 지나면 정보의 40% 정도를 기억하지 못한다는 결과가 보고되었다. 같은 환자들에게 1~4주 후에 그 정보를 다시 기억하게 했을 때는 54%를 기억하지 못하였다. 둘째, 환자는 의사의 지시를 제대로 따르지 않는다. 여러 연구에서 환자의 30~50%는 처방된 약을 복용하지 않는 것으로 조사되었다.

영국 의학 저널(British Medical Journal)에 실린 한 논문(제목: 대부분의 젊은 의사는 정보제공에 매우 서투르다)에서 학생 시절에 의사소통 기술 교육을 받은 의사를 대상으로 연구를 하였다.[2] 그 결과 이들은 환자들에게 정보를 얻는 능력은 뛰어난 반면 환자들에게 정보를 제공하는 능력은 낮았으며, 대부분의 의사들은 정보제공을 제대로 하지 못하고 있다고 생각한 것으로 나타났다. 이러한 결과는 의사가 무엇을 필요로 함을 의미하는가? 그들에게 필요한 것은 정보를 전달하는 절차에 관한 사항이다.

정보를 주는 사람

정보를 효과적인 방법으로 제공하기 위해 다음의 사항을 반드시 지켜야 한다.

- 정보를 명확하게 이해하고 정확하게 전달해야 한다.
- 상대방이 이해할 수 있는 언어를 사용해야 한다.
- 질문에 대한 답을 할 수 있어야 하며, 감정적 반응에 대응할 수 있어야 한다.

정보를 받는 사람

정보를 받는 사람은 정보를 제공받을 시 다음의 사항을 실천하고자 노력해야 한다.

- 경청하고 집중할 수 있어야 한다. 피곤, 불안, 통증 또는 메스꺼움 등은 청취력과 기억력을 떨어뜨린다.
- 주어진 정보를 기존의 알고 있는 지식과 연결시키고, 이러한 과정을 면담시간 동안 강화하고, 들은 내용을 다시 말하도록 요구받으면 더 잘 기억할 수 있다.

정보를 효과적으로 전달하는 데 있어 의사들이 잘 모르는 몇 가지가 있다. 첫째, 정보를 전달하는 것은 환자들에게 단순히 문제점과 해야 할 일을 알려 주는 것 이상이다. 둘째, 환자는 의학적 지식의 한계 때문에 의사의 말을 이해하지 못할 것이라는 잘못된 인식을 하고 있다. 셋째, 환자에게 너무 자세하게 설명을 하는 경우 오히려 불안을 더 유발할 것이라는 잘못된 가정을 한다. 그러나 이와 같은 인식에 대한 근거는 없다. 오히려 환자들이 진단과 치료에 대한 충분한 설명을 받지 못하는 경우 불안감이 초래된다. 대부분의 환자들은 자신의 질병(그 질병이 나쁜 병이라 할지라도)에 대해 구체적으로 알기를 원한다. 환자에게 관련 정보를 제공하는 것은 긍정적인 효과를 가져 온다. 물론 환자의 요구에 부합하는 적절한 방법으로 제공되어야 한다.

정보전달 방법

환자에게 정보를 주는 방법에는 어떠한 것이 있는가? 무엇보다 정보를 전달하기 전 정보전달의 목적이 무엇인지 아는 것이 중요하다.

- 환자를 돕기 위해서 무슨 일이 벌어졌는지를 이해한다.
- 가능한 한 환자의 불안감과 불확실성을 줄여준다.
- 환자관리 과정에서 가능한 한 환자의 협조를 구한다.

이러한 목적을 달성하기 위해 일차적으로 환자가 자신의 질병에 대해 어느 정도 이해하고 있는지를 확인하고 무엇을 도와주기를 원하는지 알아야 한다. 그 다음 정보를 잘 정리하여 환자에게 명확하게 전달해야 한다.

환자에게 정보전달을 하기 위한 가이드(표 4.1)

1. 어떤 정보를 전달하고자 하는지 기술하라

다음의 항목을 참고하여 환자에게 전달할 정보를 정리하라.

- 신체검사 결과
- 검사 결과
- 진단(또는 예상되는 진단)

- 질병의 이유
- 더 필요한 검사
- 치료 계획
- 예후
- 생활양식에 대한 조언

2. 환자의 질병을 요약하라

환자에게 본격적인 면담에 앞서 질병에 대해 요약해 주어라.

스미스(Smith) 의사: 위에 통증이 있다고 하셨고, 식사 후와 밤에 심장 부위가 뜨겁다고 하셨네요. 그리고 예전에 궤양이 있다고 하셨네요. 맞나요?

반즈(Barnes) 씨: 예: 제가 군복무를 하고 있을 때 궤양이 있다고 들었어요. 한 10년 전이예요.

3. 환자가 자신의 상태에 대해 이해하고 있는지 확인하라

환자가 자신의 상태에 대한 이해 정도를 평가하라.

스미스 의사: 이와 같은 증상의 원인이 무엇이라고 생각하시나요? 또는 많은 사람들은 이와 같은 증상에 대해 걱정하고 왜 그런지에 대한 생각이 있는데요. 혹시 왜 이 같은 통증이 있는지에 대해 생각해 보셨나요?

반즈 씨: 네. 제 생각에는 새로운 직업 때문인 것 같아요. 운전을 하루 종일 해야 하거든요. 그리고 제 친구가 궤양 때문에 복막염이 생겨서 걱정을 하고 있어요.

4. 면담의 진행을 구조화하라

나머지 면담을 어떻게 진행할 것인지 생각하라. 진단, 치료, 검사 등에 대해 환자와 논의할 수도 있을 것이다. 면담을 구조화하여 환자에게 무엇을 할 것인지에 대한 설명을 하는 것은 환자가 의사로부터 들은 정보를 상기하도록 하는 데 도움이 된다.

스미스 의사: 예, 잘 알겠습니다. 자 이제 함께 다음의 것들에 대해 의논해 보도록 하지요. 우선 제가 생각하는 당신의 병에 대해 설명하고, 어떤 검사가 더 필요한지, 어떤 치료를 할 것인지 설명해 드리도록 하겠습니다.

5. 적절한 언어를 사용하라

다음 사항을 고려하여 환자에게 전달해야 하는 각각의 정보를 설명하라.

- 가장 중요한 정보를 가장 먼저 제공하라.
- 짧은 단어와 짧은 문장을 사용하라.
- 의학용어의 사용을 피하라.
- 구체적으로 설명하라. 모호한 설명은 불안감을 증가시킨다.

의사가 의학 관련 용어와 문장을 사용하는 것은 쉬운 일이지만 환자는 이를 잘 이해하지 못한다. 만약 의학용어를 사용할 경우 환자가 이해했는지 확인해 보아야 한다.

스미스 의사: 환자분의 철분 식사는 궤양과는 관련이 없는 것으로 보입니다. 그러나 탈장이 있는 것으로 나타났네요. 탈장이 무엇인지 아시나요?

반즈 씨: 네. 할머니가 탈장이셨어요. 저는 그런 증상이 없었는데요.

6. 그림을 사용하라

환자에게 설명할 때 그림을 사용하면 도움이 된다. 위의 예에서 의사가 환자에게 탈장을 설명할 때 말로만 설명하기보다 그림을 그리며 설명을 했다면 환자가 더 쉽게 이해할 수 있었을 것이다.

7. 가장 중요한 정보를 가장 먼저 말하라

가장 중요한 정보를 가장 먼저 알려주어라. 이는 특히 환자에게 조언을 할 때 필요하다.

스미스 의사: 환자분의 증상을 완화시켜 드릴 겁니다. 환자분께서 체중을

조금 줄일 수 있다면 도움이 더 될 겁니다. 음식을 조금씩 여러 번 드시는 것이 통증 완화에 도움이 됩니다. 예를 들면, 저녁에 한 번에 많이 먹는 것보다는 아침에 든든하게 먹고, 점심은 가볍게 드시고, 평소보다는 가벼운 저녁을 드시는 것을 권해 드립니다. 잠을 잘 때에는 베개를 높게 하시는 것도 좋습니다. 그래야 위산이 덜 올라옵니다. 제가 위산을 억제해 주는 약을 처방해 드릴 테니 아침에 한 알씩 드세요.

8. 환자의 생각을 살펴보라

질문을 통해 환자가 주어진 정보에 대해 어떻게 생각하는지 살펴보아라.

스미스 의사: 여기에 대해 어떻게 생각하시나요?

반즈 씨: 글쎄요. 제가 궤양이 아니라는 것이 조금 이상하네요. 통증이 예전과 똑같거든요. 그렇지만 탈장이 무엇인지 알게 되었으니 다행입니다. 그런데 음식은 말씀하신 것같이 할 수 있을지 자신이 없어요. 제가 하루 종일 운전을 해야 하기 때문이에요. 그리고 약을 복용하고 싶지 않은데요.

9. 질병 관리에 대해 의논하라

환자와 질병 관리에 대해 의논하라. 환자에게 가능하면 치료방법을 선택할 수 있도록 하라.

스미스 의사: 예, 제가 권해드린 다이어트를 하는 것이 어려울 수도 있겠네요. 특히 고속도로 주변 휴게소에는 기름진 음식이 많지요. 생선과 닭 정도는 드셔도 될 것 같아요. 그러나 감자튀김이나 달걀 후라이는 안 드시는 것이 좋겠습니다. 그런데 약은 왜 부지런히 못드셨다는 건가요?

반즈 씨: 제 친구가 약을 복용했는데 더 안 좋아졌어요. 그리고 6주 후에 위암 선고를 받았지요.

스미스 의사: 그렇군요. 혹시 암이 아닐까 걱정되시나요?

반즈 씨: 네. 조금은요. X레이에서 탈장만 발견되었다고 하지만, 불안한

마음이 드네요. 좀더 확실하게 알 수 있는 다른 검사 방법이 있나요?

스미스 의사: 물론 있지요. 그러나 현재 검사를 하는 것은 불필요합니다. 몇 주 후 다이어트 결과에 따라 어떤 변화가 있었는지 확인한 후에 결정하도록 합시다. 그리고 그 친구분이 드셨다는 약은 무엇인가요? 제 생각에는 그 약이 암을 유발할 가능성은 거의 없습니다.

반즈 씨: 일단 다이어트를 시도해 보고 약을 복용하도록 하겠습니다.

스미스 의사: 알겠습니다. 몇 주 후에 다시 보도록 합시다.

의사는 환자가 갖고 있는 암에 대한 불안감을 이 면담 시점까지 직접적으로 언급하지 않았음을 주목하라. 그러나 환자의 불안감을 확인한 이후에는 의사가 환자의 염려를 면담과정 내내 인식하고 있다. 의사는 또한 환자에게 어떤 치료방법을 선호하는지 말 할 수 있는 기회를 주었다. 이는 의사와 환자가 모두 받아들일 수 있는 치료방법을 선택하는 좋은 방법이며, 특히 환자가 치료에 대한 의사결정 과정에 참여함으로써 의사의 지시에 따를 수 있는 기회가 된다.

10. 환자가 이해했는지 확인하라

환자가 제대로 이해했는지 확인하라.

표 4.1 환자에게 정보 전달하기

1. 어떤 정보를 전달하고자 하는지 기술한다.
2. 환자의 질병을 요약한다.
3. 환자가 자신의 상태에 대해 이해하고 있는지 확인한다.
4. 면담의 진행을 구조화한다.
5. 적절한 언어를 사용한다.
6. 그림을 사용한다.
7. 가장 중요한 정보를 가장 먼저 말한다.
8. 환자의 생각을 살펴본다.
9. 질병 관리에 대해 의논한다.
10. 환자가 이해했는지 확인한다.

스미스 의사: 제가 너무 많은 말을 한 것 같군요. 우리가 무슨 얘기를 했는지 다시 정리해 볼 수 있으신가요?

생활방식에 대한 조언

의사는 환자의 건강에 해를 입힐 수 있는 생활양식을 바꾸도록 조언하는 역할을 점점 더 많이 수행하게 된다. 흡연, 음주, 운동 부족, 기름진 음식 섭취, 불건전한 성생활 등은 건강을 해칠 수 있는 행동의 예이다. 일반의료에서는 환자의 질병이 더 진행되지 않도록 하는 것(예를 들어 금연을 도와주는 것)에 초점을 두는 반면, 병원진료에서는 환자의 질병이 더 이상 재발하지 않도록 하는 것에 초점을 둘 수 있다.

의과대학생은 환자로부터 "어떻게 하면 담배를 끊을 수 있나요?"라는 질문을 받을 수 있다. 과거에는 환자에게 담배가 얼마나 건강을 해칠 수 있는지에 대한 정보를 제공하면 환자는 담배에 대해 많이 알게 되고 따라서 그들의 행동과 태도를 바꿀 것이라고 가정하였다. 그러나 최근에는 환자를 돕는 것은 정보를 제공하는 것 이상이라는 인식이 더 강하다.

사례 4.1

천식이 있는 습관적 흡연자

오쉬아(O' Shea) 씨는 52세 남자환자로 급성 천식으로 내원하였다. 직업은 없다.

싱(Singh) 의사: 환자분, 이제 많이 나아져서 집에 가셔도 좋겠습니다. 휴게실에서 담배를 피우시는 것을 자주 보았는데, 폐 상태가 나쁘기 때문에 흡연은 환자분 건강에 좋지 않습니다. 이전에도 제가 말씀드렸을 텐데요. 다음 외래에는 담배를 끊고 오시기를 바랍니다. 환자분의 가슴에 정말 좋지 않아요.

오쉬아 씨: 네. 알겠습니다.

4주 후 외래에서:

싱 의사: 오쉬아 씨, 어서 오세요. 천식은 어떠한가요? 담배는 끊으셨나요?

오쉬아 씨: 천식은 좋아졌어요. 그러나 어떤 때는 아침에 가슴이 답답해요. 그리고 가끔 밤새 기침을 하는 때도 있어요. 담배를 끊어보려고 했지만, 잘 안되요.

싱 의사: 하루에 얼마나 피세요?

오쉬아 씨: 아직도 20개 정도요. 때로는 적게 피기도 해요.

잠깐! 생각해보기

환자는 담배를 끊으라는 의사의 조언을 듣지 않은 것에 당황했나요?
의사의 조언을 따를 수 있도록 할 수 있는 효과적인 방법을 생각해 보세요.

생활방식에 대한 조언을 하는 방법

이 과정은 4단계로 나눌 수 있다. 환자에게 금연을 할 수 있도록 하는 방법을 예시를 통해 설명하였다.

1단계: 건강에 대한 환자의 태도 알아보기

이 단계에서는 환자가 왜 담배를 피우는지 알 수 있으며, 이에 적합한 조언을 할 수 있다. 미국의 한 사회심리학자는 건강 신념 모델을 3가지의 'S'로 설명하였다.

- Susceptibility(감수성): 환자는 자신의 특정 질병의 취약점을 어떻게 인식하는가? 흡연에 대한 가족력과 가족 중 심장질환으로 인해 조기사망한 환자가 있는 경우에는 흡연을 하면서도 질병에 걸리지 않은 조부모 또는 부모를 관찰한 환자보다 쉽게 금연을 할 가능성이 있다.
- Seriousness(심각성): 환자는 특정 질병의 예후와 악화 가능성에 대해 어떻게 인식하는가? 앞의 예시에서 환자는 담배가 그의 천식에 어느 정도 악영향을 미칠 것이라고 생각하는가?
- Solution(해결): 환자는 특정 행동, 예를 들면 금연에 대한 장점과 관련 비용에 대해 어떻게 계산을 하는가? 어떤 환자는 담배가 스트레스를 줄여주기 때문에 소요되는 비용을 기꺼이 받아들이는 경우도 있다.

2단계: 정보 제공하기

환자가 질병에 대해 어떠한 태도를 갖고 있는지를 확인하는 과정을 거쳤다면 그 후에 있는 흡연에 대한 정보제공과 금연하는 방법을 알려주는 과정은 쉽게 이루어질 수 있다.

정보를 제공하는 몇 가지 기본 원리를 상기해 보자.

- 정보를 유형별로 분류하고 각각에 대해 설명한다.
- 면담 초기에 조언과 지시사항을 말한다.
- 조언은 구체적으로 한다.
- 의학용어를 피한다.
- 면담 과정 중 권고사항을 반복한다.

3단계: 협상하기

환자와 특정 행동 수행에 대해 협상하는 것은 중요하다. 우선 환자가 금연을 하고자 하는 의지가 있는지 확인하라. 만약 의지가 있다면 어떤 방법이 성취 가능하고 현실적이라고 생각하는지 확인하라. 이에 대해 의논을 하고 행동 계획에 대해 합의가 이루어져야 한다. 환자에게 어떤 내용을 합의했는지 다시 말하도록 하여 이해를 잘 하였는지를 확인해야 한다.

4단계: 환자 지지해 주기

담배나 술과 같이 오랜 기간 동안 해온 행동양식을 바꾸는 것은 쉬운 일이 아니기 때문에 지속적인 지지가 필요하다. 합의를 통해 결정한 행동 계획을 주기적으로 검토하고 다시 한 번 합의하는 과정을 거쳐야 한다.

잠깐! 생각해보기

앞서 제시된 예를 다시 한 번 읽어 보아라. 지금까지 제시한 가이드를 염두에 두고 의사는 어떻게 하면 더 효율적으로 면담을 할 수 있을지 생각해 보라. 역할극을 통해 생각해 보는 것도 도움이 될 것이다.

서술적 정보의 사용

환자는 관련 정보를 유인물 형태와 같은 서술적 자료를 통해 얻고자 한다는 연구 보고가 있다. 이러한 서술적 정보의 자료는 구두 설명의 보완 자료가 되며, 영구히 보존될 수 있는 기록을 제공해 주고, 환자에게 알려주어야 할 중요한 내용을 모두 담을 수 있다. 환자에게 제공되는 적절한 서술적 자료는 환자의 이해를 돕고 오랜 기간 기억에 남게 한다는 보고가 있다. 서술적 자료는 다음과 같아야 한다.

- 쉽게 읽을 수 있어야 한다. 짧은 단어와 문장을 사용하라.
- 수동 표현보다는 능동 표현을 사용해야 한다.
- 부정문보다는 긍정문을 더 많이 사용해야 한다.
- 흥미롭게 표현되어야 한다.

아마도 10년 후에는 서술적 자료보다 전자 형태로 정보가 전해질 가능성이 높다. 일부 개업의원에서는 환자 대기실에 비디오를 설치하여 관련 정보를 제공해 주고 있다. 상호작용이 가능한 비디오를 사용하여 환자에게 정보를 제공하는 것뿐만 아니라 환자를 의사결정 과정에 참여시킬 수도 있다. 예를 들어, 전립선비대증이 있는 남자 환자의 경우 상호작용 비디오 도구를 통해 수술 여부에 대한 의사결정을 하는 것을 도와줄 수 있다.

환자에게서 동의서 받기

병원에서는 모든 환자에게 시술을 수행하기 전에 동의서를 받아야 한다. 여기에는 신체검사도 포함된다. 의사가 환자의 동의서 없이 시술을 할 시에는 법적으로 고소를 당할 수 있다. 최근에는 환자들을 교육에 참여시킬 때도 동의서를 받는 것이 추세이다.[3] 특히, 환자가 마취된 상태에서 항문 검사 또는 질 검사를 실시할 경우에는 반드시 동의서를 받아야 한다.

외과 전공의의 주 업무 중의 하나는 수술치료를 하기 전에 환자에게 동의서를 받는 것이다. 영국에서는 다음과 같은 표준이 동의서에 포함된다. "나는 환자에게 이 수술의 종류와 목적에 대해 설명하였음을 확인합니다." 의사가 서명을 한 다음, 환자는 "○○○ 의사는 나에게 이 수술의 종류와 목적에 대해 설명하였습니다"라고 확인한다.

환자의 동의서가 사실대로 이행되었는지 여부에 대한 논란이 자주 일어난다. 논란의 핵심은 환자에게 어떤 종류의 정보를 주었는지, 어떤 태도로 정보를 제공했는지, 그리고 어떤 방법으로 동의서를 받았는지에 있다. 다음은 환자에게 동의서를 받는 가이드이다.

1. 환자에게 수술에 대한 정보, 장점과 위험요소 등을 설명해야 한다. 어떤 종류의 수술인지에 대한 설명은 필요에 따라 그림을 그리면서 할 수 있다. 그리고 수술의 장점과 위험요소에 대한 설명이 뒤따를 수 있다. 문제는 위험요소에 대해 어느 정도의 정보를 주는 것이 적절한가이다. 의사는 한편으로는 환자에게 모든 위험요소(어떤 위험요소는 직접적이지 않을 수 있다)를 알려주었을 때 발생하는 환자의 불안을 미연에 방지하고자 일부 정보는 환자에게 알려주지 않을 수 있다. 그러나 다른 한편, 환자는 "모든" 관련 정보를 다 알 권리가 있다. 중요한 것은 환자에게 질문할 수 있도록 기회를 주고, 그에 대한 명쾌한 답변을 해 주는 것이다.
2. 환자가 정보를 이해하는 것이 핵심이므로 정보제공의 원칙을 따라야 한다.
   a. 환자에게 어떤 방법으로 정보를 제공할 것인지를 설명하라.
   "먼저 외과 의사가 무엇을 할지 설명해 드리고자 합니다. 그런 다음 외과 치료가 환자분에게 어떤 도움이 될지를 알려드리고, 어떤 문제가 발생할 수 있는지 말씀드리고자 합니다."
   b. 짧은 단어와 문장을 사용하라.
   c. 의학용어를 피하라.
   d. 환자가 이해했는지 확인하라.
   e. 환자에게 질문이 있는지 확인하라.

f. 환자가 치료에 대해 승인하였는가?
이 과정에는 시간이 필요하다. 환자에게 동의서를 받는 과정은 형식적으로 생각되기 쉬워 마지막에 대강 넘어 갈 수도 있음을 인지하라. 법적 관점과는 별도로, 환자가 충분히 설명을 들었을 경우, 만족도가 높았고 수술 후에도 회복이 더 빠르다는 보고가 있다.

3. 환자의 동의서 서명은 반드시 자발적으로 이루어져야 하며 어떠한 강압도 있어서는 안 된다. 의사결정을 해야 하는 사람에게 암묵적으로 압력을 가할 수 있다는 점을 기억하라.
4. 환자는 동의서에 서명을 할 수 있는 능력이 있어야 한다. 이는 환자가 정보를 이해할 수 있는 능력이 있다고 판단하는 것을 의미한다. 즉, 환자가 의사결정을 하고 그 결과를 의사에게 통보할 수 있다는 것이다.

지금까지 환자의 수술에 필요한 동의서에 대해 논의하였다. 그러나 이외에도 동의서가 필요한 경우가 있으며(예를 들면, 임상실험에의 참여), 이때에도 동일한 절차를 거친다.

동의서는 환자와 의사 모두에게 중요하다. 동의서를 가볍게 여겨서는 안되며, 특히 의사에게는 정보를 효과적으로 전달할 수 있는지를 알려주는 좋은 기회이다.

요점

- 환자에게 정보를 전달하는 방식은 환자의 만족도와 치료에 대한 협조 여부에 영향을 미친다.
- 환자에게 정보를 알려주기 전에 환자가 자신의 병에 대해 얼마나 알고 있는지 파악하여 정보제공 내용에 참고하라.
- 정보제공의 단계를 고려하라(진단, 치료 등).
- 정보를 줄 때는:
  - 가장 중요한 정보를 우선 알려주고
  - 짧은 단어와 문장을 사용하고
  - 의학용어는 피하고
  - 모호한 내용보다는 구체적인 정보를 제공하라.

- 환자와 치료 계획에 대해 논의할 때는:
  - 환자의 믿음을 확인하고 인정하라.
  - 병에 대한 환자의 고민을 파악하라.
  - 환자가 선호하는 치료 방법을 파악하라.
  - 치료 방법에 대해 합의하라.
- 면담 종료 시 환자로 하여금 면담 내용을 다시 요약하도록 한다.

| 읽을거리 |

Ley P 1988 Communicating with patients: Improving communication, satisfaction and compliance. Chapman and Hall, London

Department of Health 2002 Patient agreement to investigation or treatment. www.doh.gov.uk/consent

| 참고문헌 |

1. Audit Commission 1993 'What seems to be the matter?': communication between hospitals and patients. HMSO, London
2. Maguire P, Fairbairn S, Fletcher C 1986 Consultation skills of young doctors: most young doctors are bad at giving information. British Medical Journal 292: 1576–1578
3. Singer PA 2003 Intimate examinations and other ethical challenges in medical education. British Medical Journal 326: 62–63

5장

나쁜 소식 전하기

나쁜 소식을 전하는 것은 의료현장에서 피할 수 없는 부분이다. 이때 우리는 대부분 매우 조심스럽게 의사소통하거나 환자나 가족에게 괴로운 소식을 전할 수 있는 우리 자신의 능력을 의심한다. 나쁜 소식 전하는 법은 간혹 내과, 외과 그리고 정신과 교과서에 언급되기는 하지만 아직도 많은 의과대학에서 나쁜 소식을 전하는 방법을 가르치지 않고 있다는 점을 감안한다면 우리가 우리 자신의 능력을 믿지 못하는 것은 당연하다. 선행 연구들도 나쁜 소식을 전하는 과정에 대한 연구보다는 환자와 그 가족들에게 나쁜 소식을 어떻게 전해야 하는지에 초점을 맞추고 있다. 따라서 나쁜 소식을 전한 결과 일어나는 심리학적 현상이나 나쁜 소식을 어떻게 전해야 하는지에 대해서는 많이 알려져 있다. 그러나 사람들에게 무엇을, 그리고 어떻게 말을 전하느냐에 따라 의사에 대한 신뢰가 달라지며, 환자와 그 가족들이 그 이후의 시간에 대처하고 수용하는 것에 영향을 미친다.

의사와 환자 간의 관계가 개방되는 최근의 경향은 의사소통 기술 교육과 나쁜 소식을 전하는 방법 및 전략에 더 큰 관심을 두어야 함을 의미한다. 요즘 환자들은 선심을 쓰는 듯한 완곡한 어구나 대충 얼버무리는 변명을 받아들이지 않는다. 그러나 환자가 원하는 내용을 고려하지 않은 채 나쁜 소식을 너무 직접적이고 퉁명스럽게 전하는 것은 오히려 해로울 수 있다. 나쁜 소식을 재치 있고 적절하게 전할 수 있는 방법이 있다는 사실이 점차 인식되고 있다. 이러한 방법으로 나쁜 소식을 전하면 환자와 그 가족들이 앞으로 감당해야 할 일에 대해 더 잘 준비될 수 있다. 이 장에서는 나쁜 소식의 내용은 무엇인지, 나쁜 소식을 전하는 것이 왜 어려운지와 함께 다양한 상황과 환자들에게 나쁜 소식을 전하는 방법 등에 대해 다루고 있다.

나쁜 소식이란 무엇인가?

잠깐! 생각해보기

여러분에게 인생에 있어 나쁜 소식이란 무엇인가? 시험에서 떨어졌다는 사실? 원하는 직장을 얻지 못한 것? 가까운 친척이나 친구가 중병을 앓거나 사망했다는 사실? 은행에서 대출을 해주지 않을 경우? 나쁜 소식이 여러분에게 어떻게 전해졌는가? 직설적으로, 완곡한 말투로, 서면으로 혹은 전화로? 여러분의 첫 반응은 어떠했는가? 어떻게 적응하였는가? 3시간 후에 그 소식에 대해 달리 느껴졌는가? 다음날은 어떠했는가? 그 나쁜 소식이 다른 방법으로 혹은 조금 부드럽게 전해질 수 있었을까?

환자의 죽음이나 심각한 질병에 대한 진단, 진행성 질환 혹은 불구 등은 보통 나쁜 소식으로 간주된다. 어떤 의사들은 병원에 침상이 없다거나, 환자의 병력 기록을 잘못 두었거나 혹은 수술 일정이 취소된 경우도 포함된다고 얘기한다. 나쁜 소식이라는 개념은 일반적으로 아무런 희망이 없거나, 개인의 정신적 신체적 건강에 위협이 가해지는 상황이거나, 정착한 삶이 엉망이 될 위험이 있다거나, 인생에서 선택의 폭이 줄어들어야 하는 경우를 의미한다. 따라서 전해야 할 소식이 해당 개인에게 좋은 것인지 나쁜 것인지 잘 고려해야 한다. 몇몇 사람들은 자신이 말기의 질병으로 진단될 경우 이를 받아들일 수 있다. 그러나 나머지 사람들의 경우 치료 가능한 가벼운 병으로 진단되어도 이를 매우 심각하게 받아들이고 그것을 나쁜 소식으로 생각한다. 어떤 종류의 소식이라 할지라도 환자에게 전해지는 소식은 일종의 정보이다. 그리고 그 정보가 좋거나 나쁘다고 판단하는 것은 신념, 가치 판단, 혹은 정보를 주거나 받는 사람의 감정적인 반응이라 할 수 있다.

많은 경우, 의사들은 '죄송한 말씀입니다만 ~' 또는 '다행인 것은 ~' 등의 말로 소식 전하기를 시작할 수 있다. 이는 애초에 가치나 의미가 정보에 어떻게 부여되는지 보여준다. 이렇게 좋거나 나쁘다는 개념은 개인적, 직업적인 경험에 의해 형성되는 선입견이다. 그러나 어떤 경우에는 이러한 선입견이 환자의 감정적 반응에 직접적인 영향을 줄 수 있다. HIV 항체 검사가 음성으로 나왔다는 것은 환자에게 좋은 소식이라고 생각할 수 있으나 환자는 안도의 눈물을 흘리거나 다른 궁금한 점을 물어보는 것이 창피하다고 생각할 수 있다. 이 환자의 경우 의사의 입장에서는 좋은 소식이라고 생각했던 정보에서 환자의 입장에서는 나쁜 소식의 요소가 있었을 수 있고, HIV에 대한 두려움이 새로운 상대를 만나는 것에 대한 보호막이 되어 주었지만 이제는 성적 관계에 있어 실패는 없다고 자만할 수 있다. 이와 유사하게, AIDS 진단에 안심하는 환자에 대해 의사는 이러한 환자의 표현을 보고 검진 결과에 대한 거부나 정서적으로 둔감하다고 생각하거나 정신질환을 의심하는 등의 오해를 할 수 있다.

따라서 나쁜 소식이라 함은 상대적인 개념이며, 주어진 정보를 어떻게 해석하고 이에 대해 어떻게 반응하느냐에 따른 환자의 이해 정도에 달려 있다. 환자가 접한 소식이 앞으로의 인생에 불행을 야기할 것이라고 느껴진다면, 그렇다면 그것은 나쁜 소식으로 간주되는 것이다. 우리는 보통 어떤 소식이 나쁜 소식이 될 것인지 예상할 수 있다. 그러나 완전히 확신할 수는 없다. 임상 경험이 있다면, 정보가 나쁜 소식인지 좋은 소식인지 판단하기 이전에 환자가 이에 대해 충분히 이해할 때까지 기다려 주는 것이 현명하다는 것을 알 수 있을 것이다. 그렇다고 의사가 환자의 느낌과 반응에 영향을 받지 않는다는 것은 아니다. 단지 환자의 반응이 어떠할 것이라는 추측을 미리 하거나, 환자의 반응을 가로막는 일을 하지 않도록 해야 한다는 것이다.

나쁜 소식을 전하는 과정에서 무엇이 어려운가?

나쁜 소식을 전하는 것이 왜 어려운지에 대한 개인적, 전문적, 사회적 원인이 있다(표 5.1). 의학교육은 치료, 치유 그리고 고통을 감소하는 방법에 집중되어 있다. 심각한 질병, 환자의 상태를 악화시키는 증상, 신체장애, 무력감이나 사망 등은 모두 현대의학의 한계를 어느 정도 드러낸다. 어떤 상황에서는 환자와 그 가족들에게 정서적인 고통을 가한 것에 대한 책임감을 느낄 때도 있을 것이다. 나쁜 소식을 전하는 전달자의 역할을 맡은 우리는 비난을 받거나 개인적 실패를 느껴야 하는 것에 대한 두려움이 생길 수 있다. 나쁜 소식은 주로 행복, 젊음, 희망, 건강 그리고 인간관계의 상실을 의미한다. 우리는 환자와 그 가족들에게 있어 아직 준비되지 않았거나 달갑지 않은 변화를 주게 된다. 나쁜 소식은 가정에서의 새로운 역할을 요구하기도 한다. 배우자가 미망인이 될 수도 있고 가정의 대가 끊기는 일이 발생할 수도 있다. 건강하지 못한 환자는 사회적인 결점을 갖고 있는 병자의 역할을 감당해야 한다. 많은 사람들은 이러한 사회적 결함이나, 육체적 고통, 외로움, 전염성 그리고 감정적 · 사회적 · 재정적 불안정에 대해 매우 불안해한다.

의사와 다른 보건의료 전문가들조차 개인적 상실감에 대한 면역성이

표 5.1 나쁜 소식을 전하는 것이 왜 어려운가?

- '전달자'가 환자의 감정에 대해 책임을 져야 한다고 생각한다.
- 어떻게 하는 것이 최선의 방법인지 모른다.
- 개인적인 상실감의 경험으로 인해 억제 행동이 발생한다.
- 현재의 의사-환자의 관계에 변화가 생기는 것을 거부한다.
- 환자의 현 가족 관계와 구조가 깨지는 것을 두려워한다.
- 환자의 한계와 정보 등, 환자에 대해 잘 모른다.
- 환자에게 발생할 영향을 두려워한다. 예: 상처, 고통, 사회적/재정적 손실
- 환자의 감정적 반응을 두려워한다.
- 다음에 일어날 일을 알지 못하는 불확실성에 대한 두려움과 환자의 몇 가지 질문에 대한 답을 모를 때의 두려움이 있다.
- 보건의료 제공자로서의 역할에 대해 명확히 알지 못한다.

있는 것은 아니다. 개인적으로 최근 가족을 잃은 경험이 있다면, 환자들에게 나쁜 소식을 전하거나 그들을 위로하고 지지해 주는 것이 어려울 수 있다. 또한 환자나 그 가족들의 반응에 대처해 주는 것도 힘겨울 수 있다. 이러한 예측 불가능한 상황은 환자에게 나쁜 소식을 전하는 데에 방해가 될 수 있다. 어떤 의사들은 자신들의 개인적 감정—울고 싶은 마음—이 환자의 눈에는 전문가답지 못한 것으로 비추어질까 걱정한다.

나쁜 소식을 전하는 것이 어려운 또 하나의 이유는 폭력, 감정적 폭발, 자살 시도 등의 극한 행동에 대한 두려움 때문이다. 이 외에도 다양한 예민한 상황들이 있을 수 있다. 환자에게 만성질환이 있다고 말해주는 것은 앞으로 평생 동안 병원 신세를 져야 한다는 것을 의미한다. 이러한 만성질환 환자들을 지지해 주는 것은 매우 어렵기 때문에 개업의나 병원 전문가에게 환자를 보내어 다른 의사에게 진단을 내리도록 의도할 수도 있다. 한편, 나쁜 소식을 전하는 것은 환자와의 가까웠던 관계를 끝낼 수도 있는 것이며, 당신은 이러한 개인적 상실감을 받아들이기 힘들 수도 있다.

'잘 못하는 것' 에 대한 두려움이나 잘못된 정보를 줄 수 있다는 사실도 의사에게 방해요소로 작용한다. 마지막으로, 선배 의사들의 다른 견해나, 최근 자리 변동이 있었을 경우 환자를 어떻게 다루어야 하는지 모를 수 있다. 일부 의사들은 환자들에게 자신들이 죽는다는 사실을 알려서는 안 된다고 믿는다. 이러한 의사들의 학생들은 환자들의 두려움과 걱정거리에 대해 개방적으로 대하기 어렵다. 이와 유사하게, 의사와 간호사가 환자들에게 질병에 대해 개방적으로 이야기해 주지 않기 때문에, 가끔 환자들이 학생의사들에게 정확한 진단명을 알려달라고 요구하고 있다. 이러한 상황은 정확한 정보를 알고는 있지만 이를 환자에게 노출할 만한 권한이 없는 학생의사들은 매우 곤란한 처지에 놓이게 한다.

곤란한 상황을 통제할 수 있는 몇 가지 방법

나쁜 소식을 전하는 방법에 대한 가이드를 제시하기 전에, 어려운 임상 상황을 통제할 수 있는 방법에 대해 먼저 알아볼 필요가 있다. 다음의 4가지 사항을 짚어 보도록 하자.

누구에게 나쁜 소식을 전해 주어야 하는가?

의료법이나 임상윤리 지침은 의사에게 환자에 대한 중요한 정보의 공개를 보류할 수 있는 선택권을 주지 않는다. '환자를 보호하기 위해서' 라든지 '환자가 알면 더욱 고통스러울 것이기 때문에' 라는 이유는 정당화될 수 없다. 그렇기 때문에 나쁜 소식을 반드시 전해야 하는지 고려해 보아야 한다. 예를 들어 만약 환자가 정신적인 문제가 심각하여 이해할 수 없을 것이라 판단된다면 나쁜 소식을 전하는 것을 잠시 보류해야 할 것이다. 또한 환자가 아동일 경우 환자에게 나쁜 소식을 전하기 전에 부모나 보호자와 상의해야 할 것이다. 이처럼 정보의 공개 혹은 전달 여부는 주어진 상황을 충분하게 고려하여 결정해야 할 사안이다.

누가 나쁜 소식을 전해 주어야 하는가?

내가 아닌 다른 의사가 나쁜 소식을 전하는 것이 오히려 나을 수 있는 몇 가지 상황도 있다. 예를 들어, 특별한 검사를 하기 위해 종합병원에 오게 된 환자의 경우 병원에서 통보를 받기 전에 자신의 개인 주치의로부터 검사 결과를 듣길 원한다. 영국의 경우 대부분의 개업의들은 자신의 환자들이 어느 정도 관계를 형성하고 있기 때문에 차후 일어나는 일들에 대해 함께 상의할 수 있다. 나쁜 소식을 전하는 과정은 시간을 필요로 한다. 그렇기 때문에 진료를 마치는 시간에 이를 하는 것은 적절하지 못하다. 환자에게 나쁜 소식을 전해야 하는 상황이 오면, 환자의 사례를 충분히 이해하는 동료 의사에게 부탁하는 것이 좋다. 그러나 단순히 환자를 직접 대면하기 어렵기 때문에 책임을 전가하는 식의 부탁은 현명한 것이 못 된다.

언제 나쁜 소식을 전해 주어야 하는가?

만성 질환이나 퇴행성 질환으로 판단된 환자 혹은 즉시 나타나지 않는 장애를 안고 태어난 신생아가 있을 경우, 나쁜 소식을 전하는 것을 잠시 보류할 수 있다. 이 경우의 장점은 나쁜 소식을 점차적으로 전할 수 있다는 것이고, 환자와 가족들이 현실을 서서히 받아들 수 있는 시간적인 여유를 가질 수 있다. 그러나 다른 한편으로는 현실을 거부하고 삶의 변화에 적응하기를 거부하는 부작용이 생길 가능성이 있다.

어떤 상황에서는 나쁜 소식을 전하는 것을 보류하는 것이 매우 위험한 일이 될 수 있다. 만약 환자가 전염병(예: HIV 감염)에 걸렸을 경우 다른 사람들에게 병을 옮길 수도 있고, 미리 처치할 수 있었던 치료의 기회를 놓칠 수도 있는 것이다. 나쁜 소식의 전달을 보류함에 따르는 또 다른 단점은 환자가 육체적으로 매우 악화되었을 경우, 정서적 혹은 실제적으로 필요한 자원이 없을 것이라는 점이다(예: 자녀들과의 이별, 재정적인 문제 해결). 물론, 선택의 여지가 없이 즉각적으로 소식을 전해야 하는 경우도 있을 수 있다(예: 환자가 사망했을 경우 가족에게 소식을 전하는 일).

나쁜 소식과 함께 희망과 안심을 심어 주어야 하는가?

환자들에게 그들이 느끼고 있는 미래에 대한 두려움은 실제만큼 나쁘지 않을 것이라고 확신시켜 줄 수 있을 것이다. 이러한 위로는 의사로서 무시하기 어려운 것인데, 이는 환자에게 희망을 줌으로써 환자의 불안과 고통을 즉각적으로 절감해 줄 수 있기 때문이다. 이러한 안심은 환자가 극도의 불안에 떨고 있을 때 처방해 줄 수 있는 응급처치와 같은 것이다. 그러나 이러한 안심의 위로는 때때로 부적절하게 작용할 수 있는데, 차후 드러날 두려움을 순간적으로만 감소시킬 수 있기 때문이다. 환자에게 반복적으로 안심시켜 주어야 하는 경우, 환자의 불안을 어느 정도 함께 공유하고 그 결과에 대해 책임을 져야 할 것이다. 이는 환자에게 헛된 희망을 심어 주어 의사 자신은 심신이 소모되고 스트레스를 감내하면서, 환자가 심각한 자신의 상태나 앞으로 일어날 수 있는 심각한 문제를 인정하지 않게 되는 모험도 감수해야 한다.

나쁜 소식을 전하는 방법

(p.271) 연습 6

나쁜 소식을 전할 때에는 몇 가지 실제적이고 논리적인 절차를 밟을 수 있다(표 5.2). 이 내용은 지침으로 활용될 수 있지만 의학의 실제에서처럼, 고정적인 규칙은 없다는 것을 염두에 둘 필요가 있다(연습 6 참조). 결국, 임상적 판단력과 전문적 경험에 의해 가장 적절한 나쁜 소식 전달법을 찾아낼 수 있으며, 상황에 따라 전달법은 달라질 것이다. 다음의 5가지 고려사항을 참고하도록 한다.

- 개인적인 준비
- 신체적인 준비
- 환자와 대화하고 질문에 반응하기
- 차후 관리와 전문의 소개해 주기
- 피드백 주기와 동료들에게 위임하기

개인적인 준비

나쁜 소식을 적절하게 전달하고 환자들이 묻는 질문에 답해 줌으로써 환자들에게 자신감과 지원적인 태도를 갖춘 의사로 인식되기 위해서는 시

표 5.2 나쁜 소식을 전하는 과정

정보 주기

↓

환자가 정보를 이해했는지 확인하기

↓

환자가 가장 염려하는 점 확인하기

↓

환자의 적응전략과 개인적 자원을 확인하고 현실적인 희망 주기

간이 필요하다. 이와 같은 이유 때문에 진료를 한창 보고 있는 매우 바쁜 시간이나 병동 회진을 하는 도중에 나쁜 소식을 전하는 것은 그다지 적절하지 못하다. 환자를 만나기 전, 어떠한 정보를 이미 파악했으며 어떠한 정보를 더 알아보아야 하는지를 명확히 해두는 것이 중요하다. 다음의 내용을 고려해 보도록 하자.

- 환자가 나쁜 소식을 받아들일 준비가 되어 있는가? 아니면, 내가 지금 대책 없이 '우선 저지르고 보는 상황' 인가?
- 함께 동석해야 할 사람은 없는가(간호사나 환자의 가족)?
- 환자가 질병에 대해 이미 알고 있는 사실은 무엇인가? 혹은 환자가 어떤 일이 벌어졌는지 이미 알고 있는 것은 무엇인가?
- 환자는 어떤 개인적인 정보를 가지고 있는가?
- 환자와 이야기 할 수 있는 충분한 시간을 확보하였는가?
- 한 시간 동안 나의 무선호출기를 다른 사람이 받아줄 수 있는가?
- '만약에 ~' 라는 상황이 발생했을 때 대처할 준비가 되어 있는가? (예: '만약에 환자가 퇴원한다고 한다면?', '만약에 환자가 내게 화낸다면?')

환자를 만나기 전에 숨을 돌리는 의미에서 잠시 생각해보아 어려운 상황이 발생하지 않게 미연에 방지하도록 한다. 나쁜 소식을 전할 때 발생하는 문제들은 환자의 질문에 답변하지 못했을 때보다, 의사 자신이 현재 무엇을 하고 있는지 그리고 나쁜 소식을 전하기 위한 최선의 방법은 무엇인지에 대한 명확한 숙고를 하지 않았기 때문에 더 심각해진다.

신체적인 준비

나쁜 소식을 전달하기 위한 이상적인 장소는 독립된 공간이다. 이러한 공간에서는 편안하고 차분한 마음을 가질 수 있고 여러 가지 방해요소를 막을 수 있다. 물론, 이러한 독립된 공간이 항상 가능한 것은 아닐 것이다. 따라서 대부분의 나쁜 소식은 개방된 병실이나 응급실 또는 환자의 집에서 전해지게 된다. 이러한 공간일 경우 사생활이 보호되고 편안한 마음이

들 수 있도록 신경을 써야 한다. 독립된 공간을 확보하지 못한 경우에는 환자의 침상 주위에 반드시 커튼을 치도록 한다. 응급병동과 같이 정신없는 상황이 벌어지는 곳에서 나쁜 소식을 전해야 할 경우 환자의 병실 문에 '출입통제' 표지판을 걸어 두도록 한다.

환자의 시각에서는 의사인 당신의 신체적 위치도 매우 중요하다. 신체적 위치는 만약 자리에 앉아서 얘기를 한다면 이 면담이 급히 이루어지는 것이 아니라 여유를 가지고 진행된다는 것을 암시해 준다. 만약 환자가 침상에 누워 있을 경우, 눈의 시선을 같은 높이에 두는 것이 매우 어렵다. 의사가 어디에 자리하느냐 하는 것은 의사 개인의 선택의 문제이다. 어떤 의사는 환자 침상 옆에 앉기를 선호하는데 이는 환자의 입장에서는 부담스럽거나 너무 가까운 거리라고 느낄 가능성이 있다. 환자를 진료실로 불러, 진료실 책상 의자에 편안하게 앉히는 것을 선호하는 의사도 있다. 또 다른 의사들은 환자와 가까운 벽에 기대는 방어적인 자세를 좋아하기도 한다. 이러한 자세는 긴장이 풀린 편안한 자세로 의사가 병실에 남아 있겠다는 의사를 표현하는 것이다.

여러분이 반드시 해야 할 사항이 있다.

- 환자가 신체검사를 하여, 옷을 제대로 갖추어 입지 못한 상태라면 나쁜 소식을 전하지 말라.
- 나쁜 소식을 병동 복도에서 전하거나 (가능하다면) 전화로 전하지 말라.
- 말을 빙빙 돌리거나, 창밖을 자꾸 주시하거나, 주위에 일어나는 일로 인해 산만한 태도를 보이지 말라.

우리는 가끔 어려운 상황이 되면, 주변의 소품들에 의지한다. 가능하다면, 환자와 이야기 하면서 진료노트나 주입기를 만지작거리는 행위는 삼간다. 눈의 시선을 지속적으로 마주쳐 주는 것이 중요하다. 가운의 단추는 푸는 것이 좋고, 진료실 안에서 면담을 할 경우 가운을 벗어서 걸어 두어도 좋다. 가운을 벗으면 환자와 더 개인적이고 친근하며 특별한 분위기를 조성할 수 있다. 청진기는 목에 걸치지 않는 것이 좋고, 호출기도 환자의 눈에 띄지 않게 하는 것이 좋다. 모든 방해요소들(전화, TV, 라디오)을 피하는 것이 바람직하다.

환자와 대화하고 질문에 반응하기

환자에게 무슨 말을 해주든지, 말의 속도를 천천히 혹은 환자의 말의 속도에 맞추어서 하는 것이 중요하다. 나쁜 소식을 전할 때에는 대화의 분위기가 다소 형식적이고 과장될 수 있다. 짧고 퉁명스러운 단음절의 대답은 피하도록 한다. 사망한 환자의 친척이 수술방을 나오는 당신에게 수술 경과에 대해 물어 보았을 때 공감하는 표정으로 '잘 안되었습니다' 라고 짧게 답하기보다 다음과 같이 말한다.

> *"잘 아시겠지만, 삼촌께서는 수술 전 건강상태가 매우 좋지 않으셨습니다. 저희가 최선을 다하였습니다만, 아마도 역부족이었나 봅니다. 의식을 찾지 못하시고, 수술 후 바로 돌아가셨습니다. 정말 유감입니다."*

복잡한 의학적 정보를 전달해야 할 때에는 최소한의 의학용어를 사용하도록 하고, 환자의 필요와 관심에 공감해 주어야 한다. 이러한 사항들을 놓친다면 환자가 비효율적이고, 비협조적이거나 매우 부정적인 사고를 갖게 된다. 나쁜 소식을 전할 때에는 다음과 같은 요소들이 필요하다.

- 공감적 이해
- 환자나 환자의 가족들이 이미 알고 있는 것부터 다루기
- 환자가 알고 싶어하는 것 파악하기
- 적극적 경청과 정보 주기
- 환자가 경험한 것들을 알아내기
- 현실적인 희망 심어주기

공감적 이해

공감적 이해는 2가지 방법으로 전달할 수 있다. 환자의 말에 적극적으로 경청하고 환자의 곤경을 충분히 이해하고자 하는 노력이 그 한 가지 방법

이다. 또한 새로운 정보를 너무 서둘러 얘기하거나 지나친 의견 게재나 가정을 하지 않는 것도 공감적인 이해의 표현이다. 예를 들면, 다음과 같은 상황이다.

프라이어(Fryer) 의사: 검사결과에 따르면 '정상적인' 혹이 아닌 것 같습니다.
블랙(Black) 부인: 좋지 않은 소식 같은데요.
프라이어 의사: 환자분께서 조금은 안심하셨으면 좋겠습니다. 몇 개의 세포가 비정상적인 것으로 나타났습니다만, 중요한 것은 조기에 발견되었다는 점입니다.
블랙 부인: 지금 '암' 이라고 하시는 건가요?
프라이어 의사: 네. 암일 것 같습니다.
블랙 부인: 그게 무슨 의미인지 잘 알지요.
프라이어 의사: 이 소식이 환자분께 큰 충격일 것 같습니다.

따뜻한 마음과 돌보아 주고자 하는 마음이 환자에게 전달되어야 한다. 환자에게 나쁜 소식을 어떻게 전하느냐에 따라 환자의 반응이 달라질 수 있다. 따라서 다음과 같은 말을 서두로 꺼내는 방법도 있다. "혹시 지난번과 같이 감염이 빨리 치료되지 않는 상황을 생각해 보신 적이 있나요?" 의사인 자신을 낮추는 것도 환자에게 자유롭게 이야기 할 수 있는 용기를 심어준다. 예를 들면, '제 질문이 조금 이상하다고 생각하실 수도 있습니다. 그런데 만약에 ~' 와 같은 표현이다. 환자가 가지고 있는 걱정과 관심거리에 대해 얼마든지 대화할 수 있다는 인상을 주는 것이 공감적 이해의 한 방법인 것이다.

환자가 이미 알고 있는 것부터 다루기

나쁜 소식을 전하기 전에 질병에 대해 현재 환자가 이해하고 있는 점과 믿고 있는 것이 무엇인지 그 최신정보를 알고 있는 것이 중요하다. 환자에 대한 이러한 사전 정보는 당신이 환자에게 나쁜 소식을 전할 때 직접적인 영향을 준다. 지나치게 낙관적인 환자나 질병이 암시하는 심각성을 이해하지 못하는 환자일 경우 나쁜 소식의 내용을 점차적으로 전달해야 한다. 환자가 미리 알고 있는 정보는 무엇이고 무엇을 기대하고 있는지를 파악하기 위해 의사가 질문할 수 있는 몇 가지 사항들이 있다. 예를 들면 다음과 같은 내용이다.

> *"스미스(Smith) 의사가 환자분을 이 병원으로 보내실 때 어떤 생각으로 그런 판단을 내렸는지 알고 계신가요?"*
> *"몸은 좀 어떠신지요? 증상에 대해 어떤 생각이 드시는지요?"*
> *"이러한 증상이 무엇일지 생각해 보신 바가 있으신지요?"*
> *"혹이 발견되었을 때 어떤 생각이 가장 먼저 드셨는지요?"*

예후에 대한 환자의 이해를 알아보기 위해(그리고 결과적으로 상황의 심각성을 이해하기 위해) 다음과 같은 질문도 할 수 있다.

> *"이와 유사한 질병을 가진 사람을 본 적이 있으신지요? 그 환자분들은 어떻게 되셨나요?"*
> *"이 질병에 대한 치료방법에 대해 아시는 것이 있으신지요?"*
> *"이 질병에 대해 얼마나 걱정이 되시는지요?"*

상황에 따라, 어떤 환자는 사전에 많은 면담을 했음에도 불구하고 의사에게 자신의 상태에 대해 잘 모르고 있다는 느낌을 줄 수 있다. 이러한 현상은 환자가 사전에 나쁜 소식의 힌트가 될 수 있는 정보들에 반한 좋은 소식을 기대하는 소망이 있다거나 나쁜 소식을 듣고 싶지 않다는 것일 수도 있다. 양쪽 상황 모두 질병의 심각성에 대한 거부반응을 뜻하기 때문에 먼저 나눈 면담 내용에 대해 직설적이지 않은 표현으로 다시 상기시켜 줄 필요가 있다. 또한 의사는 묻는 질문에 대한 환자의 반응, 감정 상태와 지적 수준을 주의 깊게 관찰해야 하는데, 이는 어떠한 내용을 더 구체적으로 설명해야 하는지 그리고 이를 전달하는 최선의 방법은 무엇인지를 결정하는 데 직접적인 영향을 미칠 수 있기 때문이다. 환자가 특정 의학적 용어를 잘 이해하는지 확인하는 것 역시 중요하다. 예를 들어, 어떤 환자들은 종양이 있다는 것을 암이 아니라고 생각하거나, 흔히 접할 수 있는 메스꺼움이나 체중 감소 같은 증상이 쉽게 치료될 수 있을 것이라고 잘못 생각할 수 있다.

환자가 알고 싶어하는 것 파악하기

환자가 이미 알고 있는 내용을 파악한 후, 환자들에게 많은 최신 정보들을 전달해 준다면 그들의 이해도를 높일 수 있다. 한편, 환자가 어떤 말을 의사로부터 듣고 싶어하는지, 나쁜 소식을 들어야 한다면 언제 듣고 싶어하는지 잘 알지 못하기 때문에 먼저 다음과 같은 질문을 해볼 수 있다. "어떤 정보를 알고 싶으세요? 알고 싶지 않은 정보가 있는지요?"

이와 같이 환자와 의사소통을 함에 있어 규칙을 정해 놓으면, 환자에게 해야 할 말에 대한 판단을 수월하게 할 수 있다. 이를 통해 의사는 불필요한 비난을 받지 않을 수 있게 되며 당황하지 않고 환자와 대화할 수 있다. 또한 환자 역시 진료 과정에 편안한 마음으로 임할 수 있게 된다. 의사-환자 관계에서 발생하는 문제들은 많은 경우 환자가 어떠한 정보를 듣고 싶어하는지에 대해 의사가 명백하게 이해하고 있지 않기 때문에 발생한다. 다음과 같은 질문들을 활용하여 이 문제에 대한 대화를 자연스럽게 시작해볼 수 있을 것이다.

"환자분의 상태에 대해 어떤 정보를 듣고 싶으신지 알려주시는 것이 도움이 됩니다. 혹시 알고 싶지 않은 정보가 있으신지요?"
"진단 결과에 대해 어떤 내용을 알고 싶으신지요?"
"환자분이 알고 싶어하시는 내용을 저희가 어떻게 파악할 수 있을까요?"
"환자분의 진단 결과, 검사와 치료 결과에 대해 아주 구체적으로 알고 싶으신지요? 아니면, 대략적인 내용만 알고 싶으신지요?"
"환자분께서는 '좋은 소식'이 있을 때에만 알려달라고 하셨습니다. 그렇다면 나쁜 소식이 있을 경우에는 어떻게 할까요?"

적극적 경청, 정보 주기, 피드백 주기와 궁금한 사항 확인하기

먼저 환자와 라포를 형성하여 신뢰를 쌓도록 한다. 적극적 경청이란 환자의 질문과 관심에 반응함과 동시에 대화를 주도하는 것을 말한다. 적극적 경청은 대화 중 질문을 활용하면서 할 수 있다. 예를 들면 다음과 같다.

왓츠(Watts) 의사: 자, 혹시 궁금한 점이 있으신지요?

파커(Parker) 부인: 만약 치료가 실패하면 어떻게 되는 거죠?

왓츠 의사: 많은 경우, 증상이 다시 나타납니다. 메스꺼움이나 통증은 특정 약을 사용하면 치료될 수 있습니다. 다른 궁금한 사항은 더 없으신지요?

파커 부인: 자녀들이나 어머니에게 뭐라 얘기해야 할지 모르겠어요.

왓츠 의사: 질병에 대한 나쁜 소식을 들은 지 얼마 되지 않았기 때문에 환자분께서 다른 사람들에게 어떻게 전해야 할지 충분히 생각할 시간적 여유가 없으셨을 겁니다. 혹시 자녀들과 어머니께 이야기 할 수 있는 방법에 대해 조언을 해주실 가까운 분은 없으신지요?

파커 부인: 언니요. 힘든 일이 있을 때마다 의지할 수 있는 사람이에요.

초기 단계에서 환자의 고민거리를 알고 있을 때 좋은 점은 환자의 실질적인 문제에 접근하여 환자의 불안을 줄여줄 수 있다는 것이다. 환자들 또한 다가올 사태에 미리 대비할 수 있고 가지고 있는 고민거리와 어떻게 적응해 나가야 할지에 대하여 미리 생각할 수 있다. 한편, 어떤 환자는 나쁜 소식이 죽음을 빨리 불러올 수 있다고 생각하기 때문에 미래를 미리 알고 싶지 않을 수도 있다. 또 어떤 환자들은 불안감에 휩싸일 수도 있으므로 환자들에게 미래에 대한 대화에 억지로 참여하도록 강요하면 안 된다.

환자에 대한 정보는 점진적으로 제공해 주어야 한다. 이미 알고 있는 사실을 먼저 다루고, 그 기초에 더 많은 내용을 덧붙인 후 주어진 모든 정보가 무엇을 의미하는지를 이야기하면서 대화를 마무리하는 것이 좋다. 환자가 구체적인 내용을 모두 이해했다면 그 다음 적절한 치료 방법들을 소개하도록 한다. 예를 들면 다음과 같은 대화를 할 수 있다.

밀러(Miller) 의사: 환자분께서 다리의 마비증상과 현기증이 있다고 말씀해 주셔서 신경과에서 몇 가지 검사를 했습니다. 신체검사 당시 환자분께서는 시각에도 조금 문제가 있는 것 같다고 하셨습니다. 제가 미리 말씀드렸다시피 한 가지 의심할 수 있는 것은 다발성 경화증이라는 것입니다. 현 단계에서는 몇 가지 검사를 조금 더 해보고자 합니다.

프랭크(Frank) 씨: 그런데 다발성 경화증은 완치되지 않는 병이지 않나요?

밀러 의사: 유감스럽게도 그렇습니다. 그러나 최근에는 몇 가지 새로운 치료법이 시도되고 있습니다.

의사는 환자가 나쁜 소식에 대해 인식하도록 돕는 것이 심리치료 과정이 아님을 기억해야 한다. 그러나 환자의 감정과 걱정거리를 털어 놓도록 유도하는 것은 중요하다. 예를 들면 다음과 같다.

시닷(Seedat) 의사: 제가 어떤 일이 발생할 수 있는지 말씀드렸습니다. 이제 환자분께서 걱정되는 점이 있다면 말씀해 주시기 바랍니다.

토마스(Thomas) 씨: 고통을 감수해야 한다는 점이죠. 그리고 제 스스로를 돌보지 못한다는 사실입니다.

시닷 의사: 환자분이 걱정하시는 것이 당연합니다. 두 가지 고민에 대해 조금 더 이야기를 해보고 싶은데요.

환자가 경험한 것들을 알아내고, 현실적인 희망 심어주기

의사는 환자가 과거에 개인적인 어려움을 어떻게 극복했는지 이야기해 볼 필요가 있다. 이 과정은 환자가 이미 가지고 있는 자원은 무엇인지, 새로 필요한 도움은 어떤 것인지에 대한 정보를 준다. 또한 환자가 도움을 받을 수 있는 다양한 상황들을 명확히 알고 있어야 한다. 이를 위해 다음과 같은 예시 질문을 활용할 수 있다.

> *"과거에 환자분께서 매우 두렵거나 어떻게 반응해야 할지 모르는 나쁜 소식을 접해보신 적이 있습니까?"*

"나쁜 소식을 어떻게 받아들이셨습니까?"
"그러한 경험이 오늘 우리가 논의한 내용에 어떤 도움을 줄 수 있을까요?"

치료에 대한 정보는 환자가 자신의 질병에 대한 다양한 가능성을 생각하게 해준다. 이는 아래의 예시와 같이 미래에 대한 약간의 희망을 심어주는데 도움이 된다.

벅(Buck) 의사: 이 치료약들은 종양의 크기를 줄이는 데 도움이 됩니다. 이는 환자분께서 다시 팔을 제대로 사용할 수 있는 가능성이 있다는 것을 의미합니다. 다른 전염병은 아마도 다르게 치료되어야 할 것 같습니다. 환자분께서는 암 치료에 대해 어떤 것을 알고 계십니까?

데이비스(Davis) 부인: 화학요법을 알고 있어요. 그런데, 화학요법은 머리카락을 빠지게 하지 않나요?

벅 의사: 네, 그렇습니다. 기분 좋지 않은 부작용들이 있지요. 현시점에서 화학요법은 생각하지 않아도 될 것 같습니다. 일단 여러 번의 투약을 실시해서 이 방법이 도움이 되는지 살펴보도록 하죠.

데이비스 부인: 제가 나을 수 있을까요? 아니면 평생 치료받아야 할까요?

벅 의사: 이번 치료를 통해서 나아지길 기대해 봅시다. 치료 과정이 힘드실 수도 있을 겁니다. 환자분께서 완치될 수 있다고 확신을 드릴 수는 없네요. 치료 과정을 잘 지켜보도록 합시다. 환자분께서는 치료를 반복적으로 하시는 것이 중요합니다.

차후 관리와 전문의 소개하기

환자에게 나쁜 소식을 전한 후에는 면담의 뒷부분이 매우 중요하다. 이 때 환자의 가장 큰 걱정거리가 다루어질 수 있기 때문이다. 의사는 환자가 주어진 정보에 대해 모두 이해했을 것이라고 쉽게 생각할 수 있다. 그러나 그렇지 않은 경우가 많기 때문에 환자가 기억하는 내용을 확인해 보는 것이 좋다 그 방법으로는 환자가 들은 내용을 요약해 보도록 하는 것이다. 환자가 잘못 이해하고 있는 것을 이 단계에서 고쳐주지 않으면, 환자는 자신이 들은 내용 중에서 긍정적인 내용만 또는 부정적인 내용만 선택적으로 기억하여 우울증, 거부반응, 불안감을 유발할 수 있으며 심한 경우 자살로까지 이어질 수 있다. 사후 면담시간을 계획하여 환자의 궁금증과 불안감을 해소할 수 있도록 해야 한다. 어떤 경우에는 다른 전문가에게 환자를 의뢰하는 것이 필요할 수도 있다. 예를 들면, 정신과 의사나 상담의사의 도움을 받아 환자가 사별이나 불안감, 우울증, 대인관계나 사적인 문제에 대처할 수 있도록 도움을 주어야 한다.

피드백 주기와 동료들에게 위임하기

주치의는 환자를 치료하는 의료진에게 진료에 대해 알려주고, 환자가 알고 있는 상황에 대해 요약해 주며, 차후 어떠한 문제나 반응이 일어날 수 있는지에 대해 미리 알려주는 것이 좋다. 이를 통해 의료진이 환자에게 진단과 치료에 대한 정보를 알려줄 때 환자를 혼란스럽게 하거나 당황하게 하지 않을 수 있다. 동료들과 나쁜 소식을 전하는 방법에 대해 함께 논의하고 상담하는 과정에서 전문가의 도움을 받는다면 환자를 더 잘 관리할 수 있는 다양한 아이디어를 얻을 수 있다.

사례 5.1

유방암 진단 내리기

볼(Ball) 부인(46세)은 몇 주간 유방에 있던 악성 종양을 수술로 제거했다. 그녀는 처음에 자신의 고민을 남편에게 말하거나 의사를 찾아가는 것이 너무 두려웠다. 그러나 체중이 줄어들기 시작하고 잠을 잘 자지 못하자 마침내 의사를 찾아갔다. 여러 검사 결과를 알고 난 뒤, 볼 부인은 남편과 함께 병원을 찾아갔다.

이 사례는 진단 결과에 대해 불분명할 때에도 나쁜 소식을 전하는 데 필요한 기술의 중요성을 알려준다. 즉, 의사는 환자와 공감하고, 현실적으로 생각해야 하며, 신중해야 하고, 진단 결과에 대해 개방적인 태도를 가져 치료 과정을 환자의 시각에서 바라볼 수 있어야 한다.

볼 부인: 모두 제 책임이에요. 제가 조금만 더 일찍 왔더라면 이렇게 까지 되지는 않았을 거예요.

데이(Day) 의사: 제가 보기에는 환자분께서 바꿀 수 있는 사항은 없었을 것 같습니다. 환자분이 병원을 찾아주셨고, 그래서 저희가 수술을 해드릴 수 있었다는 사실이 중요합니다.

볼 씨: 제 아내는 항상 자신을 탓해요. 아내가 제게 조금만 더 일찍 말해주었더라면 좋았을텐데. 저는 아내가 혼자서 이 문제에 대해 고민했을 것을 생각하면 화가 납니다. 의사 선생님, 제 아내가 좋아질 수 있을까요?

데이 의사: 여러 가지 검사 결과에 의하면 유방에 있는 모든 종양을 다 드러낼 수 있을 것으로 확신합니다. 이제 암이 다른 곳으로 퍼지지는 않았는지 알아볼 필요가 있어요. 만약 그렇게 되었다면, 어디로 퍼졌는지 그리고 그 심각성이 어느 정도인지에 따라 결과가 달라질 것입니다. 이 사실에 대해 얼마나 걱정되시는지요?

볼 부인: 저는 비관적인 편이에요. 반면 제 남편은 항상 낙천적이에요. 체중이 줄기 시작한다는 것은 좋지 않은 신호라는 것을 알아요.

데이 의사: 볼씨는 어떻게 생각세요?

볼 부인: 저는 제가 낙관적이라고 생각합니다. 그런데 이번에는 좀 걱정이 되는군요.

데이 의사: 가장 걱정되는 것은 무엇인지요?

볼 씨: 아내를 잃을까 봐요. (운다. 부부는 서로 포옹한다).

데이 의사: 이렇게 말씀드리기 쉽지는 않지만, 볼 부인의 상태가 더 좋아지지 않을 수도 있습니다. 이 경우 당장 문제 되는 상황이 있는지요?

볼 부인: (울면서) 다음 몇 달 안에 다시 직장에 나가려고 했어요. 그리고 금년에 제 딸이 대학에 들어갈 계획입니다.

데이 의사: 부인의 질병이 그러한 상황에 어떤 영향을 줄 것이라고 생각하시는지요?

볼 부인: 제 상태가 어떻게 진전될 것인지 확실해지기 전까지는 일단 모든 것을 중단해야지요. 하지만, 제 딸이 저를 돌보느라 집에 있게 하고 싶지 않아요.

데이 의사: 자녀분들에게 이 소식을 어떻게 전할 것인지 생각해 보셨는지요?

볼 씨: 모든 사항에 대해 열린 마음으로 대처하려고 합니다. 만약 상황이 좋아지지 않는다고 해도, 아내가 집으로 빨리 퇴원할 수 있을까요?

데이 의사: 그럼요. 검사 결과에서 더 많은 정보를 얻기 전까지는 모든 가능성을 열어놓고 있는 것이 중요합니다. 저도 아직 상황이 어떻게 진행될지 알 수 없습니다. 이번 주말에 부인께서 퇴원할 수 있도록 조치하겠습니다. 앞으로 어떻게 될지 알 수 없다는 사실이 두 분께 매우 큰 스트레스로 작용하게 될 겁니다. 검사 결과에 대해 알고 싶으신 것이 있다면 제게 알려주십시오.

볼 부인: 저희에게 숨김 없이 다 말해주세요. 그런데, 검사 결과를 알려주실 때 남편이 함께 있었으면 좋겠습니다.

데이 의사: 당연히 두 분께서 함께 면담에 오실 수 있도록 조치하겠습니다.

만약 ~하면 어떻게 해야 하는가?

의과대학생들과 의사들은 다음과 같은 질문을 자주 한다. "환자가 울거나, 화를 내거나, 자살을 하겠다고 위협하면 어떻게 합니까?" 환자들은 흔히 이러한 행동을 보이지만, 아무리 잘 아는 환자라 하더라도 나쁜 소식에 대해 환자가 어떠한 반응을 보일지 미리 예측하는 것은 거의 불가능하다. 그러나 어떠한 상황에서든지 환자에게 지원적이고 전문가다운 태도로 반응하는 것이 중요하다. 특정 상황에서 어떠한 조언이 적절하든지 간에 의사 자신의 감정과 일치하는 행동을 하도록 하고 이를 전문적 행위로 표현하여야 한다. 예를 들어, 만약 환자가 울 때 환자의 손을 잡아주는 것이 불편하다면 손을 잡지 않는 것이 좋다. 억지로 한다면 인위적이거나 어색한 상황만 조성될 뿐이다.

만약 환자가 울면 어떻게 해야 하는가?

보통, 환자에게 휴지를 건네주거나 잠시 말을 멈추거나 "속상하시군요." 라는 위로의 말을 할 수 있다. 일부 의사들은 신체적인 접촉을 옹호하기도 하지만(예를 들면 어깨나 팔을 잡아주는 행동), 강압적으로 보이지 않도록 조심해야 한다. 또한 환자를 안아주거나 입맞춤을 하는 예들은 대부분의 상황에서 부적절하다. 환자가 계속 울고 있을지라도 시간이 조금 흐른 뒤에 다시 대화를 시작하도록 한다. 의사가 환자와 지속적으로 공감을 하고 있다면, 대화를 다시 시작해도 이에 대해 저항하거나 기분이 상하는 환자는 거의 없다. 예를 들어, "이런 소식을 전해드려서 유감스럽게 생각합니다. 의사인 제게도 쉬운 일은 아니네요. 이런 소식을 미리 예상하셨는지요?" 라는 말을 건넬 수 있다. 반면, "기운을 내세요. 더 나쁜 상황이 될 수도 있었으니까요" 라는 식의 말은 부적절하다.

만약 환자가 화를 내거나 폭력을 휘두르면 어떻게 해야 하는가?

만약 여러분의 친한 친구가 최근 알게 된 자신의 심각한 병에 대해 얘기하면서 울기 시작한다면 어떻게 반응할 것인가? 친구가 여러분에게 기대하는 것은 무엇이겠는가? 무엇을 해야 하는지 어떻게 알 수 있는가?

잠깐! 생각해보기

자, 다음과 같은 상황을 상상해 보자. 어떤 사람이 여러분의 주차공간을 빼앗으려고 한다. 그리고 결국 상대와 말다툼을 하게 된다. 상황을 악화시켜 폭력을 유발할 수 있는 것은 무엇인가?

만약 환자가 화가 났다면 의사는 일어서는 것이 좋다. 일반적으로 화난 환자는 이미 일어서 있을 것이다. 환자와 시선의 높이를 맞추고 준비되어 있다는 모습을 보여주는 것이 중요하다. 환자에게 친절해야 하며 감정이 안정적이어야 한다. 폭력에 대한 위협은 항상 신중하게 다루어야 하며, 나쁜 소식을 전할 때에도 예외가 아니니다. 미안해하는, 그러나 흔들리지 않는 톤의 목소리로 다음과 같이 이야기 할 수 있다. "이런 소식을 전해드려서 죄송합니다. 이런 소식을 미처 예상하지 못하신 것 같네요. 그런데, 제 소견 이외에도 다른 의사의 소견을 받아 보시는 것은 어떠신지요?" 또한 다음과 같은 덧붙이는 것이 도움이 될 수 있다. "환자분께서 속상하시고 화가 나셨군요. 궁금하신 점이 있다면 무엇이든지 답변해 드리겠습니다." 만약 안전에 위협이 느껴진다면 마지막 방책으로, 문을 열어놓거나, 진료실을 떠날 수도 있다. 동료를 가까이 두는 것도 도움이 된다.

만약 환자가 자살할 것이라고 협박한다면 어떻게 해야 하는가

대부분의 경우, 환자들은 자해나 자살을 시도할 것이라고 위협할 수 있다. 이러한 상황에서는 인내하고 돌봐줌으로써 재차 안심을 시켜주는 것이 필요하다. 만약 환자가 자살할 것이라는 신호를 보낸다면 의사로서의 우려를 확실하게 표현하도록 한다. 예를 들어, "앞으로 어떻게 하실 것인지 걱정이 됩니다."는 말로 자살에 대한 감정을 개방적으로 나눌 수 있는 분위기를 조성한다면 환자에게 이러한 예민한 사안을 대하는 것을 의사가 두려워하지 않는다는 것을 보여줄 수 있다. 자살할 것이라는 힌트를 주거나 위협하는 환자를 방치하거나 혼자 두어서는 안 된다. 자살을 생각하는 환자가 있을 경우 정신과 의사나 심리학자의 의견을 참고하는 것이 좋다.

부모에게 아이가 비정상임을 알리는 방법

임신과 출산은 감정적인 경험이다. 40명 중 한 명의 아이는 장애나 비정상적인 신체를 갖고 태어난다. 다음은 부모와 가족에게 이러한 나쁜 소식을 전해야 하는 상황이다. 이러한 상황 때문에 부모들은 자신의 아이가 사망하거나 장애를 갖고 태어나지는 않을지 두려움을 갖고 있다.

- 임신 중 또는 출산 중에 태아가 사망하는 경우
- 태아에게 비정상적인 면이 발견되었고 사망할 가능성이 있는 경우
- 사망할 것은 아니지만 태아에게 비정상적인 측면이 발견된 경우
- 출산한 후에 아이에게서 비정상적인 면이 발견된 경우
- 생후 일주일이나 한 달 내에 아이에게서 선천적인 문제가 발견된 경우

각종 검사와 조사는 많은 상황을 조기에 진단하는 데 도움이 된다. 이러한 이유 때문에 아이를 가진 부모는 임신 초기에 아이의 문제에 대해 알고 싶어한다. 아이의 비정상적인 상태를 부모에게 알려야 할 경우 다음의 지침을 참고하도록 한다.

1. 부모가 가능한 한 빠른 시기에 아이의 문제를 알 수 있도록 한다. 또한 양쪽 부모가 같이 있을 때 알려주는 것이 좋다. 미혼모일 경우 혹시 부모나 친한 친구나 친척 등 다른 사람을 대동하고 싶은지 물어본다. 가까운 사람들의 얼굴 표정을 보면 무슨 문제가 있는 것임을 직감할 수 있다. 나쁜 소식을 일찍 알려주면 희망에 찬 친구들과 친척들에게 어떻게 소식을 전달할지 대처할 수 있는 시간적인 도움을 줄 수 있다.
2. 나쁜 소식은 최고참 의사가 전달하도록 한다. 이에 대한 계획은 소아과 의사가 산부인과 의사와 긴밀한 협력 관계를 통해 세우도록 한다.
3. 비정상적인 면을 그림으로 그려주면 도움이 된다. 예를 들어 이렇게 얘기해줄 수 있다. “이런 형태와 같습니다. 하지만 이 정도로 크지는 않습니다.” 설명은 간략하고 쉽게 해주어야 한다. 이러한 특성들을 통해 비정상적인 상황을 인지할 수 있도록 해야 한다. 이 단계에서 구체적인 정보를 너무 많이 주지 않도록 한다.
4. 부모들은 그들이 보아야 하는 것에 대해 대부분 두려워한다. 먼저 아이를 잘 안고 있도록 한다. 아기는 얼굴만 내놓고 몸이 담요로 잘 싸여져 있어야 한다. 이렇게 함으로써 부모가 아이를 먼저 보고 그 다음 점진적으로 비정상적인 것에 노출될 수 있도록 한다. 아기의 부모가 아기의 이름을 짓도록 하고, 의사와 의료진은 그 이름을 부르도록 한다. 예를 들면 다음과 같이 말할 수 있다. “제레미(Jeremy)의 손 힘이 정말

세요." 또는 "수(Sue)는 웃는 모습이 정말 사랑스러워요."

5. 현실적이고 균형 있게 사실을 전달해야 하지만 긍정적인 면을 더 강조하도록 한다. 예를 들면, "아이가 매우 건강해 보입니다. 발견하셨겠지만 입에 문제가 있기 때문에 모유 수유가 어려울 것입니다. 수유에 대해 저희가 몇 가지 조언을 해드리도록 하겠습니다."
6. 일반적으로 부모들은 아이에 대해 뒤섞인 반응을 보인다. 한편으로는 아이를 안아주고 양육해 주고 보호해 주고 싶어하지만, 다른 한편으로는 의욕이 상실되어 자책감이 들고, 슬퍼하거나, 아이에 대한 거부반응이 나타날 수 있다. 먼저, 부모에게 이러한 반응은 지극히 정상적인 것임을 인지하도록 해야 하며 둘째, 아이의 비정상적인 것에 대한 책임을 느낄 필요는 없다는 것을 인식할 수 있도록 해야 한다.
7. 어떤 부모들은 전해 들은 소식을 현실로 받아들이기 힘들어 문제를 회피하거나 망각해 버리기도 한다. 아이가 정상적으로 자라거나 발달할 수 없다는 사실(예를 들면, HIV에 감염된 경우)은 차후 명백해질 수 있다. 따라서 부모는 면담 계획을 통해 아이가 지속적으로 관찰될 수 있도록 해야 한다.
8. 아이의 부모는 상담을 통해 친척이나 친구들에게 자신의 아이에 대해 말하기를 부끄러워하거나 꺼려지는 것을 극복할 수 있다. 상담 과정은 또한 아이에 대해 주저하는 마음이 생긴 부모로 하여금 아이와 깊은 유대관계를 맺을 수 있도록 도와줄 수 있다.
9. 부모와 아이가 병원을 떠날 때에는 지원적인 환경을 잃어버리게 된다. 그런데 이 시점에서 새로운 문제들이 많이 발견될 수 있다. 따라서 부모들에게 여러 가지 정보와 지원을 받을 수 있는 기관들을 알려주는 것이 필요하다.
10. 만약 아이가 사망했다면, 몇 가지 고려해야 할 사항이 있다(예를 들면, 산모는 젖 분비를 억제해야 하고 장례 준비를 해야 한다). 부모에게 아이와 작별할 수 있는 시간을 주어야 하는데, 조용하고 독립된 공간에서 아이를 껴안아 볼 수 있도록 배려해 주어야 한다. 어떤 부모는 기념이 될 만한 것을 간직하고 싶어할 수 있는데, 예를 들면, 아이의 머리

카락이나 아이가 사용했던 담요와 같은 것이다.

11. 나쁜 소식을 전해 주어야 하는 임상 상황에서는 논의와 지원 과정을 통해 동료 전문가(예를 들면, 조산사나 여성 보건의)들의 느낌도 참작되어야 한다.

요점

- 나쁜 소식을 전하는 것은 의료에서 가장 어려운 과제 중의 하나이다.
- 나쁜 소식을 전하는 방법은 환자가 이를 잘 받아들이고 적응하는 데 영향을 준다.
- '나쁜 소식'이 무언인가에 대한 정의에 대해 개방적인 사고를 가지고 있어야 한다. 어떤 환자들은 좋은 소식처럼 들리는 것에도 매우 불안해할 수 있고, 어떤 사람들은 나쁜 소식을 들어도 약간의 안도감을 느낄 수 있다.
- 나쁜 소식을 전하기 전에 누구에게 전달해야 할지, 누가 전달해야 할지, 언제 전달해야 할지 그리고 나쁜 소식을 전한 후의 결과가 어떠할지에 대해 예상해 보아야 한다.
- 환자가 이미 알고 있는 내용은 무엇인지 그리고 어떠한 말을 듣고 싶어하는지를 미리 파악하는 것이 도움이 된다. 이에 대한 대처를 미리 하지 못한다면 차후 환자 관리에 심각한 문제를 초래할 수 있다.
- 나쁜 소식을 전하는 데에는 시일이 많이 소요되고, 여러 방해요소들과 산만한 상황들로부터 자유로울 수 있어야 하고, 적극적인 경청이 요구되며, 의사가 적절한 답변을 줄 수 없는 상황이 왔을 때에 경험해야 하는 수치심에 대해서도 미리 각오되어 있어야 한다.
- 나쁜 소식에 적응할 수 있도록 도울 수 있는 환자의 자원을 확인하고 현실적인 희망을 심어 주도록 한다.
- 환자에게 알려진 사실이 무엇인지 의료진이 명확히 파악하고 있도록 한다.
- 환자의 가족들과 동료 전문가들을 위한 지원을 마련하도록 한다.

| 읽을거리 |

Buckman R 1992 How to break bad news. Papermac, London

Leff P, Walizer E 1992 The uncommon wisdom of parents at the moment of diagnosis. Family Systems Medicine 10: 147–168

McGuire P, Faulkner A 1988 Communicate with cancer patients. 1: Handling bad news and difficult questions. British Medical Journal 297: 907–909

McGuire P, Faulkner A 1988 Communicate with cancer patients. 2: Handling uncertainty, collusion and denial. British Medical Journal 297: 972–974

6장

성적인 문제의 병력청취

성(性)에 대해 이야기 하는 것이 왜 중요한가?

환자의 성적인 내용에 대한 병력청취를 위해서는 특별한 기술이 필요하다. 환자의 성적인 문제는 부인과 병동에서 다루는 것이 용이하겠지만, HIV나 C형 감염과 같은 의학적, 사회적 문제들이 발생하면서 보다 복잡하고 민감한 사항들이 우리의 일상생활에 영향을 주고 있다. 많은 경우, 환자들은 의사에게 자신의 성적인 문제를 상담하러 찾아가지만, 정작 자신의 고민거리를 솔직히 털어 놓는 데에는 실패한다. 환자들은 자신들이 판단되고 웃음거리가 되는 것을 우려한다. 폭넓은 대상을 상대하는 의사와 의과대학생들은 성적인 내용의 병력청취를 위한 기본적인 기술을 터득해야 한다. 이러한 병력청취 기술로, 환자들이 성적인 문제를 이야기하여도 그것이 의학적인 치료를 하기 위해서든 또 다른 문제점을 찾기 위해서든, 의사들이 부끄러워하지 않는다는 사실을 알려줄 수 있다.

의과대학생들과 의사들이 환자들의 성적 문제에 대해 이야기 하는 것을 어려워하는 7가지 원인은 다음과 같다.

1. 주제에 대해 논하는 것이 부끄럽거나 개인적인 불편함이 있다.
2. 의과대학생들은 자신들보다 나이가 더 많은 환자들에게 성적인 관계

에 대해 물어보기에는 자신들이 너무 어리다고 생각한다.
3. 의과대학생이나 의사들은 환자들의 기분을 상하게 하는 것을 우려한다.
4. 성적 내용의 병력청취가 환자의 증상과는 무관하다는 신념을 가지고 있다.
5. 성적 내용의 병력청취는 다른 전문가의 일이라고 생각할 수 있다. 예: 사회복지사 또는 부인과 전문의
6. 환자의 개인적인 관계나 환자가 지키고자 하는 비밀스러운 것 등의 복잡한 문제를 다루는 기술이 부족하다.
7. 의과대학생들은 성적 내용의 병력청취를 하기에는 충분한 훈련이 되지 않아 부적합하다고 느낄 수 있다.

성적인 문제에 대한 대화를 여는 데 장해물이 되는 것에는 고정관념을 비롯하여 사람들의 생활양식이나 행동양식에 대한 가정이 있다(표 6.1). 그러한 가정들이란 예를 들어 동성연애를 하는 남자들은 여자들과 절대 성 관계를 갖지 않을 것이라든지, 중년이 지난 사람들은 성 관계를 갖지 않을 것이라는 가정인데 이러한 생각은 모두 잘못된 것이다. 이러한 고정관념과 가정들이 병력청취와 상담 시 중요한 내용을 다루는 데 장애물이 될 수 있다.

표 6.1 성적인 것에 대한 일반적인 가정과 오해

- 중년을 넘은 사람들은 성 관계를 갖지 않는다.
- 남자 동성연애자들은 남자끼리만 성 관계를 갖는다.
- 결혼한 사람은 성병을 가질 수 없다.
- 성적인 문제가 있는 환자들은 스스로를 잘 인정할 것이며, 성병 치료에 잘 임할 것이다.
- 미성년자들은 성 관계를 갖지 않는다.
- 모든 사람들은 생식에 대한 기본적인 상식을 갖고 있다.
- 환자들은 성적인 문제가 있을 때 의사와 상담을 할 것이다.
- 성적인 문제가 있다는 것은 일반적으로 환자가 정신적인 문제도 있다는 의미이다.
- 모든 환자들은 의사들이 성적인 활동과 생식기에 대한 설명을 할 때 사용하는 의학적 용어를 이해한다.
- 외모만 보아도 그 사람의 성적인 성향을 알 수 있다.

성별 차이와 문화적 규율은 성적인 문제를 다루어야 할 때 의사-환자 관계를 더 복잡하게 할 수 있다. 일부 여성 환자들은 남성 의사나 의과대학생들과 자신의 사적인 얘기를 나누는 것이 거북할 수 있다(반대의 경우도 마찬가지이다). 환자들은 어떤 성적인 문제를 상담했을 때 의사나 의과대학생들이 그들을 검진하려 할까봐 두려워한다. 대부분의 환자들은 신체검사에 대해 민감하며 쉽게 상처를 받을 수 있다. 그리고 이러한 감정은 신체검사의 주된 부분이 생식기와 관련되어 있을 때 더 격해진다.

성적 문제나 생활양식과 관련된 진료에 대한 우리의 태도는 환자들과 나누는 성적인 문제에 대한 대화에 영향을 줄 수 있다. 우리는 (언어적이고 비언어적인 의사소통 방법으로) 환자들에게 성적 행위와 생활양식에 대한 평범함, 수용적인 태도 또는 거부감을 나타내게 된다. 생활양식에 대한 우리의 개인적인 가치와 시각은 환자들이 자신들이 가지고 있는 중요하고 비밀스런 정보를 간직할 것인지 아니면 다른 의사와 상담을 할 것인지에 영향을 미친다.

성적인 문제에 대해 언제 이야기 해야 하는가?

성적인 문제와 성적 내용의 병력청취를 권유하는 것은 다음과 같은 상황에서 이루어질 수 있다.

환자가 이야기 하는 내용이 성과 연관이 있을 가능성이 큰 경우

생식기에 염증이 있을 경우에는 환자의 성적 행위에 대한 병력청취, 신체검사, 다른 상대들과의 성 관계를 자제하라는 상담 내용과 치료 계획 등으로 자연스럽게 이어질 수 있다. 이러한 맥락에서는 환자가 자신의 성적 행위에 대한 자문을 의사에게 자연스럽게 물어보게 되기도 한다.

환자가 성적 어려움으로 대변되는 의학적, 사회적 문제를 가진 경우

성적인 문제는 다른 의학적 혹은 사회적 문제와 결합되어 있을 수 있다. 당뇨병이나 불임으로 인한 발기 부전 환자 또는 새로운 관계 맺기를 두려워하는 HIV 환자의 사례가 한 예이다 .

환자의 성적인 문제가 의학적 치료와 관련이 없을 경우

의학적인 치료와 관련이 없는 성적인 문제들은 환자 진료 시 주의해야 할 점이 있다. 환자들 간 그리고 환자와 방문객(배우자 포함) 간의 성적 관계에 대해서 언급하는 것은 금해야 한다. 환자와 성적인 친밀감의 부족으로 발생하는 문제들은 환자와 명확히 할 필요가 있다. 병동과 병실에서는 환자들이 합리적이고 명확한 의사결정을 할 수 있는 능력이 저하될 수 있어 복잡한 문제들이 발생할 수 있다. 마지막으로, 환자나 동료들이 행할 수 있는 의료진에 대한 성추행(일반적으로 여성 의사 또는 간호사)은 법적 문제를 떠나 전문직업성과 대인관계에 대한 시사점을 남기므로 개방적으로 논의되어야 한다.

모든 환자들에게 성적인 내용의 병력청취를 해야 하는가?

의학적 문제들은 주로 대인관계와 성적 기능 간의 밀접한 관계를 설명해 줄 수 있다. 환자의 정신적 문제가 성 역할, 성 기능, 성 건강에 대한 문제들을 가리고 있을 수 있다. 우울증, 불안감, 불면증 그리고 각종 공포증과 같은 정신적인 문제들은 성적인 문제의 기초가 될 수 있다.

병력청취를 할 때 의사가 선택하는 질문은 임상적 의사결정과 관련이 있다. 환자 면담은 환자의 문제와 정신적인 상태 그리고 의사의 의학적 문제에 대한 지식과 경험에 따라 그 내용이 달라진다. 환자가 성적인 문제임이 자명한 증상에 대해 말한다면 성적 내용의 병력청취를 해야 할 것이다. 그러나 반대로, 어떤 성적 문제들은 쉽게 드러나지 않거나 문제 있는 인간

표 6.2 일상적인 성적 내용의 병력청취를 했을 때의 장점과 단점

장점
- 성적인 문제를 다루는 것이 의사와의 면담에서 매우 자연스러운 것으로 보이게 된다.
- 심각한 문제로 생각되지 않더라도, 성적인 문제를 다룸으로써 환자는 미래에 성적인
- 문제를 다루어야 할 때 개방적인 태도를 갖게 된다.
- 성적인 활동에 대한 토의는 건강증진을 위한 기회가 될 수 있다.

단점
- 환자와 의사가 부끄러워 할 수 있다.
- 환자가 면담의 의도를 오해할 수 있고, 환자의 사적인 생활이 판단되거나 비난받는 것으로 생각할 수 있다.
- 환자가 이전에는 문제시되지 않았던 것에 대해 걱정하게 될 수 있다.

관계의 결과로 나타나기도 한다. 이러한 상황에서는 환자로부터 성적인 내용의 병력청취를 하는 것이 시의적절한 것인지 판단이 잘 서지 않을 수 있다. 이와 같은 상황에서 성적인 내용의 병력청취를 했을 때의 장단점은 표 6.2에 기술된 바와 같다.

일반적인 병력청취를 하는 도중에 환자에게 성적인 문제나 대인관계의 문제를 물어보는 것과 구체적으로 성적인 내용의 병력청취를 하는 것은 차이가 있다. 1980년대 초반 HIV 질병이 가장 심각한 의학적, 사회적 문제가 된 이후 많은 환자들을 대상으로 성적 건강 문제를 다루기 시작하였다. C형 감염은 머지않아 성적 건강에 관한 검사와 치료에 핵심 사항으로 작용할 것이다. 혈액검사, 실험실 연구 그리고 치료를 시작하기 전에 환자 동의를 얻는 지침을 따라야 할 것이다. 성적 건강에 대해 고민이 없는 환자로부터 심도 있는 성적 병력청취를 해야 하는지 여부를 결정할 수 있는 첫 단계는 환자에게 매체로부터 많이 알려진 성 건강이나 HIV에 대한 궁금증은 없는지 물어보는 것이다. 이렇게 함으로써 우리는 환자의 생활양식이나 개인적 대인관계와는 상관없이 건강교육은 모든 환자에게 제공되어야 함을 인식할 수 있다.

성적 내용의 상담을 위한 지침 (그림 6.1)

(p.272) 연습 7

다음의 안내지침은 성과 관련된 내용에 대해 환자와 이야기 하는 방법을 알려주고 있다. 면담 중 환자에게 질문을 하면 진료 시간이 강의가 될 우려를 피할 수 있고, 환자의 생활양식과 성적 관계에 대해 억측할 가능성을 줄일 수 있다(연습 7 참조).

환경조성

먼저 성적 병력청취를 실시할 수 있는 환경을 만들어 놓고 대화의 내용이 비밀로 보장될 수 있는 공간을 확보해 놓는다. 두 번째 고려할 사항은 의사가 환자와 성적 내용을 면담하는 데 불편하지 않아야 한다는 것이다. 만약 여러분이 불편한 감정이 있다면, 먼저 환자와의 면담을 통해 문제를 확인한 다음 환자에게 이 분야에서 경험이 많은 전문가에게 의뢰해도 되겠는지 동의를 구하도록 한다. 마지막으로, 의사 개인의 안전의 문제가 있다. 상황에 따라서 환자와의 면담에 한 명 이상의 사람이 필요할 수 있다. 특히, 환자가 폭력이나 욕을 할 수 있는 가능성이 있다면 이를 반드시 고려하도록 한다. 물론 이러한 조치가 사생활 보호에 도움이 되지는 않겠지만, 안전을 최우선으로 고려하도록 한다.

도입

자신을 소개한 다음 가볍게 악수를 하거나 접촉을 하면 환자에게 이러한 접촉이 '더럽' 거나 '나쁘지' 않음을 말해줄 수 있다. 면담 내용은 비밀이 보장됨을 강조하도록 한다.

현재 드러난 문제부터 시작하라

면담 내용은 문제를 제시하는 것부터 시작하여 민감한 내용으로 접근해 가도록 한다. 어떤 환자들은 성적인 문제에 대해 이야기를 시작하기 위해 격려나 자극이 필요할 수 있다. 또한 환자가 민감한 문제를 이야기할 수 있도록 충분히 기회를 주어야 한다. 면담 끝에는 다음과 같은 질문을 할 수 있다.

> *"저와 나누고 싶으신 다른 내용은 없으신지요?"*
> *"환자분이 생각하시고 있던 내용을 모두 이야기하실 수 있도록 제가 배려해 드렸는지 모르겠네요. 혹시 대인관계나 성적 문제와 관련해서 이야기하시고 싶은 내용은 없으신지요?"*

환자가 성적인 것과 관련 있는 의학적 문제를 제시하고 있는가? → 아니오 → 환자가 제시한 문제가 성적인 기능과 연관이 있을 수 있는가? 예: 발기부전, 불임증, 우울증

(왼쪽) 그렇다 → 성적 병력청취 시작. 예: '최근 성 관계를 가진 것은 언제인가요?' '성 관계를 가지면서 무엇을 하셨나요?' '이러한 증상을 언제 처음 알게 되셨나요?'

→ 그 다음 → 다음 내용에 대해 논의하라:
- 조사
- 치료
- 의뢰
- 다른 대인관계에 미치는 영향
- 안전한 성 관계
- 추적 검사

(가운데) 그렇다 → 성 관계와 관련한 문제를 일상화하여 환자가 어떤 문제라도 논의할 수 있도록 기회를 준다. 예: '때로는 사람들이 성에 대해 관심이 없는 것처럼 보이기도 하는데, 이는 불임 치료 과정에 생기는 부담 때문일 수도 있습니다. 혹시 환자분께서도 이런 문제가 있으신지요?'

→ 그 다음 → 이 문제가 전문의에게 의뢰해야 하는 문제인지 평가해 본다. 예: '이 문제를 저와 얘기하고 싶으세요, 아니면 이 문제를 다룰 수 있는 다른 전문가와 상의해 보시는 게 나을까요?

(오른쪽) 아니오 → 적절한 상황이라면, HIV 감염 예방 차원에서 안전한 성 관계에 대해 이야기하도록 하고, 이러한 논의는 모든 환자들과 한다는 점을 강조하라.

→ 그 다음 → 진료실의 문을 열어 놓는다. 예: '이것이 문제시된다면 저는 얼마든지 환자분과 함께 논의해 볼 의향이 있습니다.'

또한
- 진료 대기실에 환자들이 쉽게 접할 수 있도록 성 건강과 관련한 교육자료와 홍보자료를 비치해 둔다.
- 비뇨생식 전문의, 훈련된 정신과 의사 및 상담가들과 유대관계를 맺어 놓도록 한다.

그림 6.1 성적 내용에 대한 병력청취의 시기와 방법의 알고리즘

목적을 확실히 하라

의사가 대화를 시작하고 환자에 대한 정보를 얻을 때에는 목적이 뚜렷해야 하고 직설적이어야 한다. 예를 들면 다음과 같다.

> *"이 문제를 조사하기 위해서는 환자분의 대인관계에 대한 정보가 필요합니다. 그래서 환자분의 성적 관계에 대해 몇 가지 개인적인 질문을 해야 하는데 괜찮으시겠는지요?"*

또한 이런 내용을 덧붙일 수도 있다.

> *"사람들은 이런 질문에 대해 조금 부끄러워합니다. 사실 의사인 저도 때로 이런 질문을 하기가 다소 어렵습니다!"*

포괄적인 성적 내용의 병력청취를 위해 많은 정보를 수집하라

환자가 가지고 있는 현재의 문제를 얘기하게 하는 것은 병력청취의 한 단면일 뿐이다. 문제해결을 위해서는 이보다 더 많은 정보를 알아낼 필요가 있다. 추가로 알아내야 할 정보에는 다음과 같은 내용이 있다.

- 처음 성적 경험을 한 나이
- 이전 성적 행위의 형태
- 임신, 유산, 피임 또는 사용한 피임도구의 병력
- 성 관계로 인한 질병에 걸린 경험이 있는지, 여행 여부와 같은 관련 요소 찾아내기, 술과 약물 사용 여부
- 성 폭행 경험
- 정신적인 문제
- 심리성적(psychosexual) 문제(발기, 사정, 성적 욕구 감퇴, 성교 중 고통)
- 문화적, 종교적 규율의 문제

환자의 생활양식에 대해 무비판적인 태도를 보여라

성적 행위에 대해 설명하는 데에서 오는 부끄러움을 피하는 방법은 대인관계에 대한 분석부터 시작하는 것이다. 이때 환자의 성적 상대의 성별이나 대인관계의 형태를 물어보는 질문을 피하는 것이 좋다.

"정기적으로 관계 맺는 성적 상대가 있는지요?"
"몇 명의 성적 파트너가 있으셨는지요?"
"최근에 있었던 성적 접촉은 언제였는지요?"

성 관계를 동일한 사람과 가졌는지, 다른 성별의 사람 혹은 양쪽 모두와 가졌는지 등의 가정을 해서는 안 된다. 성적 행위의 형태를 알아보기 위해서 환자에게 다음과 같은 질문을 해서도 안 된다: "동성애자인가요?", "이성애자인가요?", "양성애자인가요?", 또는 "부정(unfaithful)한 사람인가요?" 이와 같은 질문은 편협한 시각이나 불쾌감을 줄 수 있다. 성적인 활동에 대해 질문하는 것보다 생활양식이나 성적 태도에 대한 질문이 더 낫다. 성적 활동에 대한 질문은 다음과 같다.

"남자와 하신 건가요? 아니면 여자와 하신 건가요? 아니면, 양쪽 다인가요?"
"일전에 남자 혹은 여자와 성 관계를 가진 적이 있으십니까?"

환자의 사적인 대인관계에 대한 질문도 환자의 성적 문제를 알아내기 위해 필요하다.

"그럼 환자분의 아내도 당신이 이러한 질병이 있는지 모르고 있겠군요. 그런데 지난주에 부인과 성 관계를 가졌다고 하지 않았나요? 만약 환자분께서 치료를 받으셨는데 부인께서 감염 증상이 있으시다면 어떻게 될까요? 부인께 무어라 말씀하실 수 있을까요?"

환자의 성적 행위에 대해 무비판적인 태도를 보여라

병력청취를 하면서 성적 행위의 특성을 환자에게 설명해 주어야 한다. 의사는 환자가 말한 다음과 같은 문장을 더 자세히 설명하도록 격려해야 한다: "함께 성 관계를 가졌어요." 이러한 답변을 유도하는 질문을 하기 위해서 다음과 같이 환자가 사용한 단어를 활용하는 것도 도움이 된다.

토빈(Tobin) 씨: 함께 잠자리에 들었어요.
로즈(Rose) 의사: 함께 잠자리에 들었을 때 무슨 일이 있었는지 말씀해 주시겠어요?
토빈 씨: 성 관계를 가졌어요.
로즈 의사: 성 관계를 가졌을 때, 질 성교였나요, 항문 성교였나요, 아니면 두 가지 다였나요?

환자들은 특정 성적 행위를 이야기하는 것이 부끄러울 수 있다. 따라서 다양한 성적 행위의 종류를 의사와 함께 이야기해보는 것이 성적 행위의 명칭을 둘러싼 오해나 부끄러움을 없애는 데 도움이 된다. 이로써 환자는 성적 행위에 대해 면담하는 것에 개방적인 태도를 보일 수 있게 된다.

> *"환자분께서 성 관계를 가지셨다고 하셨는데요. 제가 한 가지 확인해 보아도 될까요? 성 관계를 가지셨다는 것이 서로 접촉이 있었다는 것인가요? 아니면 구강 성교를 하셨다는 것인가요? 아니면 자위행위나 다른 형태를 말하는 것인가요? 어떤 성교를 하신 것인지요?"*

서로 제대로 이해하지 못한 단어에 대해서는 어떠한 가정을 해서도 안 된다. 예를 들면, 의사가 다음과 같이 질문할 수 있다.

> *"환자분께서 언급한 'rimming'은 무슨 뜻인지 정확히 이해가 안 되는데요. 이것이 무슨 뜻인지 설명해 주시겠어요?"*

또한 환자가 이야기 한 정상적인 성적 행위와 비정상적인 성적 행위에 대해서는 개인적인 의견을 제시하기보다 중립을 지키는 것이 중요하다. 환자의 말에 충격을 받았다거나 놀랐다 등의 반응은 하지 않도록 한다. 성적 경험에 대한 질문은 긍정적인 표현으로 해야 한다. 따라서 "성 관계를 가진 적이 있으신가요?"라는 질문보다 다음과 같은 형식의 질문을 하는 것이 좋다. "최근 가진 성 관계는 언제였는지요?" 왜냐하면, 이렇게 질문할 경우 더 솔직한 대답이 나올 수 있기 때문이다.

의학적 용어보다는 쉬운 단어를 사용하는 것이 좋다. 한편, 지나친 구어체나 속어를 사용할 경우 불쾌할 수 있고 전문직업성에 해가 될 수 있다. 먼저 환자가 성적 행위에 대한 단어나 신체 부위에 대한 용어를 확실히 이해하고 있는지 확인하도록 한다. 때때로 모두가 이해하고 있을 법한 용어도 오해하고 있을 수 있기 때문이다.

보건교육의 기회를 활용하라

성적 그리고 다른 의학적 문제에 대한 환자의 관심은 일반 보건교육을 위한 기회가 될 수 있다. 환자에게 의미 있고 적절한 건강생활 양식이나 행동을 장려하기 위해서는 환자의 나이와 발달 단계, 문화와 종교적인 요소도 함께 고려해야 한다.

골딘(Goldin) 의사: 환자분께서는 HIV 검사에서 음성반응을 보이셨음을 이제 아셨는데요. 지속적으로 이러한 건강을 유지하기 위해서는 어떻게 해야 할까요?

페이(Paye) 씨: 외박을 줄여야겠죠.

골딘 의사: 네, 맞습니다. 그런데, 성 관계를 갖는 동안 위험한 행동을 하지 않는 것도 중요합니다. 성 관계를 가질 때 콘돔을 사용해 보시는 것은 어떨까요?

적절한 전문가를 추천해 주어라

성적 문제를 가지고 있는 환자를 진료하기 위해서는 다양한 전문가가 필요할 수 있다. 여기에는 부인과 의사, 보건 상담가, 외과 의사, 비뇨기과

의사, 결혼과 성상담가, 정신과 의사와 심리학자 등이 포함된다.

사례 6.1

HIV에 감염되었을 것을 염려하는 기혼남성

32세의 존스(Jones) 씨는 어느 날 오후 A&E*로 내원하여 5년차 의과대학생에게 의뢰되었다. 존스 씨는 3년 전 있었던 사업차 출장 중에 한 여성과 성 관계를 가졌는데 이로 인해 자신이 AIDS에 감염되지 않았을까 걱정하고 있다. 학생의사는 환자분께 왜 이 시점에서 염려가 되는지부터 질문하였다. 아래의 상황을 읽으면서 학생의사는 환자가 성적 행위와 관계에 대해 명확히 이야기할 때까지 환자에게 중립적인 용어를 사용하고 있음을 주목하자.

존스 씨: *밤새 식은땀을 흘리고 설사를 합니다.*

학생의사: *그런 증상이 나타난 지 얼마나 되었나요?*

존스 씨: *일주일요.*

학생의사: *이전에 HIV 검사를 해보신 적이 있으신지요? 또는 다른 성병에 대해 검사를 받으신 것이 있는지요?*

존스 씨: *아니요.*

학생의사: *현재 다른 증상은 없으신지요?*

존스 씨: *잠을 잘 수가 없어서 너무 걱정이 되네요.*

학생의사: *먼저 환자분을 진찰해야 합니다. 그 다음에 실시할 수 있는 여러 가지 검사들에 대해 이야기 할 수 있을 것 같습니다. 잠시 후, 이 분야의 전문가인 의사를 모실 것입니다. 그동안 제가 몇 가지 질문을 더 하고 싶은데요. 현재 사귀고 계신 사람이 있으신지요?*

존스 씨: *저는 결혼을 했습니다. 아내는 제가 병원에 온 줄 몰라요. 그러니까 현재 제게 무슨 일이 일어나고 있는지 모르고 있습니다.*

학생의사: *부인과 성 관계를 가지시는지요?*

존스 씨: *물론이죠. 하지만, 4년 전 막내를 가진 이후로는 그다지 좋지는*

---

* 역주: 영국에서 A&E는 사고환자와 응급환자를 다루는 병원의 한 부서이다. A&E는 'Accident and Emergency' 의 약자이다.

않습니다. 그동안 여행 때 매춘부와 딱 한 번 관계를 가진 이후에는 아무도 없었어요.

학생의사: *부인과 성교를 하신 지 얼마나 되었는지 확인해 주셔야 합니다.*

존스 씨: *가끔 합니다.*

학생의사: *피임은 하시는지요?*

존스 씨: *아내가 피임약을 복용하고 있고, 우리는 항상 콘돔을 사용합니다. 아내는 섹스가 좀 지저분하다고 느껴요!*

학생의사: *부인에게 어떤 형태로든 감염이 될 만한 상황이 있었는지요?*

존스 씨: *없었을 것 같은데요. 아내는 구강 성교를 좋아하지 않거든요.*

학생의사: *그러면 매춘부와는 어떤 형태의 섹스를 가지셨나요?*

존스 씨: *성교였어요. 콘돔을 사용했죠. 하지만 콘돔에 문제가 있었는지는 기억이 안 나요. 제가 그 때 취해 있었거든요.*

학생의사: *그럼 항문 성교를 하셨나요, 아니면 질 성교를 하셨나요?*

존스 씨: *그냥 '정상' 적인 성 관계를 가졌습니다.*

학생의사: *성 관계를 가지시고 며칠 후에 이상한 증상은 없으셨는지요? 예를 들면, 음경에서 고름이 나온다든지, 쓰라리거나 가렵거나 하지는 않았는지요?*

존스 씨: *기억에 없는데요. 어쨌든 지금은 그런 게 전혀 없어요. 콘돔을 사용했을 때 AIDS에 걸릴 위험은 얼마나 되나요?*

학생의사: *콘돔을 제대로 사용만 하신다면 질병에 걸릴 확률을 확실히 줄여줍니다. 하지만 콘돔이 찢어지거나 벗겨질 경우 감염될 확률이 약간 있습니다. 가장 위험한 것은 감염된 사람이 콘돔을 사용하지 않고 항문 성교나 질 성교를 하는 것입니다. 문제는 검사를 받아보기 전이나 아주 아프지 않고서는 자신이 감염되었는지 판단할 수 없다는 것입니다. 아, 저기 스미스(Smith) 선생님께서 오시네요.*

학생의사는 면담 내용을 요약해서 스미스 의사에게 전달하였다. 환자는 의사에게 진찰을 받았고 다음날 비뇨기과를 방문하도록 진료예약을 잡아

주었다. 의사는 내일 환자에게 여러 가지 검사와 진찰을 받을 수 있을 것이라는 설명을 해주었다. 그리고 HIV 검사를 받기 전에는 전문가와 상담을 통해 검사의 결과가 줄 수 있는 영향에 대해 충분한 설명을 들을 수 있을 것이라는 안내도 해주었다. 환자는 일주일 후 A&E로 다시 내원하여 이곳 의료진에게 검사 결과 성병에 걸리지 않았음을 알려주었다. 환자의 HIV 검사는 음성으로 나타났고 수면 형태도 개선되었다. 환자에게는 안전한 성적 행위에 대한 안내 책자가 제공되었다.

사례 6.2

발기불능과 우울증에 걸린 남성 치료하기

일반외과에 내원한 마지막 환자는 기술자인 40세의 키즈(Keys) 씨였다. 임상실습 중이었던 학생의사인 테레사(Theresa)는 환자에게 휜컵(Whincup) 의사를 소개해 주었다. 환자는 염려하는 표정으로 학생의사가 없는 자리에서 의사와 면담을 할 수 있도록 요청하였다. 휜컵 의사는 학생의사는 다양한 진료경험을 해보는 것이 중요하지만 환자의 의견을 존중하겠다고 답하였다. 학생의사가 일어나 진료실에서 나가려고 하자, 키즈 씨는 학생의사가 방에 있어도 상관이 없다고 하였다. 면담은 키즈 씨의 다음과 같은 발언으로 시작되었다.

키즈 씨: 그게, 사적이고 부끄러운 일이라서 말이죠.

휜컵 의사: 비록 학생이 참관을 하고 있지만, 여기에서 나누는 대화에 대한 비밀이 철저히 보장된다는 것을 말씀드리고 싶습니다. 환자분께서 왜 부끄러운 것이라고 하셨는지 조금 더 자세히 설명해 주시겠어요?

키즈 씨: 섹스에 관한 것이라서요. 이제는 예전과 같지 않아요.

휜컵 의사: 예전과 같지 않은지는 얼마나 되었나요?

키즈 씨: 약 한 달 되었어요.

휜컵 의사: 어떤 점이 가장 많이 변화되었습니까?

키즈 씨: 어떻게 표현해야 할지 모르겠지만, 예전처럼 즐기지 않는 것 같아요.

휜컵 의사: 무엇을 즐기셨는지요?

키즈 씨: 아내와 성 관계를 갖는 거요. 이제는 못하겠어요.

휜컵 의사: 못하시겠다고요?

키즈 씨: 발기가 안돼요. 이런 말 하는 게 너무 쑥스럽네요. 그리고 제 아내에게도 너무 미안하고요.

휜컵 의사: 이 점에 대해서 부인과 얘기해 보신 적이 있나요?

키즈 씨: 아니요. 제가 가능한 한 성 관계를 피하려고 하죠.

휜컵 의사: 현재 전혀 성 관계를 갖고 있지 않으신가요?

키즈 씨: 무슨 말씀을 하시는지 알겠네요. 아니요. 전혀 없어요.

휜컵 의사: 몇 가지 질문을 드릴게요. 최근 발기가 된 적은 언제였나요? 아침에 일어나실 때 보통 발기가 되나요?

키즈 씨: 네. 주로 아침에 그렇죠.

휜컵 의사: 그 점이 중요합니다. 그리고 아주 좋은 소식이고요. 최소한 환자분의 '무기' 가 아직 고장 나지 않았다는 증거죠. 그럼 댁에서 그리고 일터에서는 무슨 일이 일어나고 있는지 말씀해 주세요.

키즈 씨: 제 아내는 제가 기분이 안 좋은 것으로 생각해요. 그러니까 우울증이 있는 것으로 이해하고 있어요. 직장 상사는 현재 병가 중입니다. 지금 5주째네요. 아내는 시간제 교사직을 그만 두었고요. 아이들은 현재 방학 중입니다. 저는 잠을 잘 자지 못하고 있고, 체중도 좀 줄었어요.

휜컵 의사: 환자분의 기분 상태를 어떻게 표현할 수 있을까요?

키즈 씨: 아마 제 아내의 말이 맞을 거예요. 우울한 것 같아요.

휜컵 의사: 예전에도 이런 기분이 든 적이 있으신가요?

키즈 씨: 대학을 다닐 때 정신과 의사를 찾아간 적이 있었어요. 왜냐하면 집을 떠난 후로 우울했거든요. 그 때 의사는 항우울제를 처방해 주었어요. 그 약이 효과가 있었는지 아니면 정신과 의사와 상담을 통해서 좋아진 것인지는 잘 모르겠네요.

휜컵 의사: 사람이 스트레스를 받거나 우울하게 되면, 평상시에 즐기던 것도 즐겁지 않게 되는 일이 많습니다. 환자분이 성적 문제가 생기는 것에는 여러 가지 원인이 있을 수 있겠네요. 여기서 유의

해야 할 첫 번째 사항은 성 관계를 갖도록 자신을 더욱 밀어붙이면 발기가 될 가능성은 더 떨어진다는 것입니다. 아마도 환자분의 몸이 지금 환자분에게 몸의 상태가 지쳐 있고 스트레스를 받고 있다고 말하고 있는 것일 겁니다. 두 번째 사항은, 스트레스와 성적인 문제가 함께 연계될 때가 많다는 것입니다. 아시다시피, 우울증, 불안감 극복 그리고 숙면을 도와줄 수 있는 약은 있습니다. 하지만 제 생각에는 약물 처방 이전에 여러 가지 상황이 환자분의 삶에 어떠한 영향을 주고 있는지 알아보도록 하죠. 저희 병원에는 성 관계와 스트레스 관련 문제에 전문가이신 심리학자가 계십니다. 혹시 만나보실 의향이 있으신지요?

키즈 씨: 도움이 될 것이라고 생각하신다면요.

휜컵 의사: 저는 도움이 되실 거라고 확신합니다.

심리학자는 키즈 씨를 위해 스트레스 감소와 긴장 이완 프로그램을 설계해 주었다. 성적인 문제는 마스터즈와 존슨(Master' s and Johnson) 기법을 활용하여 다루어졌으며, 키즈 씨가 아내와 성 관계를 반드시 해야만 한다는 압박감을 없애주는 데 주력하였다. 그리고 삽입하지 않는 성적 행위를 즐길 수 있는 방법을 배우는 데 초점을 두었다. 키즈씨는 이러한 치료 과정 중에는 발기가 가능했다고 얘기했지만, 아내와 함께 프로그램에 참여하는 데에는 동의하지 않았다. 그의 성적 행위와 직업 관련 스트레스에서는 개선의 조짐이 보였다. 반면, 키즈 씨는 여전히 우울했기 때문에 의사는 항우울제를 처방해 주었다. 8주 후 모든 문제가 해소되었다.

요점

- HIV와 C형 감염과 같이 대두되는 의학적 사회적 문제는 환자들과 함께 다루어야 하는 매우 복잡하고 민감한 주제일 수 있다.
- 문화적인 금기사항, 환자를 불쾌하게 만들 수도 있다는 두려움, 성적 문제를 다룰 수 있는 상담 기술의 부족 등은 의료 상황에서 개방적으로 성적 문제를 다루는 데 걸림돌이 될 수 있다.

- 편협한 고정관념을 갖고 있을 경우, 사람의 생활양식이나 행동에 대해 잘못된 가정을 할 수 있다.
- 성적인 문제는 반드시 다른 관계에도 영향을 준다.
- 환자의 성적 문제를 상담하는 데 도움이 될 수 있는 특별한 기술은 습득될 수 있다.
- 성적 문제를 다루는 데 있어서 해야 하는 것과 하지 말아야 하는 것은 다음과 같다.
  - 목적을 가지고 면담한다.
  - 섣불리 가정하지 않는다.
  - 고정관념을 갖지 않는다.
  - 질문을 한다: 사람을 판단하지 않는다.
  - 환자가 쓰는 용어와 단어를 활용한다.
  - 전문가다운 모습을 지킨다.
  - 성적 관계를 명확히 한다.
  - 이해하지 못하는 용어나 행동이 있을 때에는 질문한다.
  - 생활양식을 물어보기보다 성적 행위에 대해 질문한다.
  - 비밀보장과 사생활 보장을 약속한다.

| 읽을거리 |

Bor R, Miller R, Latz, M, Salt H 1999 Counselling in health care settings. Cassell, London

Merrill J, Laux L, Thornby J 1990 Why doctors have difficulty with sex histories. Southern Medical Journal 83: 613–617

Miller D, Green J 2002 The psychology of sexual health. Blackwell Science, Oxford

Ross M, Channon-Little L 1991 Discussing sexuality. McLellan & Petty, Sydney

Vollmer S, Wells K 1988 How comfortable do first-year medical students expect to be when taking sexual histories? Medical Education 22: 418–425

7장

문화적 배경이 다른 환자와 의사소통하기

Zack Eleftheriadou

문화의 차이와 인종 문제의 중요성

문화적 배경이 서로 다른 의사와 환자 간의 의사소통은 동일한 문화 배경을 가진 환자와의 의사소통에서는 볼 수 없는 문제점을 낳을 수 있다. 타 문화권에서 온 환자는 자신이 거주하는 나라만 생소한 것이 아니라 익숙치 않은 병원 환경도 접하게 된다. 병원은 환자가 경험한 문화와는 다른 문화적 가치와 경험을 제공할 뿐만 아니라 다른 언어를 사용할 경우도 있다. 타 문화 환경에서 질병을 갖게 된다는 것은, 특히 환자의 모국어를 하는 사람이 없을 경우 환자에게 상당한 이질감을 느끼게 해준다.

잠깐!
생각해보기

당신이 신체적으로 건강하지 못하고 어디가 잘못되었는지도 모른다고 상상해 보라. 의사를 찾아가 봐야 할 것 같아서 가장 가까운 병원을 찾았다. 익숙하지 않은 건물에 들어섰는데, 어디로 가야 할지 모르는 상황이다. 모든 이정표는 다른 나라 언어로 되어 있다. 방송이 들리기는 하지만 이해할 수 없는 말이 나온다. 그러나 당신은 지금 긴급히 누군가와 접촉을 해야 하는 상황이다. 어떤 기분이 들겠는가? 이 상황에서 어떻게 하겠는가?

다음 사례는 타 문화 출신의 사람들과 의사소통하는 데 있을 수 있는 문제점들을 이해하는 데 도움이 될 것이다.

사례 7.1

병원을 방문한 아시아계 샤 부인

샤(Shah) 부인은 주치의로부터 병원 외래 진료소를 방문하도록 의뢰받았다. 샤 부인은 남편과 함께 병원에 도착했고, 간호사가 진료실로 들어오라고 안내해 주었다. 남편은 부인과 함께 들어가려고 일어섰지만 간호사는 남편이 동행하지 않아도 된다고 말하였다. 이 말에 샤 씨는 화가 났고 의사에게 직접 이야기를 하겠다고 나섰다. 의사는 샤 부부가 전통적인 의상을 입고 있었고 이들의 영어 실력이 서투르다는 것을 발견하였다. 의사는 샤 씨가 왜 화가 났는지 그리고 왜 부인과 함께 진료실에 들어오길 원했는지 궁금하였다. 의사는 타 문화권에서 온 사람들을 진료하는 것이 종종 불편했다.

의사-환자 관계에서 문화의 역할

모든 의료 상황에서 효율적인 의사소통을 하기 위해서는 환자의 문화적 배경을 알아야 한다. 문화란 양육과 개인적 경험을 통해 형성되는 생각, 가치, 신념, 관습, 행동으로 정의할 수 있다. 문화적 배경이 다른 환자들과 의사소통을 할 때에는 다른 어떤 요소보다 사용하는 언어, 의복, 성별, 가족 관계, 그리고 질병에 대한 태도 등에 의해 문화적 차이가 현저하게 드러난다.

의사는 환자와 다른 문화적 시각과 의료의 개념을 가지고 있을 수 있다. 임상 상황에서는 환자의 시각을 고려해야 하지만, 의사가 환자의 배경에 대해 가지고 있는 많은 가정을 바탕으로 환자를 대해서는 안 된다. 예를 들어, 샤 부인 사례의 경우 그녀가 인도 사람이고 영어가 서툴다는 이유 때문에 영국의 문화에 익숙하지 않다는 가정을 해서는 안 된다. 또한 의복이나 언어의 차이가 있다고 하여 반드시 생각이나 가치가 다르다고도 할 수 없다. 의사는 환자의 의상이나 언어가 아닌 환자가 가지고 있는 기대, 생각, 신념이 무엇인지 파악해야 한다.

이러한 내용을 파악하기 전에 의사는 먼저 서로 다른 문화권 사이에 문제가 될 수 있는 점들을 제시하면서 이것이 왜 의사소통의 문제로 이어질 수 있는지를 환자와 이야기해보는 것이 좋다.

잠깐! 생각해보기

의료 상황에서 발생하는 많은 사건, 과정, 일상이 환자들에게는 생소하거나 이질적으로 다가올 수 있음을 고려하도록 한다. 그 다음, 이 중 환자에게 불안감을 줄 수 있는 요소들은 무엇인지 고려한다.

병원에서 문화 차이로 인한 문제가 발생할 경우, 의료진은 환자의 시각을 이해하려고 노력하고 환자가 처한 어려움에 대해 편안하게 이야기 할 수 있는 자세를 갖는 것이 중요하다. 때로 타 문화권에서 온 환자로 인해 진료 자체가 어려워질 때가 있다. 아래의 목록은 타 문화권의 환자들의 진료 상황과 관련 있는 내용들이다. 그러나 이 사항이 결코 의사로써 타 문화권 환자에 대해 모든 것을 알아야 한다는 것을 의미하는 것은 아니다. 그러나 의료 활동에서 현존하는 문화적 차이를 인식할 필요는 있다.

호칭

- 환자의 이름을 제대로 파악한다.
- 평상시 사용하는 자신의 성(性)과 실제 성이 다른지 확인한다.
- 환자의 다른 가족들이 환자와 다른 성을 쓸 수 있기 때문에 부인의 이름을 말할 때 남편의 성을 이용해서는 안 되며 그 반대인 경우도 마찬가지이다. 예를 들어, 힌두어에서는 '이모'와 '삼촌'을 지칭하는 단어가 네 가지나 된다. 반면, 뱅갈어에서는 명사와 대명사의 성 구분이 없다. 따라서 '그'와 '그녀'를 지칭하는 말을 구분 없이 교차적으로 사용할 수 있다.
- 환자와 친밀한 관계가 형성되기 전까지는 정중하게 호칭하도록 한다. 문화에 따라 연장자들에게는 존중의 의미로 존칭을 공손하게 사용하는 곳도 있기 때문이다.

환자에게 의미 있는 사람 찾아내기

- 환자와 병원을 같이 온 사람들은 누구인지 파악한다.

- 동반한 사람이 의학 면담을 하는 동안 환자와 함께 하기를 원하는지 물어본다. 예를 들어, 앞의 사례에서 샤 씨는 집안의 가장으로서 아내의 문제점을 의사에게 설명해 주고 의사의 설명을 직접 듣기를 원했다.
- 면담을 할 때 몇 명의 보호자가 함께 참여할 수 있는지 파악한다.

음식과 다이어트

- 환자가 따르고자 하는 식습관이 있는가? 예를 들면, 이슬람교 환자의 경우 돼지고기를 먹지 않으며, 돼지고기를 부정한 것으로 본다.
- 환자가 채식주의자는 아닌지, 그 정도가 어떠한지 파악한다.
- 환자가 음식을 제공받을 때 지키는 규칙은 없는가? 예를 들면, 이슬람교 환자들은 오른손만 깨끗한 것으로 생각하기 때문에 왼손으로 접대한 음식은 먹지 않는다.
- 환자를 위해 가족들이 음식을 가져올 수 있는가?

종교

- 환자에게 종교가 있는지, 신실한 교도인지 물어본다.
- 병원에 입원해 있는 동안 예배에 참석하고 싶은지, 어떤 예배에 드리고자 하는지, 그리고 얼마나 자주 해야 하는지 물어본다.
- 필요한 경우, 수혈이나 낙태 등에 영향을 미칠 수 있는 환자의 종교적 시각을 파악하도록 한다.

위생과 돌봄

- 목욕을 하는 데 있어 특별한 주문사항이 있는가? 예를 들어, 시크교 문화에서는 사망한 사람을 씻을 때 반드시 동일한 성별의 사람이 해야 한다.
- 성별이 다른 의사나 간호사 앞에서 옷을 벗어야 하는 상황에 대해 환자가 어떻게 느끼는가?

- 환자가 머리카락을 자르거나 몸의 털을 깎는 것에 대해 거부하는가?

복장

- 신체 중 특정 부분을 가리고 있어야 하는 곳이 있는가? 예를 들면, 보수적인 이슬람교 여성들은 손을 제외한 모든 신체 부위를 항상 가리고 있어야 한다.
- 머리나 몸에 걸친 장신구가 종교적 의미가 있는 것인가?
- 의상이 특별한 의미를 갖고 있는 것인가?

누가 문화적 차이의 문제를 제기해야 하는가?

의학 면담에서 환자나 의사 중 누가 문화적 또는 인종 문제를 거론해야 하는지에 대한 논쟁이 있다. 그러나 결과적으로 이러한 문제에 대한 논의는 회피하기 십상이다. 최근, 타 문화권에 대한 교육이 개선되고 있다. 그 결과 의료 전문가들은 환자의 문화적 배경에 대해 더 많은 관심을 갖게 되었다. 면담을 하는 데 있어 문화적 차이에 대한 문제가 중요하다면, 환자는 일정한 시간이 지났을 때 이에 대한 이야기를 직접 또는 간접적으로 꺼낼 것이다. 예를 들어, 만약 환자가 자신의 문화적 배경이 고려되지 않아 불쾌하다면, 치료에 응하지 않거나 진료 시간을 어길 수도 있다. 이러한 상황은 환자가 자신의 요구가 제대로 충족되고 있지 않다는 것을 간접적으로 표현하는 것이다. 샤 부인 사례의 경우 의사는 다음과 같은 사항들을 짚고 넘어가야 한다.

- 환자의 문화권에서는 남자 의사와 단독으로 남겨지기보다 남편이 동행하는 것이 더 바람직한 것인지의 여부
- 환자가 주저하는 것이 문화적인 이유가 아닌 다른 원인이 있는 것인지 파악

이 때 의사는 두 사람 모두를 개별적인 공간으로 불러 남편이 동행해야 하는가에 대한 논의를 할 수 있다.

의사: 두 분이 함께 오시겠어요?
샤 부인: 네. 제 남편이 저와 같이 의사 선생님이 하시는 말씀을 들어야 나중에 제가 무엇을 해야 하는지 알려줄 수 있거든요. 저는 혼자 있고 싶지 않아요. 병원에 가자고 설득한 사람도 남편이거든요.

위 면담은 처음부터 문화적인 요소가 현존하고 있음이 자명하다. 그러나 환자가 암시만 해주고 직접적으로 말하지 않을 경우 의사는 환자가 개방적인 대화를 할 수 있도록 유도해야 한다. 만약 의사가 문화적인 문제를 면담 주제의 일부로 허락한다고 하여도, 이것이 의학적 면담에 방해가 될 확률은 거의 없다. 환자가 문화적 차이에 대한 언급을 암암리에 하거나 피하는 데에는 몇 가지 이유가 있다.

- 환자는 의사가 이러한 언급에 대해 화를 내거나 비판하거나, 문제의 심각성을 이해하지 못할 것이라고 생각하여 두려워할 수 있다.
- 환자는 의사가 자신의 문화적 배경에 대해 얼마나 이해하고 있는지 알지 못하고, 의사가 이를 심각하게 생각해 줄지 알 수 없다. 그리고 진료에 대한 자신들의 선호를 드러내는 것이 의사의 문화와 실력을 모욕하는 것으로 비칠지도 모른다는 두려움이 있을 수 있다. 그리고 그러한 모욕이 진료에 나쁜 영향을 미칠지 모른다는 우려가 있다.
- 어떤 문화에서는 의사라는 직책이 사회적으로 매우 높은 직책이어서 그 권위에 절대 도전할 수 없다.
- 어떤 환자는 자신들이 타지에 와서 낯선 문화에서 진료를 받아야 한다는 사실에 화가 났음에도 불구하고 그러한 불편한 심기를 의사에게 드러내는 것을 두려워할 수 있다.

의사가 문화적 차이의 문제를 거론하는 것이 왜 어려운가?

- 인종차별주의자나 문화적 문제에 대해 편견을 가지고 있는 사람으로 보일 것에 대한 두려움
- 문화적 주제에 대한 논의를 할 때 느끼는 부적절함과 경험 부족
- 환자의 문화에 대해 알고 있는 지식 부족
- 오해의 여지에 대한 두려움
- 자신이 제시하는 것이 문화적으로 수용될 수 없을 것에 대한 두려움
- 환자의 특정 문화적 배경에 대한 불확실성. 예: 환자가 이민자인지 다수민족의 문화에서 태어나고 자랐는지, 그리고 어떤 다수민족의 문화에서 자랐는지 불분명할 때

문화적 차이에서 오는 의사소통의 장애물 (표 7.1과 7.2)

문화적 가치

환자는 의료진과 다른 가치, 규범, 신념, 행동 양식을 가진 문화적 배경을 가지고 있을 수 있다. 각 문화가 가지고 있는 개념에 대한 이해와 풍습, 의식을 공유하는 것은 다른 집단과의 의사소통을 수월하게 해준다. 그러나 타 문화권의 사람들과 의사소통을 할 때에는 고유한 문화 풍습과 의식이 장애물이 되기도 한다. 가족 구조, 결혼, 출산, 양육, 그리고 일반적으로 사회적 관계를 맺는 데에 있어 문화적 차이가 있을 수 있다. 어떤 문화는 공동체의 정체성보다 개인의 정체성을 더욱 중시 여기고 어떤 문화는 그 반대의 경우이다. 우리가 가지고 있는 타 문화에 대한 고정관념은 너무나 편협하여 모든 환자가 동일한 방식으로 생각하고 행동하길 기대한다. 예를 들면, 모든 뱅갈리(Bengali) 여성들은 남편들을 통해 이야기 하거나 다른 남성 친족을 통해서만 남성 의사와 대화할 수 있다고 생각한다. 많은 뱅갈리 여성들에게 있어 이것이 사실일 수 있지만, 다른 시각을 가지고 있

표 7.1 환자와 문화적 차이에 대한 의사소통 시 참고할 수 있는 조언

- 자신이 갖고 있는 가치를 인식하고 이를 환자에게 강요하지 않도록 한다.
- 환자가 사회의 다수집단에 속한 문화적 배경을 갖고 있을 때 환자의 문화적 배경에 대해 파악하도록 한다.
- 어떠한 문화적 차이가 치료에 영향을 줄 수 있는지 파악한다.
- 환자에게 두 사람이 갖고 있는 문화적 차이를 존중함을 알린다.
- 서로 동일한 생각이나 기대를 갖고 있는지 파악하고, 공유하는 생각이 있다면 거기서부터 대화를 확대해 나가도록 한다.
- 자신에게 익숙하지 않은 문화적 풍습에 대해 개방적인 태도를 갖는다.
- 환자에 대한 의료의 질에 영향을 주지 않는 선에서 문화적 차이를 수용하도록 한다.
- 환자에게 최고의 치료를 제공하도록 노력할 것임을 약속하지만, 문화적인 문제에 있어서는 전문가가 아님을 밝혀둔다.

표 7.2 문화적 차이에 대한 의사소통 시 해야 할 것과 하지 말아야 할 것

해야 할 것

- 개방적인 질문을 사용할 것
- 필요한 경우에만 인종과 문화적 배경의 차이에 대해 논의할 것
- 불명확한 내용에 대해서는 그 어떤 것이든지 솔직하게 얘기할 것
- 문화적 차이를 존중할 것

하지 말아야 할 것

- 불명확한 문화적 차이에 대해 이해하는 척하지 말 것
- 문화적 차이에 대해 비판적인 태도를 보이지 말 것
- 환자의 문화적 배경이 질병이나 치료 결과에 좋지 않은 영향을 미칠 것이라고 가정하지 말 것
- 처음 면담 시 문화적인 차이의 문제가 드러나지 않을 경우 적절한 시기가 되면 자동적으로 드러날 것이므로 당장은 그다지 중요한 문제로 다루지 말 것

는 여성들도 있을 수 있다. 부모 혹은 연장자들이 사회에서 가장 존경받는 집단이어야 하는 문화권에서는 젊은 사람이 나이가 많은 사람을 대할 때 갖추어야 할 명확한 규범이 존재할 수 있다. 이러한 문화적 배경을 가진 환자의 경우 의사-환자의 관계에서 이러한 점이 확연히 드러나는데, 그 이유는 권위 있는 사람의 제안에 감히 도전할 수 없기 때문에 의사가 제안하

는 모든 사항에 순수하게 응할 것이기 때문이다. 마무다(Mahmooda)의 사례(사례 7.2)는 환자가 다른 가족 구성원과 어떠한 관계를 형성하고 있는지가 매우 중요함을 보여주고 있다.

환자의 문화적 배경을 이해하는 것이 중요함을 보여주는 또 다른 예시는 일본의 가정적 배경을 가진 환자와 면담을 할 때이다. 면담 중 의사는 4세인 환아가 아직도 부모와 함께 잠을 잔다는 사실을 알았다. 이 때 의사의 첫 번째 과제는 이러한 점을 '문제행동' 으로 보기 이전에 이러한 현상이 일본에서는 통상적인 것인지를 확인하는 것이다(왜냐하면 이러한 일은 서구사회에서는 일반적이지 않기 때문이다).

"아이가 항상 환자분과 같이 잤나요?"
"일본 사회에서는 아이가 부모와 같이 자는 것이 통상적인 것인지요?"

만약 면담 중 문화적인 정보를 얻어야 한다면, 환자에게 자국의 문화적 풍습을 설명해줄 수 있는지 물을 수 있다. 예: "환자분의 가족들은 중매결혼을 하나요?" 이와 같은 방식의 질문은 환자를 한 개인으로 존중해 주는 것이다. 사람에 따라 자신의 전통적인 문화적 풍습을 일부 받아들일 수 있고 그렇지 않을 수 있기 때문에 그들의 문화적 배경만 보고 모든 환자들이 동일한 행동양식을 보일 것이라고 가정해서는 안 된다. 예를 들어, 이슬람교 중국인, 불교 중국인, 현대식 중국인들은 비록 동일한 기본 사상을 공유하지만 사망한 사람의 몸을 어떻게 다루느냐에 있어 현저하게 상이한 태도를 보인다.

인간 발달

인간 발달의 각 시기는 문화적 사고와 풍습에 의해 결정된다. 예를 들어, 영국에서는 '사춘기' 란 어느 특정 인간 발달 시기로, 이 시기에는 특정 경험과 갈등과 관심사와 목표가 있다. 또 다른 문화에서 사춘기는 다른 시기에 시작할 수 있고 그 특성 또한 다르게 이해될 수 있다. 예를 들어, 이태리 사춘기 소녀가 같은 나이의 영국 소녀와 동일한 갈등을 갖고 있다고 할 수 없다. 왜냐하면 인간 발달 단계는 문화에 따라 다르기 때문이다. 따라서 환자의 개인적인 경험은 면담을 통해 점차 알아가야 한다.

질병, 간호, 치료

각 문화는 효과적인 의학 치료, 건강과 돌봄에 대하여 다른 시각을 갖고 있다(Brislin 1993 참조). 모든 환자들은 자신들이 질병을 어떻게 얻게 되었으며 어떠한 돌봄과 치료가 필요한지에 대해 나름대로의 의견이 있을 것이다. 의학 면담을 시작하기 전에 환자의 이러한 시각을 미리 파악하면 도움이 된다. 의사로서 환자와 공통적으로 생각하고 있는 것이 무엇인지 알고 있어야 하는데, 그렇지 않으면 환자는 의사를 오해하거나 의사가 환자 자신의 개인적 생각과 문화적 관습을 고려하지 않는다고 생각하여 불쾌해할 수 있다.

우리는 질병에 따라 그 원인을 각기 다른 곳에서 찾을 수 있다. 유럽을 여행한 아프리카 사람은 자신이 HIV에 감염되었다는 사실에 매우 큰 충격을 받았다. 이 환자는 HIV는 '백인 사람들의 질병' 이라고 믿고 있었기 때문이었다. 진단 결과가 나온 후 그는 그가 병에 걸린 것이 하나님이 벌을 내리신 것이라고 믿었고, 자신이 죽어야 하는 것이 하나님의 뜻이라면 어떠한 치료도 받을 이유가 없다고 생각하였다. 이 사례의 경우, 의사는 환자의 신념을 의사 자신의 것과 일치시키기는 매우 어려울 것이다. 그러나 환자의 종교적 시각을 존중하면서 병원에서 어떻게 최선의 도움을 줄 수 있는지에 대해 함께 논의해볼 수는 있는 것이다. 또한 환자가 허락한다면, 환자와 동일한 문화권 출신이면서 환자의 HIV 질병에 대한 시각을 이해해주고 정신적 지원이 될 수 있는 지원자를 찾아보는 것도 적절한 조치일 것이다.

언어

언어는 문화 간의 의사소통 문제에서 발견되는 가장 중요한 요소이다. 환자가 해당 문화의 언어를 잘 구사할 수 있다고 하더라도 언어에는 뉘앙스,

은유, 관용구 표현, 비언어적 신호 등이 있고, 이러한 것이 그 언어를 모국어로 하지 않는 사람들에게 오해나 혼란을 가져온다. 말에 대한 오해는 의사-환자 관계에 치명적인 악영향을 줄 수 있고 환자의 의료에도 심각한 문제가 된다. 영어를 전혀 모르거나 거의 모르는 환자를 진료할 때에 어떤 의사들은 다양한 언어와 영어 해석이 쓰여 있는 단어 카드를 사용하기도 한다. 환자의 모국어의 단어카드를 찾으면 이에 해당하는 영어단어를 의사가 읽어주는 것이다. 예를 들어, 환자가 '슬프다' 는 것인지 '우울하다' 는 것인지 아니면 '화가 난다' 는 것인지 구별하기 위해 단어장에서 해당 카드를 찾는 방식이다. 이러한 카드시스템은 통역사를 구하기 힘들거나 통역사가 있어도 더 명확한 의사소통을 하기 위해 활용될 수 있다. 또한 카드는 제3자를 통한 것이 아닌 의사와 환자가 직접적으로 대화할 수 있게 해주는 장점이 있다.

의사의 문화적 배경

서로 다른 문화적 배경을 가진 환자들을 진료하기 위한 핵심 문제점들을 요약하면 다음과 같다.

- 환자에게 중요하지 않고, 오해의 소지가 일어나지 않는 이상 문화적 또는 인종 차별의 문제를 거론하지 않는 것이 좋다.
- 환자와 동일한 문화적 배경을 가졌거나 같은 인종의 의사가 환자를 진료해야 의사소통이 잘 되고 치료에도 유익하다고 생각하는 잘못된 신념을 가지고 있을 수 있다. 이것이 몇몇 환자들에게는 사실일 수 있지만 그 외 환자들에게는 문화적 배경이 장애가 되지 않을 수도 있고, 치료와는 상관이 없을 수 있다. 따라서 환자는 자신이 진료받고 싶은 의사와 치료 방법을 선택할 수 있어야 한다. 이를 위해 의사는 다음과 같은 질문을 할 수 있다.

  "환자분과 동일한 문화권의 의사와 진료하시는 것이 더 편하실 것 같나요?"

"환자분의 문화(혹은 환자분의 모국어)를 이해하지 못하는 사람과 이야기를 하는 것이 얼마나 힘들지 이해가 갑니다. 환자분께서 병원에 계시는 동안 환자분의 문화에서 행해지는 치료 형태에 대한 정보를 주시면 도움이 될 것 같습니다."

의사는 환자와 의사소통에 문제가 있다는 것을 인식하고 이를 극복하기 위해 노력해야 한다. 반면, 어떤 환자들은 자신과는 다른 문화적 배경을 가진 의사를 선택하기도 한다. 이러한 환자들은 환자의 문화적 배경에서는 용납할 수 없는 방법으로 질병을 얻게 되었을 경우가 많다. 또 다른 환자들에게는 동일한 문화적 배경을 가진 의사보다 동일한 성별을 가진 의사가 더 중요한 요소일 수 있다. 때로는 의사와 환자 간의 공통점을 맞추는 것이 오히려 집단 간의 고정관념을 더욱 악화시키는 결과를 가져올 수 있다. 또한 만약 환자가 동일한 문화적 배경의 의사와 연결되었을 경우, 사람들은 의사가 환자와 동일한 가치를 공유하고 있을 것이라고 기대할 수 있다. 그러나 그가 다른 문화적 체계에서 의학교육을 받았을 경우 의사를 곤란한 상황에 처하게 할 수 있다.

- 환자와 의사들은 서로 다른 문화적 배경을 가졌더라도 효율적으로 의사소통을 할 수 있다. 환자와 의사가 문화적 격차가 클 경우, 서로 대화가 잘 이루어지지 않을 것이라고 생각하는 경향이 있다. 이러한 신념은 환자를 어떻게 다룰지 몰라 의료진이 소수민족 환자들을 회피하는 현상을 낳을 수 있다. 사실, 차이라는 것이 항상 장애가 되는 것은 아니다. 서로의 차이는 보완적인 의료를 행하는 건설적인 방법으로 활용될 수도 있다. 환자가 자신이 살고 있는 나라의 의료 행위에 대해 잘 알고 있을 수도 있기 때문에 치료에 있어 문화적 시각을 뛰어 넘어서는 생각을 하고 있을 수 있다.

문화적 차이 문제에 대한 논의를 위한 지침

상황

잠깐! 생각해보기

의과대학에 입학한 첫 날을 떠올려 보자. 학교 안의 길을 찾아다니는 기분이 어떠했는가? 모르는 사람들을 대해야 할 때 어떻게 했는가? 자신과 동일한 상황에 처한 동료들을 볼 때 어떠했는가?

익숙하지 않은 분위기와 병원 사람들은 환자를 더 불안하게 할 수 있다. 이러한 환자의 기분을 이해해주는 것이 중요하고, 환자들이 공공장소에서 호출되지 않도록 유의해야 한다. 환자는 치료에 대한 개인적인 기대치가 있을 것인데, 이는 상황에 따라 달라질 수 있다. 예: 개인 외과병원에서의 분위기와 종합병원의 입원환자들이 갖는 기대치는 다를 것이다. 환자에게는 치료 과정에 대한 자세한 설명을 해주어야 불안감을 감소시킬 수 있다.

소개하기–면담의 시작

소수민족 출신의 환자들에게는 의사들이 의사소통을 달리한다는 보고가 있다. 이는 소수민족 환자들이 영어를 유창하게 하지 못하고, 다수민족 사람들보다 지적 수준이 낮다는 생각이 있기 때문이다. 또한 영어를 잘하는 환자들에 비해 직접적인 정보를 많이 주지 않아 더 많은 불안감과 의문점을 조성하기도 한다.

의사는 환자들이 선호하는 호칭으로 불러주는 것이 중요하며 제3자의 호칭을 사용하여 비인격화하지 않도록 주의해야 한다(예: '아시아계 신사분'). 어떤 문화에서는 성으로 호칭하는 것이 무례할 수도 있다. 따라서 의사는 다음과 같은 질문을 할 수 있다〉

"환자분의 성함이 ____? 제가 제대로 발음했나요?"
"호칭을 어떻게 해드릴까요?"

환자의 성명이 기록에 제대로 쓰여 있는지 확인하고 정확한 발음을 확인하도록 한다. 외국 이름은 발음하기조차 어려울 때가 있다. 그렇다고 이름 부르는 것을 시도해 보지 않는 것은 환자에 대한 관심의 부족으로 비쳐질 수 있다. 소수민족이 많은 지역의 병원에서는 소수민족 문화권에서 사용하는 이름체계를 정리한 인쇄물을 갖고 있는 것이 좋다. 예를 들어, 이슬람교와 힌두교의 이름체계는 서구 유럽인들이 사용하는 것과 다르기 때문에 병원 기록에 혼란을 빚을 수 있다. 이슬람교 문화에서는 상속되는 이름들이 있다. 예를 들어, 동남쪽 아시아계 이슬람교도의 경우 부인의 이름과 다른 이름을 가질 수 있다. 그의 이름이 모하메드 이샥(Mohammed Ishak)이라고 한다면 앞 이름은 종교적인 명칭이고 뒷 이름이 개인 이름으로 간주된다. 이름의 순서가 이렇게 적히는데, 성이 없는 경우가 많다. 여성 이슬람교도의 경우에도 2개의 이름을 갖는다. 그러나 남성이 사용하는 구조와 다르다. 예를 들면, 파티마 비비(Fatima Bibi)라는 이름의 여성의 경우 앞의 이름이 개인 이름이고, 뒤에 붙는 이름은 '미스(Miss)' 나 '마담(Madam)' 에 해당되는 호칭이다. 만약 번역을 한다면, '미세스 비비(Mrs Bibi)' 는 '부인(Mrs Wife)' 이라는 뜻이 된다. 그러나 이슬람교에서는 그들의 개인 이름을 성으로도 사용한다. 이는 이슬람교도가 아닌 사람들과의 용이한 의사소통을 위한 것이다.

의사소통은 유럽과 미국의 방식인 직접적인 질의응답이 아닌 간접적인 방법으로 해야 할 필요가 있다. 유럽인과 미국인은 직접적인 대화 방식에 익숙하겠지만, 다른 나라 출신의 환자들은 의사가 곧바로 면담을 시작하고 환자의 가족에 대해 구체적인 질문을 하는 것에 이상하게 느낄 수 있다. 이러한 이유 때문에 환자에게 어떻게 진료할 것인지 명확하게 설명해 주는 것이 중요하다.

> *"환자분의 건강에 대해 몇 가지 질문을 해야 합니다. 제가 질문하는 내용에 대해 '네' 또는 '아니오' 로 답해 주시면 되겠습니다. 그 다음에 환자분이 치료 과정이 어떻게 개선되고 있는지 알아보고 환자분이 궁금한 점에 대해 얘기해 보도록 하겠습니다."*

관련된 심리학 정보 습득하기

실제적인 기초 생의학 정보는 환자의 문화적 배경에 대해 더 많은 질문을 할 수 있는 단서를 제공한다. 즉, 환자가 어떤 문화적 배경에서 태어나고 자랐는지, 아니면 정착한 지 얼마나 되었는지, 잠시 거주하고 있는 것인지 또는 영구적으로 주재할 생각인지를 알아볼 수 있다. 환자가 이주민이거나 잠시 거주하고 있다거나, 특정 국적을 가졌다고 가정하기에 앞서 의사는 다음과 같은 질문을 던져야 한다: "어디서 태어나셨는지 알려주시겠어요?"

의사는 환자의 문화적 배경에 섣불리 의미를 부여하기보다 자신이 익숙하지 않은 문화에 대해 개방적이고 탐색적인 태도를 보이는 것이 좋다. 예를 들어, 정기 회진 중에 그리스-사이프러스 출신의 임신부가 금식을 하고 있다는 사실을 알게 되었다. 이 정보로 인해 의사는 의학적인 조언을 주기 이전에 왜 그녀가 균형적인 음식 섭취를 하지 않는지 이해하려고 노력할 수 있다.

환자: 지난 10일간 금식하고 있는데 몸이 허약해진 것 같아요.
의사: 왜 금식을 하고 계신지 잘 이해가 안가는데요?
환자: 왜냐면 이번 주말이 그리스 부활절이거든요.
의사: 그 절기에 대해 좀더 설명해 주시겠어요? 저는 우리가 지키는 부활절과 그리스 부활절이 다른 시기인지 몰랐는데요!

의사는 현재의 문제와 연관되는 문화적 요소에 초점을 맞추어 대화를 하도록 한다. 위 사례의 경우, 의사는 환자가 얼마나 더 금식을 할 계획인지 알아보고 그 다음 환자가 수용할 수 있는 음식을 제안하여 환자의 금식 계획에 차질을 주지 않는 방향으로 제안하는 것이 좋다.

환자가 문화적 선호도에 관한 정보를 개방했다면, 의사는 그러한 정보가 환자에게 어떠한 의미가 있는지 파악하도록 한다. 특히, 환자가 입원을 해야 하는 상황이라면 더욱 그렇다(표 7.1). 의사는 다음과 같은 일반적인 질문을 할 수 있다.

"치료에 대해 궁금하신 점이나 통원치료(또는 입원) 시 질문 사항은 없으신지요?"
"저는 간혹 환자분과 특별한 문화적 차이가 있는지 의문스러울 때가 있습니다. 그러니 환자분께서 제게 도움이 될 만한 것이 있다면 알려 주셔야 합니다."

어떤 문화적 진료 행위는 바쁜 병원 일상에서 고려될 수 없는 상황일 수 있다. 따라서 환자에게 이러한 경우 일차적으로(예를 들면, 간호사와) 더 많은 대화가 필요하다고 알려주어야 한다. 만약 문화적 특성을 진료에 고려할 수 없는 상황이라면, 환자에게 미리 설명해 주어 오해가 없도록 해야 한다.

환자가 가지고 있는 질병에 대한 생각 탐색하기

앞서 언급한 바와 같이 환자들은 질병의 원인에 대해 자신들만의 생각이 있다. 의사는 환자에게 질문하여 환자의 생각을 이해하도록 노력할 수 있다(표 7.3). 질문에 대한 답은 환자의 문제에 대한 통찰력을 줄 수 있고 치료에 적절한 제안을 할 수 있도록 도와준다(Gardliner 외 1998 참조).

환자의 치료에 대한 기대 탐색하기

의사는 다음과 같은 질문을 던질 수 있다.

"어떤 치료를 받으실 것이라고 생각하시는지요?"
"치료를 통해 무엇을 얻을 수 있을 것이라고 생각하시는지요?"

질병과 이에 대한 치료는 환자의 신념과 의사의 전문성을 모두 고려하여 설명되어야 한다. 만약 문화적 차이를 수용할 수 없을 때에는 의사가 이와 같은 상황을 파악하고 환자의 신념이 무시되는 것이 아님을 명확히 설명해 주어야 한다. 결국, 환자들은 어떤 종류의 치료를 할 것인지를 선택할 수 있다. 예를 들어, 라마단 기간에 한 이슬람교 환자가 종교적 축제가 끝

표 7.3 환자의 질병, 간호, 치료에 대한 시각을 파악하기 위한 지침

지침 내용	질문
질병, 간호와 치료에 대한 개인적 시각을 파악한다.	어떤 느낌이 드셨는지 설명해 주실 수 있는지요? 어떤 종류의 치료가 도움이 될 것이라고 생각하시는지요? 저희가 치료를 어떻게 진행해야 할까요?
환자가 질병을 내부적인 요소(생리적, 심리적) 혹은 외부적인 원인(예를 들면, 초자연적, 종교적)으로 보고 있는가?	환자분의 질병의 원인이 무엇이라고 생각하시는지요?
환자가 질병을 정신적 또는 생리적으로 표현하였는가?	어디에 통증이 있는지 보여주시겠어요? 어떤 증상이 있었는지요? 언제 그렇고 어떻게 몸이 좋지 않다는 것을 느끼셨는지요?
환자가 질병, 간호, 치료에 대해 자신이 어떠한 통제를 할 수 있다고 믿는가?	아프다는 것을 아셨을 때부터 어떻게 하셨는지요?
환자의 삶에 영향을 주는 가족이나 친구가 있는가? 그들이 인식하는 환자의 질병은 어떠한가?	이러한 치료를 하도록 누가 권했는지요? [가족을 지칭하며]: 환자분의 가족이 건강하지 못한 원인은 무엇이라고 생각하시는지요?
일반적으로 환자의 문화적 시각에서 바라본 질병에 대한 인식은 어떠한가?	환자분의 문화에서는 암/HIV 환자를 어떻게 인식하고 있는지요?
의사와 환자의 기본적인 생각이 공유되고 있는가?	많이 좋아졌다고 하셨지만 며칠간은 약을 계속 복용하셨으면 합니다. 이에 동의하시는지요?

날 때까지 치료를 연기할 수 있는지 문의해 왔다. 그러나 치료는 지금 당장 시작되어야 하는 위급한 상황이기 때문에 환자의 요청을 들어줄 수 없다. 이러한 경우, 환자에게 왜 치료가 당장 시작되어야 하는지에 대한 설명을 해주고 이것이 환자의 종교적 행위를 무시하는 것이 아니라 환자의 건강을 위한 것임을 충분히 이해시키도록 한다. 대부분의 종교에서 응급 상황이나 생사를 가르는 의학적 치료에 있어서는 약간의 융통성이 허용된다.

의학적 치료와 문화적 가치 사이의 타협점 찾기

의사와 환자는 아래의 주제들에 대해 서로 다른 세계관이나 태도를 갖고 있을 수 있다.

- 종교적 신념과 행위
- 사회-문화적 사고
- 일가족의 특유한 경험과 가치
- 건강, 질병과 치료에 대한 신념
- 소수민족의 문화에 대한 신념과 고정관념

어떤 환자의 생활양식은 너무 이국적이거나 이상할 수 있지만, 그 또한 환자의 문화적 가치의 일부임을 기억해야 한다. 예를 들어, 개인과 사생활을 중시하는 서구문화 출신의 의사는 환자가 모든 진료 상담시간에 꼭 가족을 동반해야 하는지에 대해 잘 이해되지 않을 수 있다. 마찬가지로, 의사의 가치가 환자의 눈에는 비정상적인 것으로 보일 수 있다. 문화 차이가 있는 진료 현장의 의사소통 상황에서는 의사가 진료를 시작하기 전에 환자와 라포 형성을 먼저 해야 한다. 여러분의 목표는 의사인 여러분의 세계관과 환자의 세계관의 차이를 줄이는 것이다. 환자에게 의사의 문화적 태도를 강요하는 것이 아니라 치료에 있어 상호 이해할 수 있는 기본 바탕을 만드는 것이 필요하다(그림 7.1).

가족상담

그 동안 환자의 질병을 관리해 왔던 환자 가족들이 행한 간호 내용에 대해 환자의 가족을 상대로 상담하는 것이 도움이 될 수 있다. 사망과 같은 감정적인 문제를 다룰 때에는 가족들의 문화적 배경을 고려한 적절한 상담 과정이 필요하다. 예를 들어, 유대교의 경우 시신이 즉각적으로 매장되어야 하는데, 보통 24시간 이내이고, 법적인 검시가 필요한 경우가 아닌 상황을 제외하고는 시신을 훼손해서는 안 된다. 힌두교의 경우, 죽어가는 환자에게 경전을 읽어 주어야 하며, 사망한 후에 시신을 덮어서는 안 된다.

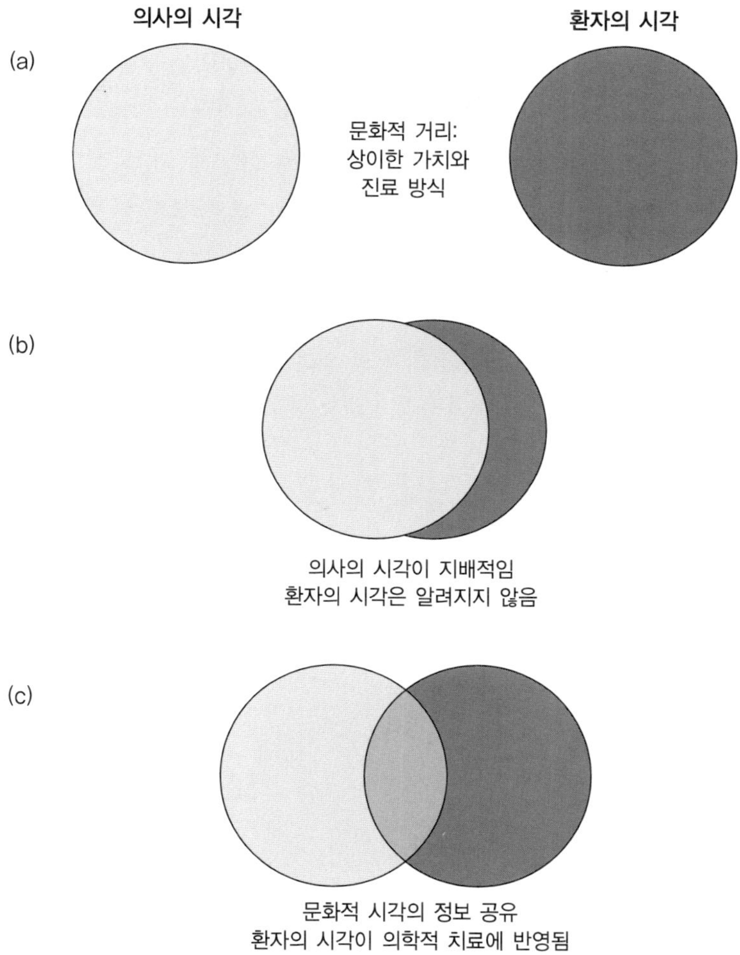

그림 7.1 치료에 관한 상호 이해의 바탕을 만들기 위한 작업

환자의 가족들에게 사망과 관련된 의식은 매우 감정적인 것이며 환자의 가족들과 상의 없이 의사결정을 할 경우 가족들에게는 무례하고 실례되는 일이다.

통역사의 활용

통역사를 사용하는 것은 대부분의 의료 현장에서 일상적인 일이다. 만약 환자 또는 환자의 가족들이 영어를 전혀 하지 못하거나 잘 하지 못한다면,

환자와 가족들이 환자의 질병과 치료과정에 대해 명확히 이해할 수 있도록 통역사의 도움을 받는 것이 적절하다. 또한 환자 가족들이 질문을 할 수 있는 기회도 주어야 한다. 통역사는 영어를 잘 하지 못하는 환자에게 매우 소중할 수밖에 없는데, 이는 자신의 모국어로 이야기 할 수 있다는 것이 큰 위안이 되기 때문이다. 뿐만 아니라, 환자와 동일한 문화권의 통역사의 경우 매우 중요한 정보를 전달할 수 있으며, 환자에게 지원과 안도감을 줄 수 있다. 통역사가 동석하는 경우 의사는 환자와 더불어 통역사와도 함께 라포 형성을 하도록 한다. 그러나 의학면담 중 통역사를 사용할 때에는 몇 가지 문제가 발생할 수 있다.

통역사를 사용했을 경우에 생기는 문제점

- 제3자에게 의존한 의사소통에는 편견이 존재할 가능성이 높다.
- 통역하는 과정에서 말의 의미가 바뀔 수 있다.
- 통역사들은 의학 용어에는 익숙하지 않기 때문에 명확한 의사소통이 어렵다.
- 질병이 사회적으로 금기시되는 주제(예를 들면, 성적 문제)일 경우 통역사가 함께한 자리가 환자에게는 매우 부끄러울 수 있다. 특히 통역사가 환자와 같은 국적을 가졌을 경우에는 더욱 그러하다.
- 통역사는 환자의 생각을 재해석하거나 의사에 대한 반응을 간소화해 전달할 수 있다. 이는 환자와 대화를 열고 환자에 대해 많은 것을 알아내려고 하는 의사에게 불쾌감을 줄 수 있다. 따라서 통역사는 도움이 될 수도 있지만 장애물이 될 수도 있다!

동료상담

상황에 따라 문화, 의료 행위의 차이를 극복하기 위한 가장 효율적인 방법을 찾아내기 위해 동료의사들에게 상담을 받아보는 것도 좋다. 환자와 동일한 문화적 배경을 가진 동료는 당신이 환자에게 지원적인 안정감을 주는 데 있어 다양한 조언을 해줄 수 있다.

기타 사회적 네트워크의 활용

타 문화권의 환자에게는 상담 서비스, 소수민족 센터, 기타 문화적 특정 정보와 같은 여러 가지 유용한 자원을 활용할 수 있다는 사실을 알려주어야 한다. 네트워크나 지역 지원은 환자와 그 가족에게 가장 큰 도움이 될 수 있다. 많은 나라의 경우, 생의학적 모형은 선호되는 의료체계가 아니다. 따라서 다른 종류의 지원에 대해서도 상담해볼 수 있는데, 예를 들어 전통적인 신앙요법이나 본초학자들의 도움을 받는 것이다. 종교가 있는 일부 환자들의 경우 종교적 의식을 하기 위한 종교 성직자를 원할 수도 있다. 이와 같은 요구사항에 도움을 줄 수 있는 경우 이에 대한 정보를 각 병동에 비치해 두어 환자들이 알 수 있도록 해야 한다. 환자들이 기타 질문과 고민에 대해 상담할 수 있도록 충분한 시간을 주는 것 또한 필요하다.

사례 7.2

병원에 입원한 아랍계 여성

43세에 3명의 자녀를 둔 여성 환자인 마무다(Mahmooda)는 암 투병 중 상태가 악화되자 몇 달 간 병원에 입원하였다. 마무다 부인은 병원 입원과정이 너무 힘겨웠고 유일한 위로는 기도였다. 그런데 그녀가 주로 밤에 일어나 기도를 했기 때문에, 다른 환자들을 깨우게 되었고 환자들은 간호사들에게 불평하였다. 다음날 한 간호사가 마무다 부인과 이야기를 해보려고 했으나 부인은 전혀 들으려 하지 않았고 계속해서 밤에 일어나 기도를 하였다. 간호사는 의사에게 상황을 보고하였고 의사는 병원에 근무하는 통역사와 함께 환자와 이야기해 보자고 제안하였다. 통역사를 통해 의사는 부인의 행동을 비판하지 않고 문제시되는 상황을 부인에게 설명하였다.

의사: 환자분께서 밤에 일어나셔서 기도를 하셔서, 다른 환자분들께서 기도소리 때문에 잠이 깨는 바람에 간호사에게 불만이 접수되었다고 들었습니다. 혹시 다른 환자분들을 깨우지 않고 환자분이 기도를 계속 하실 수 있는 적절한 시간은 없을까요?

마무다: 나는 기도를 해야 한다고 의사에게 전해 주세요. 저는 아프다고요. 제가 어떻게 변했는지 보세요. 이제 다 늙은 할머니가 되었다고요.

의사: *지난 몇 주간 매우 힘드셨을 줄 압니다. 많은 상황에 적응하셔야 하셨겠죠.*

환자는 몇 분간 침묵을 지켰다. 의사도 함께 침묵을 지키다가 약물치료를 어떻게 견디고 있는지 물어 보았다.

마무다: *모든 것이 견디기 너무 힘들고 자식들이 보고 싶어요. 이제 자식들을 돌봐줄 수가 없잖아요. 그 사실이 내 가슴을 너무 아프게 해요.*

의사는 고개를 끄떡인 후 그녀의 자녀들이 그 동안 그녀를 면담하러 왔었는지 물어 보았다. 순간 마무다의 얼굴이 밝아졌다.

마무다: *네. 막내가 두 명의 형제와 함께 어제 왔었어요. 보통 첫째와 둘째가 저를 보러오고, 막내는 남편이 돌봐 주거든요. 막내가 너무 어려서요. 그래서 아픈 엄마를 보는 것을 싫어해요. 하긴 제가 병원에 있는 것은 모두의 마음을 상하게 하죠. 그리고 저 자신도 엄마의 아픈 모습을 이렇게 보여주어야 해서 마음이 아파요. [운다]*

의사는 그 다음 환자에게 그녀의 기도에 대해 질문을 하였고, 그녀에게 있어 기도 행위가 얼마나 중요한지 인식하게 되었다.

의사: *기도하시는 것이 부인에게 홀로 있는 밤에 위안을 주는 요소이군요.*

마무다: *네, 그래요. 제가 믿음이 없었다면 어떻게 됐을지 모르겠어요.*

의사: *마무다 부인, 소리 내어 기도하시는 것이 부인에게는 얼마나 중요한 것인지 알겠습니다. 그렇기 때문에 우리가 부인께서 기도를 하실 수 있으면서 동시에 다른 환자들을 깨우지 않는 방법을 찾아내야 할 것 같습니다.*

마무다: *어떻게 해야 할지 저는 모르겠어요. 그 시간 때가 유일하게 혼자 있을 때이고 제가 기도에 집중할 수 있는 시간이에요.*

의사: *그럼, 다른 시간에 홀로 계실 수 있다면 기도하실 수 있겠는지요?*

여기 근처에 가족 대기실이 있는데 대부분 비어 있습니다. 한 번 가서 확인해 보시고 만약 괜찮다고 생각되시면 그 곳에서 기도를 하실 수 있겠는지요? 이렇게 하면, 부인의 사생활도 보호되고 다른 환자들도 밤에 방해를 받지 않을 수 있을 것 같습니다.

마무다: 하지만 거기가 어딘지 모르는데요.

통역사는 자신이 직접 방으로 안내하겠다고 말해 주었고 다른 사람들이 사용하지 않는 시간을 확인하여 마무다 부인이 조용히 기도시간을 가질 수 있도록 도와 주겠다고 하였다.

서비스, 치료 그리고 의사에 따라 상이한 문화적 상황이 연출될 수 있다. 서로 다른 문화적 배경을 가진 사람들과 일을 할 경우 필요할 때마다 신용의 문제를 짚고 넘어가야 한다. 어떤 문화권에서는 여성 의사의 경우 남성에 비해 낮은 신뢰도를 갖고 있다.

위 사례의 경우, 의사가 환자의 상이한 문화적 행위에 민감히 반응하고 있다(표 7.2). 민감성은 이슬람교 여성을 진찰할 때에도 필요하다. 특히, 부인과 신체검사일 경우에는 더욱 조심해야 하며, 이슬람교 여성이 여성 의사를 요청하는 것은 일상적인 일이다. 마무다 부인 사례의 경우, 비록 의사가 남성이었지만 환자가 병원에서 겪는 스트레스를 충분히 이해해 주고 존중해 주는 것을 볼 수 있다. 동시에, 의사는 그녀가 병원에서는 할 수 없는 사항들을 공손하고도 분명하게 가르쳐 주고 있다.

사례 7.3

긴급하게 면담 요청을 하는 아시아계 여성

17세 인도 출신 여성인 셰린(Shereen)은 상해로 인한 복통이 있어 내원하였다. 셰린은 지금 당장 아프지만 남자 의사에게 진찰을 받고 싶지 않았다. 그리고 그녀의 아버지 또한 여자 의사에게 진찰을 받겠다고 주장하였다. 간호사는 그들의 요구를 인식했지만 상해 환자들을 전담하는 의사는 남자 의사밖에 없다고 설명하였다.

만약 가족이 존중을 받는다고 느끼고 기회를 주었다는 생각이 들면 문화적 요구에 대한 이유를 말하게 된다. 이러한 환자의 설명은 의료진이 환자의 요구에 부응할 수 있는 방법을 찾는 데 도움이 된다. 셰린의 사례에서는 셰린의 가족이 타인에게 개방된 대기 장소에서 질병에 대해 이야기

하기를 원치 않고 있다. 이를 인식한 간호사는 독립된 공간에서 조용히 이야기 할 수 있는 곳을 찾았다.

아버지: 우리 딸을 남성이 만진다는 것은 종교적으로 수용할 수 없는 거라고요, 알겠어요. 딸이 결혼 한 후에 그 남편만이 우리 아이와 접촉할 수 있다고요.

의사: 유감스럽게도 현재 근무 중인 의사가 남자밖에 없네요. 그렇다면 혹시 따님께서 간호사에게 진찰을 받아도 되겠는지요? 이 방법이 선생님과 따님께 보다 나은 해결책이 될 수 있겠는지요?

의사는 자신의 제안을 임시적인 제안처럼 제시하여 가족들이 문제의 해결책을 강요받는 느낌이 들지 않도록 하였다. 가족들은 그들의 문화적 또는 종교적 신념을 너무 많이 합의해야 할 경우 치료를 거부할 수 있다. 이 사례의 경우, 소녀는 상당한 통증을 느끼고 있기에 문화적 가치가 합의되어야 할 상황이다. 따라서 셰린은 남성 의사에게 신체검사를 받겠다고 수용하였지만 의사 앞에서 탈의하지 않도록 부탁했고 신체검사를 받을 동안 간호사가 함께 있어 주기를 요청하였다. 셰린은 아버지가 모든 이야기를 대신 하도록 하였다.

옆방에서 셰린은 간호사와 단 둘이 남겨졌다. 간호사는 셰린의 기분이 어떤지 물어 보았고 관계 형성을 위해 노력하였다. 이러한 노력은 환자가 신체검사에 응하는 것과 치료에 얼마나 협조할 것인지의 여부에 결정적인 영향을 준다.

간호사: 무엇이 문제라고 생각하시나요? 어디가 아프신지 알려주시면 제가 의사 선생님께 보고하겠습니다.

셰린: 글쎄요, 여기가 아픈 것 같아요[복부를 가리킨다]. 보이세요?

간호사: 정확하게 어디가 아픈지 알려 주시겠어요?

셰린은 간호사에게 정확한 위치를 알려 주었고, 아픈 곳을 의사에게도 보여 주어야 하는지 물어 보았다. 간호사는 그렇게 하는 것이 통증을 없애기 위한 논의를 하는 데 도움이 될 것이라고 조언해 주었다. 셰린은 병원복으로 갈아 입었지만 등과 팔을 감싸기 위해 셔츠는 입고 있을 수 있도록 하였다.

한편 간호사는 셰린의 형제에 관한 질문을 하여 셰린과 지속적으로 관계 형성을 하기 위해 노력하였다. 이들이 진료실에 들어섰을 때 의사는 자신을 소개하였다. 의사는 현재의 상황을 파악하고 있었다.

의사: 따님께서 남성 의사에 의해 진찰을 받게 되어 유감입니다. 그런데 오늘 밤에 근무 중인 의사는 저밖에 없네요. 따님께서 통증이 심하시기 때문에 즉시 진찰을 받아야 하기에 제가 직접 진찰을 해야 할 듯합니다. 현 시점에서는 다른 선택의 여지가 없는 것 같습니다. 가능하다면 그리고 필요하다면 다음 진찰은 여성 의사가 할 수 있도록 조치하겠습니다.

이 가족에게는 선택이 주어졌다. 그리고 그와 동시에 의사는 자신이 가족들의 문화적 문제와 딸의 건강의 문제를 심각하게 고려하고 있다는 인식을 주었다. 그 후에 의사는 질문을 했고 딸의 아버지는 딸 대신 응답하였다.

의사: 통증은 언제부터 시작되었나요?
아버지: 오늘 아침부터 아팠고 점점 나빠졌습니다.

의사는 간호사를 통해 딸에게 이러한 상황을 재확인하였다. 이 과정은 매우 중요하다. 왜냐하면, 스트레스 상황에서는 가족들이 도움을 준다는 의도하에 잘못된 정보를 줄 수도 있기 때문이다. 따라서 의사는 환자가 생각하는 진단 결과에 관심의 초점을 맞추고 현재는 검사 단계이기 때문에 아무것도 확신할 수 없음을 강조한다.

가족들은 부인과 쪽에 문제가 있는지 매우 걱정하고 있으며 진단에 대한 명확한 설명을 듣고 싶어한다. 또한 딸이 앞으로 아기를 가질 수 있는지에 대해 재확인받고 싶어한다. 의사는 가족들의 염려와 걱정거리를 해소해 주는 것이 중요하다는 것을 알고 있으며, 동시에 가능한 치료 방법에 대해서 솔직히 말해 주고자 한다. 이 사례의 경우, 셰린에게 낭포가 있는 것으로 밝혀졌다. 의사는 다음의 내용을 확실히 짚고 넘어가야 한다.

- 다음 진료에는 누가 셰린과 동행할 것인가?
- 남자 의사를 다시 만나는 것에 대해 어떠한 생각을 갖고 있는가? 가족은 다음 진료 시에는 여자 의사가 봐주도록 의뢰해 주길 원하는가?
- 가족은 의학 치료과정에 대해 얼마나 이해했는가? (의사는 환자와 가족이 불필요한 걱정이나 우려를 안고 병원을 나서길 원치 않는다.)
- 의학적 상황을 구체적으로 설명받기 위해 통역사를 둘 필요가 있는가?
- 가족들은 동일한 문화권의 통역사에 대해 어떤 생각을 갖고 있는가? (부인과 관련 문제와 출산은 매우 민감한 주제이다.)
- 의사는 환자의 가족들에게 낭포가 발견되었을 경우 가능한 치료 결과에 대해 지금 당장 많은 정보를 줄 것인가 아니면 상황을 조금 더 지켜보고 알려줄 것인가?

의사: 셰린이 앞으로 몇 주 동안 통증을 느끼게 된다면 이에 필요한 조치와 다른 증상을 판명하기 위한 방법에 대해 간호사와 이야기할 필요가 있습니다. 만약 원하신다면, 다음 진료 때에는 여성 의사와 상담하실 수 있도록 조치하겠습니다.

의사가 가족들에게 앞으로 있을 수 있는 상황에 대해 설명해 주고 있을 때 옆방에서는 셰린과 간호사가 지금까지의 진료 상황을 다시 점검해 가며 셰린이 모든 것을 이해했는지, 질문은 없는지 확인하는 과정이 이루어졌다. 간호사는 셰린의 다음 진료 약속시간을 확인해 주었다.

셰린: 제가 다음 병원에 올 때에도 간호사 선생님이 계실 건가요?

간호사: 그 날 근무하는 날이네요. 하지만 다른 일정이 잡히면 꼼짝할 수 없어요. 그럴 경우 다른 여성 간호사가 환자분을 볼 수 있도록 조치해 둘게요. 또한 3주 내에 제 스케줄을 조정하여 자유시간이 될 수 있도록 해보겠습니다.

사례 7.4

출산한 아들에 대한 조언을 얻으러 온 아프가니스탄 난민 가족

이 가족은 영국에 온 지 1년이 채 안 되었다. 이 기간 동안 가족은 아들 후세인(Hussein)을 출산하였다. 이 가족에게는 두 명의 여자 아이들이 있으며 아들을 오랫동안 바라왔다. 그러나 아프가니스탄에서 도망쳐온 이후 곧바로 가지게 된 아이이기 때문에 아이의 건강에 대해 항상 걱정스러웠다. 방문 간호사는 아이의 발달 상태가 조금 우려된다는 얘기를 해주었다. 이 여 간호사는 가족과 주기적으로 접촉하는 몇 안 되는 사람 중 하나이므로 의사의 말에 가족들은 매우 혼란스러웠고 걱정이 되었다. 그러나 아이의 아버지는 자신이 이러한 문제를 의사와 상의할 수 있는 위치가 아니라고 느꼈다. 이러한 예는 매우 흔한 것인데, 많은 경우 의사와 환자가 문화적 차이가 있어도 의사의 진료실은 오직 진료와 관련된 문제만 다루는 곳이라고 생각하기 때문이다.

의사: 아이에 대해 어떤 걱정이 되시는지 알려 주세요(거의 1년 된 상황).

아버지: 아이는 건강할 것이라고 생각해요. 우리는 의사 선생님의 조언을 듣기 위해 왔을 뿐이에요.

의사: 어떤 조언으로 도와 드릴 수 있을까요?

아버지: 간호사는 아이의 성장이 정상적이지 않을 것 같다는 걱정을 했어요.

의사: 아버님도 간호사와 동일한 걱정을 하고 계시는지요?

아버지: 우리 아이가 어떤 면에서는 다른 아이와 조금 다를 수 있어요(머뭇거리다가 구체적으로 질문하자 아이의 엄마에게 질문에 대한 답을 하도록 요청한다. 아이의 엄마가 대부분의 대화 내용을 이해했지만 부부는 서로 모국어로 대화를 하고 아이의 아빠가 부인의 말을 의사에게 통역해 주었다).

아버지: 간호사는 아이가 제대로 움직이지 않는 것 같다고 했고 아이의 영양 섭취에 대해서도 언급했습니다.

이 사례의 경우, 대부분의 갈등은 문화적인 요소와 아이의 발달 상태에 대한 상이한 시각으로 인해 만들어졌다. 이 남자 아이가 세 번째 아이였기 때문에 아이의 아버지는 아들이 뇌손상을 입었을지도 모른다는 방문의료진의 암시에 특별히 신경이 쓰였다. 의사는 아이를 검사해 보는 것이 좋겠다고 말해 주었다. 그러나 통역사가 있는 자리에서 했으면 하였다. 아버지의 영어 실력이 좋았지만 사용하는 많은 단어들이 부적절하였다. 또한 '방문 의료진' 에 대한 개념도 제대로 이해하고 있지 않은 것 같았고 그들의 역할이 무엇인지도 모르는 것 같았다. 방문 의료진의 가장 큰 염려는 아이의 나이를 고려한 충분한 움직임이 있어야 하는데, 부모는 아이가 '독립적으로 행동할 수 있도록' 충분한 기회를 주지 못하는 것 같다는 것이었다. 더 나아가 아이의 엄마가 모유 수유를 하고 있으나 다른 영양 섭취는 고려하고 있지 않다는 점이었다.

일단, 많은 문화권에서 아이의 신체적 공간과 탐색 공간을 결정하는 요소는 아이의 엄마이다(Brislin 1993 참조). 이는 문화적 측면이 강하며, 타인들로부터 안전한 거리를 결정하는 데 있어 아이의 엄마가 관여한다. 이 사례에서 아이의 엄마는 다른 놀이집단에 참여하지도 않았고 아프가니스탄에서 겪은 상황 때문에 아이에게 무슨 일이 일어날까봐 매우 조심스러워하였다(이 문제는 면담 중 차후에 드러난 사실이다). 이 경우, 전체 가족의 시각을 고려한 많은 학습 내용이 있다. 예를 들면, 아이를 가장 잘 아는 사람은 아이의 엄마였고 통역사를 통하여 아이의 엄마와 면담을 하는 것이 도움이 되었다. 아이의 아버지는 해설자의 역할과 통역사의 역할을 모두 해주었는데, 아버지의 완벽하지 못한 영어 실력으로 인해 때로 의사가 아이의 발달 상태를 충분히 분석하는 데 어려움을 느꼈고 때로는 아버지의 이야기를 잘 이해하지 못하기도 하였다. 문화적 차이가 있는 주제에서는 의사가 방문 의료진과 이야기를 하거나 다른 전문가들과 상의를 하여 어떤 문화적인 요소들이 영향을 미칠 수 있는지 논의하는 것이 좋다. 후세인 가족 사례의 경우, 낯선 나라에 오게 되어 아이의 건강이 걱정되었다. 이 가족에게 의사라는 존재는 매우 존경스러운 직책이며, 그들의 고향에는 여 의사가 거의 없다. 아이에 대한 신체검사와 분석이 이루어졌고 아이는 정상인 것으로 판명되었다. 가족은 아이의 영양 섭취를 조절할 수 있는 방법과 신체적 활동에 대한 조언을 들었고, 그들의 문화적인 선호도와

8장

소아 및 청소년과의 의사소통

Zack Eleftheriadou 공저

소아 관리

아이들이 성인과 유사한 질병을 앓고 있는 경우, 진료 환경에서 소아 환자에 대한 관리 방안은 몇 가지 측면에서는 분명히 달라야 한다. 어떤 의사들은 환아를 진료하는 데 필요한 노고를 달게 감수하려 하고, 어떤 의사들은 마지못해 혹은 의무감으로 수행하며, 또 다른 의사들은 상황 자체를 피하기도 한다. 환아 진료와 관련된 애로사항은 다음과 같다(표 8.1).

표 8.1 환아 진료 시의 애로사항은 무엇인가?

- 환아에게 의학용어를 사용하지 않으면 무엇을 어떻게 이야기해야 할지 모름.
- 아이가 낯선 사람 앞에서 걱정이나 두려움을 느끼는 경우: 일반적으로 침묵을 지키거나 울음을 터뜨림.
- 과거 진료 시의 안 좋았던 경험이 있을 경우 검사에 응하지 않으려 하거나 상황을 어렵게 만들기도 함.
- 아픈 아이는 소리를 지르거나 몸을 뒤틀기도 함.
- 어려운 검사(예: 피검사)의 경우, 의사를 힘들고 짜증나게 할 수도 있음.
- 다루기 어려운 환아의 부모
- 아이를 부모에게서 떼어 놓아야 하는 경우
- 아이가 어떻게 되지는 않을까 하는 노심초사형 부모
- 환아가 아동학대나 애정결핍에 대한 증상을 보이는 경우: 의사는 그 상태에 관해 언급하기가 망설여지게 됨.

의사소통 방법 (표 8.2)

언어적 상호작용

환아 진료는 의사가 아이의 인식 수준을 파악하여 그에 맞는 대화를 유도한 뒤, 대화의 반응 속도가 적절한지를 살펴본 후에 이뤄져야 한다. 아이가 의사의 말을 충분히 이해했는지를 확인하는 것은 매우 중요하다. 아이는 의사와 자신들의 부모로부터 아주 작은 차이도 파악해 내기 때문에, 아

표 8.2 환아와의 의사소통 시 해야 할 것과 하지 말아야 할 것

해야 할 것

- 환아와 대화를 하거나 아이를 검사를 할 경우, 아이의 눈높이에 맞출 것
- 라포를 형성한 후에 신체접촉 또는 신체검사를 할 것: 신뢰 얻기
- 아이들이 사용하는 신체 부위에 대한 명칭이나 통증을 호소할 때 사용하는 용어를 학습할 것
- 아이들에게 처치나 검사를 하기 전에 미리 과정에 대한 대략의 설명을 함으로써 낯선 약품냄새나 기기소리, 통증, 변화 등을 예상하고 익숙해질 수 있도록 할 것
- 계속 말을 걸어줄 것. 울음을 그치지 않더라도 차분한 목소리로 계속 안심시킬 것
- 검사 시에는 환아의 부모에게 도움을 받을 것

하지 말아야 할 것

- 작은 선물이나 보상에 지나치게 의존하는 경우. 치료를 받거나 약을 복용한 것에 대해 보상을 줄 경우 환아는 그 다음에도 계속적으로 어떤 보상을 기대하게 됨. 심한 경우 차후에 감당할 수 없는 상황을 초래할 수 있다.
- 지킬 수 없는 약속은 하지 말 것. 예: "하나도 안 아파요."라고 말하면서 아이에게 그릇된 안심을 시킬 경우 아이들이 혼돈스러워하거나 의료진에 대해 불신을 가질 수 있으며, 나중에는 관리할 수 없는 상황을 만드는 결과를 초래한다.
- 난해한 표현이나 의학용어를 사용하지 말 것. 가능하면 의사가 한 말을 아이에게 따라 하도록 하거나 인형이나 장난감을 활용한 재질문을 통해 아이가 이해한 정도를 확인한다.
- 진료과정을 염려하지 않도록 할 것. 한번 언급한 검사는 즉시 진행함으로써 환아 가 오랫동안 걱정하지 않도록 한다.
- 낯선 사람들과 낯선 환경 속에 환아를 혼자 두지 말 것.
- '괜찮아요'라는 말로 추켜 세우지 말 것. 통증에 대해 울거나 소리를 지르는 자연스러운 반응을 할 수 있도록 놔둔다.

이들에게 최대한의 일관성을 보여야 한다. 청소년의 경우, 자신들의 증상에 대해 솔직하고 명확한 설명을 해주면 걱정을 덜하기도 한다. 다음의 설명은 환아와 의사의 라포 형성에 도움이 된다.

놀이

어린이들은 질병과 치료에 대한 자기만의 염려를 말보다는 혼자서 하는 놀이를 통해 더 쉽게 표현하기도 한다. 부모는 아이가 가장 좋아하는 장난감을 활용하거나 아이의 의사소통을 촉진할 수 있는 대용품을 이용해서 효율적으로 이들의 면담자 역할을 할 수 있다. 만일 이때 사용된 장난감이 아이 본인의 것이었다면, 환아는 더 쉽게 장난감과 자신을 동일시할 수 있을 것이다. 반면, 아이가 자기 장난감을 갖고 내원하지 않은 경우에는 놀이 자체를 통해 장난감과의 동일화가 이뤄질 수 있도록 유도하는 것이 좋다. 환아 중심의 치료는 매우 중요하다. 장난감은 아이들과의 라포 형성에 큰 도움이 된다. 또한 이들 장난감을 통해 진찰 과정 설명과, 아이들의 인지영역 통제를 위한 중요한 정보수집이 가능하다. 강아지, 곰인형 등을 포함한 동물인형과 각종 장난감은 매우 유용하다. 예를 들면 다음과 같다.

> *"우리 곰인형의 배 어느 쪽이 많이 아야한지 한번 볼까? 배가 아야하면 어떻게 해야 하지?"*
> *"우리 ○○이가 입을 얼마나 크게 벌릴 수 있는지 팬더한테 좀 보여주자."*

물리적 환경

잠깐! 생각해보기

성인들이 이용하는 물리적 환경은 어른의 기준에 맞춘 것이지 아이들을 위한 것이 아니다. 주위를 한번 살펴보자. 만일 우리가 지금의 1/2 또는 1/3 정도의 크기밖에 되지 않는다고 가정해 본다면 어떤 것들이 우리의 장애물이 될까?

- 여전히 방문 손잡이에 손이 닿을까?

- 의자 위로 올라가거나 원하는 곳까지 올라갈 수 있을까?
- 식탁 앞에 앉아서 팔을 괴는 포즈를 취할 수 있을까?
- 혼자서 계단을 오르내릴 수 있을까?
- 어른의 도움 없이 자리를 떠날 수 있을까?

물론 전적으로 아이들 중심의 환경을 만들어 주는 것은 불가능하지만, 그러한 권한을 갖게 될 수 있는 미래의 모습을 상상해 보자. 여러분이 일반 의사이거나 병원에서 근무한다면, 여러분의 직장에서 소아 환자들이 편안하고 친숙하게 내원할 수 있도록 하기 위해 무엇을 할 수 있는가?

장난감과 놀이공간

어린이 중심의 놀이기구와 장난감이 잘 갖춰진 대기실을 생각해 보자. 아이들은 밝은 색 벽지, 소형 놀이기구와 가구(예: 작은 탁자와 의자들)를 보면서 편안함을 느낀다. 어떤 소아병원은 동물이름으로 병동 이름을 붙이고, 병실 문 손잡이와 다른 물건들을 아이들의 손이 닿을 수 있도록 설비해 놓기도 한다. 단, 무엇보다 안전을 고려해야 한다는 것을 명심하자. 장난감은 적당한 것을 선택하도록 하고, 병원 놀이방이나 병동에서 어른의 보호 없이 돌아다닐 수 없도록 해야 한다. 최근에는 대부분의 병원에서 놀이방을 돌보게 한다. 이들은 입원한 어린이들에게 적절한 장난감을 추천해 주기도 하고 놀이지도를 해 주기도 한다. 소아 환자들의 환경을 가능한 한 표준화하고 재미있는 분위기로 환기시키는 것은 중요하다. 장난감과 놀이방에 친숙한 느낌을 가질 수 있도록 조성함으로써 아이들의 감정을 조절할 수 있다. 따라서 침대에만 있어야 하는 입원 환아에게는 놀이도우미가 장난감을 갖고 찾아가 적당한 놀잇감을 전해 주는 것도 좋은 방법이다. 이와 같은 경우, 장난감은 환아와의 의사소통에 매개역할을 하기도 한다.

의사의 외양

의사의 옷차림과 외관을 통해 아이들이 병원에서도 거부감 없이 편하게 느끼도록 할 수 있다. 어떤 의사들은 아이들의 시선을 끌거나 달랠 때를 대비해서 알록달록한 색깔의 청진기를 착용하기도 하고, 가운의 옷깃 부분에 귀엽고 깜찍한 배지를 달거나, 자그마한 솜털인형 같은 것을 주머니 안에 넣고 다니기도 한다. 또 많은 의사들은 안정감 있고 친근감 있는 분위기 연출을 위해 캐주얼한 옷차림을 하는 방법 등을 통해 흰 가운으로 상징되는 전형적인 의사의 이미지를 탈피하기도 한다.

진료실

대기실이나 진료실 역시 환아 중심이 되어야 한다. 환아에게도 성인과 동등한 수준에서 사생활을 보호해 주는 것이 중요하기에 검사 시에는 반드시 커튼을 치거나 문을 닫은 후 시행하도록 한다.

면담의 시작

아이들을 대할 때는 발달 단계에 따라 적절한 상호작용이 가능하도록 유연성 있는 자세가 필요하다. 또한 정상적인 발달을 보이는 아동과 특별한 주의가 필요한 발달장애 아동을 구별해서 대할 수 있어야 한다. 아이들 각각의 발달 단계는 개인 성향의 중대한 기점이 되기도 하고, 아이에 따라서는 갈등 요소를 내포하는 시기가 되기도 한다. 일부 내성적인 아이들은 의사와의 신뢰감을 형성하는 데 보통의 아이들보다 시간이 더 많이 필요한데, 이런 경우에는 인내심을 갖고 기다려 주는 것이 중요하다. 이 때에는 진료를 위한 접근에 앞서 취미나 관심사에 대한 질문을 하는 것이 좋다.

잠깐! 생각해보기

아동 발달에 관한 많은 책이 있지만, 아이들과 성공적인 의사소통을 하기 위해서는 상식과 직관을 활용하는 것이 가장 효과적이다. 3~4세 혹은 8~12세 정도의 아이들에게 출산을 어떻게 설명할 수 있을지 생각해 보라.

친구나 동료학생과 이 문제에 대해 토론해 보고 여러분이 선택한 각각의 설명을 검토해 보라. 설명이 너무 유치한가? 지나치게 과학적이고 어려운가? 잘난 척하는 듯한 느낌이 드는가? 강의방식을 사용했는가 아니면 그림을 활용했는가 혹은 인형이나 장난감을 활용했는가? 질문을 통해 아이들의 이해 수준을 확인하고, 그들이 친숙하게 사용하는 신체 부위에 대한 표현을 알아냈는가?

환자에 대한 정보수집

의사가 환아와 부모 둘 다 함께 면담을 할 수 있는 상황이라 할지라도 환자가 영아일 경우에는 환아와의 대화가 불가능하다. 이러한 경우에는 병력청취를 하기가 어렵다. 영아에게는 그들만의 성향과 좋아하는 자세 같은 것들이 있다. 예를 들어, 시선을 맞추는 경우에는 아이 쪽으로 몸을 조금 굽히고, 환아가 위협적인 느낌을 갖지 않을 정도의 적절한 거리를 유지한다. 말을 건넬 때에는 나긋나긋한 목소리로 부드럽게 이야기한다. 아이가 장난기를 보이면, 웃으면서 조금 높은 톤으로 말을 빨리 건네는 것도 좋다. 반면 아이가 심각한 표정을 지으면, 상황에 맞게 따뜻하고 부드러운 태도를 취해야 한다.

이런 방식으로 아이를 달래는 방법, 아이 스스로 안정을 되찾는 방법(예: 손가락 빨기), 타인과 교감하는 방법(예: 웃거나 말하는 유형) 등에 관한 정보를 파악할 수 있다. 아이들의 발달 단계에 대해서는 진행 과정을 일일이 체크하면서 부모에게 피드백을 해 주어야 한다. 부모가 아이에 대해 걱정하거나 부모로서의 기본적인 자질에 대해 염려할 때는 다음의 예와 같이 대처한다.

리차드(Richard) 의사: 아이가 파악반사를 잘 하고 있고요, 혼자서 몸을 뒤집으려고도 하네요. 조금 있으면 길 수 있을 것 같습니다.

캣츠(Katz) 부인: 그런데요, 이상하게 아빠가 안으려고 하면 아이가 싫어하는 것 같아요.

리차드 의사: 애들은 보통 부모 중 한 사람에게 더 친숙해하는 성향이 있

습니다. 시간이 좀 지나면 괜찮아질 거에요. 이 아이의 경우는 엄마를 더 좋아하는 것 같지만요. 아빠가 더 자주 안아주다 보면 나아지리라 생각합니다.

부모는 끊임없이 아이들의 성장 발달을 다른 아이와 비교해 보거나 자기 나름의 기준으로 판단하고, 특히 의사로부터 재확인받고 싶어한다. 그런 경우에는, 양육에는 옳고 그른 것이 정해져 있지 않으며 성장 발달 역시 비교하는 것이 항상 유용한 것만은 아니라고 설명하는 것이 좋다.

환아에게 말하기

환아에게 말할 때에는 지나치게 어린애 취급을 해서는 안 된다. 아이의 나이보다 어린 수준의 대화를 하면, 아이는 의사가 자신을 진지하게 대하고 있지 않다고 생각한다. 환아에게 의사가 자신을 이해하고 존중한다는 확신을 줄 수 있도록 적정 수준에서 대화를 이끌어 나가야 한다. 이러한 대화는 아이들이 의사의 질문을 얼마나 편하게 수용하고 불안감을 갖지 않게 되는지에 대해서도 큰 영향을 미친다. 환아의 취미, 학교 생활, 친구 등에 대한 질문을 하는 것도 라포를 형성하는 좋은 방법이 된다.

아이가 부모로부터 독립적인 성향을 보인다면, 엄마의 무릎에 앉은 채로 진료를 받을 것인지, 검사대로 장소를 옮겨갈 의향이 있는지 묻는다. 낯을 많이 가려서 다른 사람을 신뢰하는 데 시간이 필요한 아이들에게는 위협적인 느낌을 주지 않도록 해야 한다. 특히 엄마 곁을 떠나지 않으려고 하는 아이들일수록 그러한 방법을 사용하는 것이 적합하다. 이 경우, 의사가 "엄마랑 같이 있고 싶어요? 그래, 그럼 엄마 옆에서 검사받자."고 말하는 것도 좋다.

진찰실에 들어가는 모습을 보고 환아가 느끼는 부담감의 정도를 가늠해 보자. 예를 들어, 부모와 떨어져서 진찰실로 기운차게 들어가는지, 아니면 혼자 들어가기 싫어서 엄마를 꼭 붙들고 있는지를 보면 알 수 있다.

이는 아이가 낯선 사람을 만나거나 낯선 환경에 대해 불안해하는 성향을 나타내는 것이다. 검사나 문진을 하기 전에 라포 형성을 하는 시간을 가져야 한다(Winnicott 1992). 진찰 시 의사결정에 함께 참여함으로써 환아와 부모가 협력활동을 하는 분위기를 조성하라. 환아는 자신이 진료와 연관되어 있고, 자기 의사가 진료에 반영된다는 생각이 들면, 치료에 흥미를 보이며, 의사에 대한 신뢰감도 높아지고, 심리적으로도 안정을 되찾게 된다. 의사가 "자, 이 병을 없애려면 어떻게 해야 할까"라는 식으로 묻는 것도 좋다.

환아와 이야기를 하거나 검사를 할 때, 부모의 보조역할은 상당히 유용하다. 어떤 부모는 아이의 건강문제를 의사와 상의하는 것에 대해 지나치게 미안해한다. 이런 경우, 의사는 부모에게 아이 사랑에 대한 긍정적인 면을 부각시킴으로써 격려해 주고, 의사와 부모 사이의 신뢰감을 높여 갈 수 있다. 동시에 환아 스스로가 부모와는 구별된 하나의 인격체라는 인식을 할 수 있도록 돕는 것도 중요하다.

환아의 느낌 말하기

병원에서 아이들은 불안해하기도 하고, 아주 어린 아이의 경우 퇴행적인 행동을 하기도 한다. 이러한 것은 일반적인 현상이지만, 아이들의 감정 표현(예: 두려움, 상실감, 무력감, 자포자기)을 듣고 자신감을 갖도록 격려해 주거나, 유발될 수 있는 문제 행동을 예방할 수도 있다. 명료한 언어가 아닌 유아적인 의사 표현에 대해서도 적절한 반응을 해주는 것이 좋다.

각 단계의 진찰 과정마다 칭찬, 축하 등의 표현을 해주거나 다음 단계 준비에 앞서 격려해 주는 것이 필요하다. 환아는 질병에 대한 책임을 자신에게 돌리거나, 병을 본인이 저지른 그릇된 행동에 대한 처벌로 생각하기도 한다. 그래서 스스로에 대해 부정적인 생각이 들어 자신의 잘못한 일에 대해 지나치게 입증하려 하고, 그에 대한 처벌로 고통을 당해야 하는 것이 마땅하다고 인정하기도 한다. 의사는 환아에게 질병은 나쁜 행실로 인해

받게 되는 벌이 아니며, 병에 대한 책임 또한 환아에게 있는 것이 절대 아니라는 사실을 다음의 예와 같이 확실히 인식하도록 해주어야 한다.

> *"다른 애들도 누구든지 이렇게 아플 수 있는거야. 네가 잘못해서 아픈 게 아니란 말이지. 선생님은 팔이 부러진 친구들을 얼마나 많이 봤는데. 자, 그럼 이제 우리 뭘 하면 좋을지 한번 말해볼래?"*

환아에게 자신의 감정을 탐색해 보고 진료 과정에 대해 질문할 수 있는 기회를 줘야 한다. 완쾌가 가능한 환아에게는 쾌유된 기분을 느끼도록 하고, 고질적인 질병을 갖고 있는 환아에게는 지금 얼마나 잘 견디고 있는지 말해주고, 앞으로도 잘 이겨 나갈 수 있을 것이라는 격려를 반복적으로 해줄 필요가 있다. 또한 아이들은 자신이 아픈 것에 대한 감지법을 알고 싶어하며, 때로는 이 방법으로 스스로를 진찰해 보려 하기도 한다.
예를 들어, 아이가 자기 몸이 아픈 것을 파악하는 방법을 한번 터득하고 나면, 다음번에 같은 증상을 보일 경우에는 부모에게 몸의 이상을 알리기도 한다. 심지어 어떤 아이는 진료 과정이 끝난 뒤에도 진료 과정을 명확하게 설명할 수 있고, 진료 과정 중에 특히 인상 깊었던 부분을 이용해 병원놀이를 하기도 한다. 일부 병동에서는 환아가 진료를 받기 전에 의료진이 진료 과정에 대한 사진첩을 보여 주기도 한다. 이는 또래들의 유사한 경험에 대한 정보를 제공함으로써 환아와 부모에게 향후의 진료 상황을 시각화해 볼 수 있는 기회를 제공하고 이 과정은 그 다음 치료 단계에까지 영향을 미친다.

청소년 환자 대하기

청소년기는 신체적, 인지적, 정신적인 변화의 시기다. 청소년에게는 어린이에서 어른이 되는 과정 사이에서 일어나는 큰 변화를 이해하고 정리하기 위한 시간이 필요하다. 이들은 어떤 때에는 성인과 같은 의사결정을 내리는 것이 가능하기도 하고, 또 어떤 때에는 불확실해하며 어린이 같은 모습을 보이기도 한다. 변화에 적응하려고 노력하는 것은 이들에게는 어려운 일이 될 수도 있으며, 특히 이러한 시기에 건강관련 문제를 다룬다는 것은 보다 많은 문제를 초래할 수도 있다. 여러분은 의사로서 이들의 편에 서 있다는 것과, 이들의 관심과 고민을 열린 마음으로 받아 줄 준비가 되어있다는 것을 보여 주어야 한다. 청소년에게는, 어떤 면에서는 소아 환자보다 더욱더 그들만의 영역을 인정해 줄 필요가 있다. 이들은 종종 이러한 경계선의 한계를 시험해 보기도 한다. 예를 들어, 진료실에 늦거나 아예 내원하지 않고 치료에 순응하지 않을 수도 있다.

면담 내용에서 특정 부분에 대한 내용을 다룰 때에는 그 경계선에 대해 융통성이 필요하기 때문에 의사는 세심한 주의를 기울여야 한다. 각각의 개성과 환경이 다른 것에 대한 사항은 반드시 고려해야 하지만, 동시에 적절한 시기(예: 한 개인으로서 독립적인 대우를 받기 바라는 마음을 인정해 주면서)에는 직설적으로 대화하는 것도 필요하다. 이때 진료약속을 지키는 것에 대한 중요성을 강조해야 한다. 일부 청소년들은 무한한 자신감을 갖고 있다고 생각하여 임신 위험이 있는 성 관계 등의 위험한 행동을 하기도 한다. 의사인 여러분이, 특히 부모님과 교사가 실패했을 경우에는 더욱더, 이들이 취한 행동에 대한 위험 정도나 혹은 한번 재미로 했던 일들로 인해 연속되는 행동의 여파들에 대해 잘 설명해 줘야 한다. 또한 이들에게 훈계조로 가르치려 하지 말아야 하며, 그들 나름의 고민을 털어 놓을 수 있는 기회를 마련해 주어야 한다. 앞서 말한 몇 가지 사항들을 다음 예를 통해 살펴보자.

사례 8.1

빈혈증 청소년의 치료 거부

그리스 사이프러스 지역 출신의 소년인 조지(George)는 청소년기 초기에 중증성 지중해 빈혈을 갖게 되었는데 이는 지중해 지역에서 발생하는 빈혈증의 한 종류이다. 조지는 4주마다 수혈을 받아야 하는데 이로 인해 몸에는 철분이 과다하게 쌓인다. 이 철분을 처리하기 위해 그는 지속적으로 1주일에 5일간 킬레이트 시약을 펌프로 주입해야 한다. 조지는 수혈이나 병원 방문을 그다지 꺼리지 않는데, 이 시간을 통해 지중해 빈혈을 가진 다른 어린 친구들을 만날 수 있기 때문이다. 그런데 지난 몇 주간 조지는 킬레이트 시약 주입을 거부하였고 이로 인해 철분 수치가 매우 높게 나타났다. 이러한 검사 결과에 걱정이 앞선 조지의 부모들은 조지를 병원으로 데리고 왔다. 의사는 조지가 너무 조용한 성격이기 때문에 두 사람이 개별적인 공간에서 면담을 하고자 하였는데, 이는 불안한 부모의 면전에서는 질문하기 어려운 내용을 자연스럽게 물어보기 위한 것이다.

노턴(Norton) 의사: 최근 조지가 펌프 사용을 어려워한 것 같구나. 그래서 검사 결과 철분 수치가 올라간 것 같네.

조지: 네. 알아요.

의사는 조지에게 검사 결과가 어떤 의미를 갖고 있는지 명확히 이해시켜 주어야 한다.

노턴 의사: 조지가 검사 결과를 제대로 본 것이 맞지? [조지는 고개를 끄덕인다.] 그럼 내가 검사 결과를 다시 한 번 훑어줄게. 그 다음에 치료 방법에 대해서 이야기해 보자.

조지: 치료 방법에 대해서는 저도 알아요. 단지, 너무 지겹다고요.

노턴 의사: 그래, 조지가 그렇게 느낀다는 걸 나도 알아. 그리고 부모님도 상당히 걱정하고 계시고 말이지.

조지: 네. 부모님은 오늘 나를 여기에 데리고 와서 선생님이 저를 확실히 설득하여 치료를 제대로 하길 바라시는 거죠.

노턴 의사: 결국 최종 결정은 조지가 하는 거라는 거 알지? 하지만 일단 우리가 치료에 대해 좀 얘기해 보고 어떻게 의견 조율을 할 수 있는지 방법을 생각해 보자. 지금 조지의 철분 수치가 너무 높다는 명백한 사실을 알고 있기 때문에 조지가 아직 나이가 어릴 때 이 과다한 철분을 빨리 없애 주어야 한단다.

조지: 그게 무슨 말이예요? 제가 아직은 살 수 있다는 것인가요?

노턴 의사: 내 말은, 청소년기에는 많은 발달 과정을 거치기 때문에 이때 과다 철분을 지속적으로 처리해 준다면 정상적으로 성장할 수 있는 가능성이 높아진다는 거지. 하지만 과다 철분을 없애지

못하면 철분이 피에 흡수되어 몸의 성장을 방해한다는 사실이야. 그렇게 되면, 나이에 비해 지나치게 어려 보이는 결과를 낳을 수 있지.

조지: *네, 병원에서 그런 사람들을 봤어요. 정말 무시무시해요!*

노턴 의사: *그리고 만약 조지가 치료를 거부한다면 잠시 동안은 큰 영향이 없어서 죽지는 않을 거야. 하지만, 철분이 장기적으로 몸에 쌓이게 되면 몸의 기관들이 망가지게 되고 이것이 매우 복잡한 문제를 만들 수 있어. 그래서 철분이 우리 몸에 축척되는 과정은 시간이 조금 걸리지. 몇 일만에 몸에 쌓이는 것이 아니야. 그래서 치료가 빠르면 빠를수록 조지에게는 더 좋은 결과를 가져다 줄 수 있지.*

조지: *그러면 지난 몇 주간 제가 펌프를 사용하지 않은 것이 문제가 되지 않는다는 건가요?*

노턴 의사: *음, 현재는 심각한 상태는 아니야. 하지만, 철분이 몸에 더 축적되지 않도록 수치를 잘 지켜보면서 미리 예방해야 해. 치료를 하면 수치가 정상으로 떨어질 거야. 조지, 거의 일주일 내내 펌프를 사용해야 한다는 점이 네게 많은 스트레스를 주는 거 알아. 그리고 놀러 나가고 싶은데, 그렇지 못할 때 친구들에게 설명해야 하는 상황도 참 힘들다는 것 알아. 하지만, 다른 복잡한 문제들을 예방할 수 있다는 측면에서는 비교적 작은 희생이라고 할 수 있어.*

조지: *그럼, 제가 치료를 하면 정상적으로 성장할 수 있는 건가요?*

노턴 의사: *치료를 지속적으로 하면 정상적으로 성장할 수 있는 확률이 훨씬 높아지지. 그러니까 다시 치료를 시작해 보는 건 어떨까?*

조지: *글쎄요, 잘 모르겠어요. 부모님께 잔소리 듣는 게 너무 싫어요. 마치 애 취급하시니까요. 어쨌든, 친구들이랑 있을 때 펌프를 갖고 다녀야 한다는 것이 너무 창피해요.*

노턴 의사: *조지가 스스로 자신의 몸을 책임질 수 있다는 행동을 보여주어 부모님께서 더 이상 아이 취급을 하시지 않도록 할 수 있지 않*

을까? 결국, 조지의 몸은 조지의 것이잖아. 그리고 친구들의 경우, 조지가 얼마나 창피할지 이해가 가는구나. 하지만 그 친구들이 정말 조지의 좋은 친구들이라면 조지가 왜 이런 치료를 해야 하는지 설명해줄 수 있지 않을까? 그러면 친구들이 이해할 수 있을 것 같니?

조지: 모르겠어요. 친구들에게 설명해 준다는 생각은 해본 적이 없어요. 하지만 한번 생각해 볼게요.

노턴 의사: 자, 이제 면담시간이 몇 분 남지 않았구나. 다른 궁금한 점은 없니?

이 사례는 조지가 의사와 개별적인 시간을 가질 때 자신의 고민사항을 자유롭게 표현한다는 점을 보여준다: 자신의 건강에 대한 걱정; 사망에 대한 두려움; 부모님들이 지나치게 걱정하기 때문에 조지가 어떠한 판단을 하지 못하게 하는 상황에 대한 불편한 감정; 친구들이 주위에 있을 때 치료를 해야 하는 창피함. 의사는 조지의 고민거리를 잘 인식하여 질병과 관련된 여러 가지 사실과 질문할 기회를 제공하는 등 환자를 어른처럼 대해주었다. 청소년을 대할 때 의사는 환자와의 개별적인 면담, 부모를 동석한 면담, 유사한 질병을 가진 다른 청소년 환자와 함께하는 면담을 언제 하는 것이 좋을지 잘 판단해야만 한다.

분리, 고립, 만성질병

치료 과정 중에는 아이가 가족, 친구, 그밖에 친숙한 환경으로부터 한동안 떨어져 있어야 하는 경우가 있다. 환아 가운데는 골수이식, 방사선치료, 전염병치료 등으로 인한 장기 입원 환자가 있고, 어떤 경우는 다리가 부러져 움직임에 제한을 받으며 답답하게 지내야 하는 환자도 있다. 신체적인 변화는 일상생활과 관계 형성을 심각하게 파괴할 수도 있다.

의학적 측면에서 볼 때는 이와 비슷한 일들 중에서 심리적인 문제가 가장 다루기 힘든 과제가 된다. 평범한 삶에 대한 기대감을 상실한 것과 결부된 아이들의 취약성으로 인해 일부 환자들은 의사에게 스트레스를 받을 수도 있다. 한 곳에서 오래 머물게 되면 아이들의 생활이 지루해지기 때문에 그곳에 계속적으로 상주하며 아이들을 담당해 주는 의료진이 있을 경우 아이에게 도움이 될 수 있다. 아이들은 가장 좋아하는 의료진에게 의존하기 때문에 그 사람이 다른 곳으로 옮겨가게 되면 흥분해서 화를 내기도 한다. 따라서 의료진이 바뀌는 경우에는 최대한 빨리 아이들에게 새로운 사람을 소개하는 것이 좋다.

장기 입원을 하는 환아의 경우는 식사, 목욕 등의 일상에 (가능한 한 많이) 익숙해질 수 있도록 하는 것과, 자기 집에서 가장 좋아하던 물건을 병실로 옮겨 옴으로써 기운을 북돋아 주는 방법을 통해 낯선 환경에 적응하는 것을 도울 수 있다. 몇몇 병원에서는 환아에게 학교 과제물을 병실에 전해주는 담당자가 있는 곳도 있는데, 이는 아이들이 비록 병원에 있을지라도 조금씩 누적된 과제물을 해 나가는 과정에서 성취감을 얻을 수 있도록 하기 위해서이다. 가장 중요한 것은 외부적인 어떤 한계점들이 있든지 간에, 아이들 스스로가 환경을 조절할 수 있다는 생각을 할 수 있도록 도와야 한다는 것이다. 이러한 목표에 접근하는 데 아래의 방법들을 활용해 볼 수 있다.

- 아이들에게 많은 활동을 제공하고, 주어진 보기 중에 선택하도록 기회를 제공할 것
- 이벤트나 축하파티를 마련할 것. 예: 생일파티, 송별회 등
- 가능하다면, 환아가 친구나 가족과의 연락을 계속할 수 있도록 전화를 제공할 것
- 시간 있을 때마다 (짧게라도) 잦은 방문으로 격려할 것
- 환아와 부모가 다정하게 함께한 사진을 진열해 놓을 것
- 환아가 퇴원하는 날까지의 일정표를 만들어 하루하루 지나가는 것을 표시함으로써 퇴원 일이 다가온다는 식으로 용기를 북돋아 줄 것
- 가능한 장소에서는 흰 가운 입는 것을 삼갈 것. 캐주얼한 복장 추천

- 진료나 검사 일정이 없더라도 자주 들러서 환아와 놀아줄 것
- 현실적인 희망을 줄 것

아이에게 나쁜 소식 전하기

성인에게 나쁜 소식을 전달하는 것도 결코 쉬운 일이 아니다. 하지만 어린 아이에게 나쁜 소식을 전할 경우는, 이와 비교할 수 없을 정도로 아무리 단순하고 조금은 덜 심각한 사실이라고 하더라도, 감정적인 부분을 비롯해서 복합적으로 여러 가지 사항을 주의 깊게 고려해야 한다. 나쁜 소식은 부모와 환아 모두에게 아이의 미래에 대한 꿈과 희망을 앗아가 버릴 수 있다. 부모가 살아온 것에는 비교할 수 없이 짧은 인생, 만성적인 질병, 장애로 고통을 받거나 최악의 경우에는 부모보다 먼저 죽음을 맞이하게 되는 상황 등의 나쁜 소식을 들으면서 환아의 부모는 대부분 충격에 빠지거나 불신, 분노 등의 격한 감정을 주체하지 못하거나, 아이에 대한 죄책감을 느끼거나 자기를 비하시키는 생각에 빠질 수도 있다. 아이들은 상대적으로 빨리 질병이나 고통의 한계에 적응하게 되는 편이지만, 상태가 좋지 않은 환아를 둔 부모의 낙심과 괴로움의 반응은 분노가 될 때까지 끊임없이 유발될 수밖에 없다.

부모의 고통스러운 감정과 이로 인해 야기된 반응은 다음과 같다.

- 상실에 대한 두려움
- 다른 사람들의 반응에 대한 걱정
- 아이(와 보호자)의 삶의 질에 대한 염려
- 중요한 발달 과정에 대한 상실 또는 장애

실질적으로 의사와 부모는 환아에게 나쁜 소식을 어떤 방법으로 무엇을 이야기해야 할지 구체적인 의사결정을 해야 한다. 환아가 제대로 이해할 수 없을 정도로 어린 경우라 할지라도 몇몇 사항들은 아이들이 성장하여도 절대 받아들일 수 없는 내용일 것이다. 우연히 아이들이 자신의 질병에

대해 알게 되거나 이와 관련된 것들을 차근차근 듣지 못했다는 사실을 알게 되면, 환아는 화가 나거나 속았다는 느낌을 받을 수도 있다.

수많은 정보 속에서 단계별로 누가 그리고 어떻게 나쁜 소식을 전달해야 할지 잘 판단해야 한다(표 8.3).

환아 또는 환아 부모와의 대화는 반드시 비밀이 보장되어야 한다.

- 기본적인 정보
- 행동적인 면 또는 정보의 연속성
- 이러한 관계와 연관된 효과
- 문제에 대한 믿음

그림 8.1의 대화는 6살짜리 어린이와 하는 의사소통을 수준별로 나타낸 것이다.

표 8.3 환아에게 나쁜 소식 전하는 방법

1. 전할 말을 아이의 나이, 성장 단계, 이해 수준에 맞출 것
2. 아이에게 나쁜 소식을 전할 것인지, 전한다면 누가, 어떤 내용을 이야기할 것인지 등을 부모와 상의할 것
3. 아이가 인지하고, 생각하는 질병과 죽음에 대해 파악해 볼 것. 가족이나 좋아하던 애완동물과 연관된 경험이 있는지에 대해 질문해 볼 것
4. 직접적이고 솔직하게 말하며, 완곡한 표현을 삼갈 것. 거짓말 하지 말 것. 그릇된 확신을 갖도록 조장하지 말 것
5. 환아의 부모가 함께 있는 상황에서 설명할 것. 아이가 이해했는지 확인하고 중요한 이야기는 반복해서 전달할 것
6. 잘못 이해하는 것이나 불필요한 염려 예방을 위해 환아에게 이같이 하는 설명의 의미를 잘 파악하고 확인할 것
7. 환아의 신체적 장애와 상실에 대한 이해를 돕기 위해서는 놀이, 그림 그리기, 심리치료 등이 효과적임. 해당 분야 전문가와 면담하도록 할 것
8. 환아의 부모나 친척들이 환자 본인보다 더 낙심하는 경우를 대비할 것
9. 많이 아픈 아이들의 경우에는 신경 과민반응을 보인다거나 불끈 화를 내는 것이 당연한 일이라 여기고 받아줄 것
10. 아이들이 실질적으로 할 수 있는 것을 강조해 주면서 현실적인 희망을 줄 것

(1) 정보제공 또는 설명

의사: 왜 다리에 젤리 같은 느낌이 생기는지 알아보기 위해서는 며칠 동안 병원에 입원을 해야겠구나.

(2) 설명과 연관된 행동

의사: 전에 병원에 입원한 적 있니?
아이: 아뇨.
의사: 입원하게 되면 집에서 무얼 가지고 오고 싶니?

(3) 가족관계에 미치는 영향

아이: 엄마랑 떨어지기 싫어요.
의사: 그렇구나. 그럼 엄마랑 함께 있을 수 있단다. 또 누가 보고 싶을 것 같니?
아이: 분명히 형은 아닐 거에요. 나랑 맨날 싸우거든요. 그런데 내 금붕어 밥은 누가 줘요?

(4) 신념과 두려움

아이: 내가 나을 수 있을까요?
의사: 그럼. 그렇게 되길 바라야지. 지금은 무엇보다 어디가 잘못된 것인지를 알아봐야 한단다.
아이: 우리 할머니도 병원에서 돌아가셨는데.
의사: 사람들은 아주 많이 아플 수 있고, 너무 아파서 죽을 수도 있지. 혹시 그렇게 될까봐 걱정되니?
아이: [엄마를 쳐다봄]
엄마: 괜찮을거야, 우리 아가. [눈물]
아이: [시선을 아래로 향함]
의사: 많은 사람들이 병원에 올 때 걱정을 하지. 어떻게 하면 걱정이 좀 덜 될까?
아이: 내가 잠잘 곳을 미리 좀 보고 싶어요.

그림 8.1 환아와의 의사소통 수준

소아 및 청소년 환자의 부모와 다른 전문가 연결

부모 (표 8.4)

오늘날 의사는 환아와 그 가족에 대해 상당한 책임감을 갖고 있다. 과거에는 환아의 부모나 친척들에게 할 일을 부여받는 것이 의사의 역할이었던 반면, 이제는 의사가 중요한 조언을 해야 하고, 환아의 부모를 지원하는 역할을 하게 되었기 때문이다. 때로는 이처럼 의사로서 투병 중인 아이를 책임지고 도울 수 있는 것에 위안을 삼을 수도 있겠다. 하지만 요즘은 아이들과 가까워지는 것이 아동 성추행 문제와 관련하여 아이 가족들과의 관계를 복잡하게 만드는 경우도 있다. 따라서 의사로서의 특권은 환아의 가족, 사회, 법률 체계와의 사이에서 명확히 구분되어야 한다.

소아과 의사들은 자신이 아이와 있는 것이 즐겁고, 아이들이 필요로 하는 것을 쉽게 파악할 수 있다는 이유로 소아과를 선택하기도 한다. 반면, 그렇지 않은 다른 전공의들은 환아의 부모와 라포 형성하는 방법, 아이에게 신뢰를 얻는 방법 등을 배울 필요가 있다. 부모는 아이들을 병원에 데려오거나 진료에 대해 준비시키는 데 중요한 역할을 한다. 이상적으로 부모 모두가 가족적 분위기를 만들기 위해 함께 상담을 받는 것도 좋다. 부모 중 한쪽이 면담에 참여할 수 없는 경우라 할지라도 상담 초대장은 2명 모두에게 발송되어야 한다. 부모가 자녀의 안 좋은 일에 대해 자책하는 경우가 종종 있기 때문에 의사는 부모들과의 대화 시에 단어 선택 하나하나에까지 신중을 기해야 한다. 의료진은 최대한으로 부모의 지원을 받아 환아의 염려를 누그러 뜨리는 것을 목적으로 삼아야 한다. 부모는, 특히 많이 낙심하는 때일수록, 아이들의 행동이나 감정 상태에 관해 이것저것 궁금증이 생기게 된다. 이런 모습은 의사를 힘들게 하는 또 다른 요인이 될 수 있다.

예를 들어, "암이라는 진단을 어떻게 확신하나요? 입증될 때까지 다른 검사들을 더 해 주세요. 그렇지 않으면 다른 병원으로 갈 겁니다." 등등의 질문을 계속하게 되면, 의사는 때때로 아이의 부모를 안정시키기 위해 부적절한 답변을 하기도 한다. 예: "네. 제 딸도 예전에 이와 똑같은 증상을 앓았었기 때문에, 아이에게 나타나는 증상과 심적인 고충에 대해서 충분히 알고 있습니다."

때로는 부모가 환아의 요구를 무시하는 경우도 있다. 환아를 다른 전문가에게 위탁할 때에는 아이의 영양 및 발육상태가 양호한지, 필요한 검진은 잘 받고 있는지, 부모의 지원을 잘 받고 있는지를 확인해야 한다. 어떤 아이들은 아동전문 심리 치료사, 심리학자나 정신과 의사에게 위탁하는 것이 더 효과적일 수도 있다. 가족 모두가 가족 치료사에게 면담을 받는 것도 좋은 대안이 될 수 있다. 다른 전문가에게 환아를 위탁 치료하는 경우에는 다음의 예와 같이 반드시 사전에 부모와 아이에게 합당한 이유를 설명하고 이들에게 생각할 여유를 주어야 한다.

표 8.4 환아의 부모를 대할 때의 유의점

- 사실적인 정보수집을 위해 양쪽 부모 모두에게 면담을 요청한다.
- 부모에게 참여의식을 갖도록 한다. 부모의 고유한 전문 영역 인정해 주기
- 솔직하고 명확하게 대한다. 이로 인해 자신의 의견과 소감을 개방적으로 표현할 수 있도록 격려할 것
- 내원, 입원, 치료 등의 사항에 대한 이야기를 환아에게 전달할 최적의 시기를 두 부모와의 협의하에 결정한다.
- 환자의 부모가 전문 의료진에게 압도당하는 느낌이 들지 않도록 하기 위해 의료진은 몇 명만 함께 자리한다.
- 의학적인 정보는 부모가 대처할 수 있을 정도의 양과 속도로 조절해서 전달한다.
- 병명 찾기(증상이 확실한지의 여부 파악), 치료 계획 설정, 예후와 학교생활이나 가족의 병력에 대한 관련 가능성을 조사한다.
- 부모가 질병에 대해 알고 있을 것이라고 추측하지 않는다. 대부분 소문으로 들은 내용이거나 간접적으로 얻은 정보일 가능성이 크다.
- 부모에게 문서화된 정보나 비디오 자료, 환아 부모들의 지원 단체 명단을 주면 도움이 된다.
- 단기간이라 할지라도, 부모들 간에 정기적인 만남을 갖게 하는 것도 좋다.
- 특히 만성질환과 같은 질병을 앓고 있는 환아와 그들의 부모에게 촉진자로서 행동한다.
- 환아가 의사와 부모 간에 오가는 대화를 들을 수도 있기 때문에 환아에게 무엇을 말할 때에는 솔직하게 이야기 하는 것이 중요하다.
- 죽음을 앞둔 환아의 부모는 아이가 얼마나 더 살 수 있으며, 어떤 상태에서 죽음을 맞이하게 될지 알기를 원한다. 그에 관한 정보는 부모에게 남은 시간을 계획하고, 아이에게 자신들의 사랑을 표현하는 데 도움이 된다.
- 질문, 고민, 의견 제시를 위한 시간적 여유를 준다.

"지니(Jinny)의 천식기운이 많이 수그러든 것 같아서요. 이제는 소아과 병동으로 옮겨서 또래 친구들과 어울리며 치료를 받는 것이 더 좋을 듯합니다. 선생님께서 염려하셨던 것처럼 지니는 여전히 화가 안 풀린 것 같고요. 물론 아직도 몇 주째 밤마다 숨을 잘 쉬지 못하는 상태이긴 합니다."

이러한 경우, 의사는 위탁할 다른 전문가에게 아이 부모의 의견과 자신의 소견을 구체적인 이유를 들어 설명하는 것이 좋다. 환아 또한 상황에 대해 알아야 하며, 의사는 아이에게 위탁 치료에 대해 설명해야 한다.

"지니야, 선생님이 마침 엄마아빠한테 말씀드리고 있었는데 말이지, 저기 저쪽에 계신 여자분 있잖아. 그 선생님한테 어젯밤에 그 무서운 꿈 이야기 좀 해볼래? 저 선생님이 다음번에 또 그런 꿈 안 꿀 수 있게 도와주실 수 있거든. 뭐, 네가 지금 싫다면, 내일 할 수도 있고. 어떻게 하고 싶어?"

동료전문가

아동 심리 치료사, 아동 심리학자, 아동 정신과 의사, 가족 치료사, 사회 활동가, 놀이 치료사, 이들 모두는 환아와 이들 가족이 적절한 조언을 구할 수 있는 사람들이다. 또한 이들은 질병으로 인해 환아와 그 가족들이 겪게 된 심리적, 정신적인 고충과 문제를 면담 및 처리해 주기도 한다. 또한 아이들이 말이나 놀이를 통해서 감정을 표현할 수 있도록 용기를 주는 것도 중요하다. 때로는 비이성적인 두려움을 느낀다 할지라도 환아가 그러한 것을 안심하고 표현할 수 있도록 지지해 줘야 한다.

교사

교사는 환아의 건강상태와 그 질병으로 인해 가족, 학교 생활과 학습이 어떤 영향을 받는지를 알고 있어야 한다. 아이들은 학교에 결석한다는 사실 자체에만 신경을 쓰거나, 아프거나 또래들과 다르다는 이유로 놀림을 받을 수도 있기 때문에 교사는 이런 상황 극복을 위한 중요한 매개체가 될 수 있다.

비밀보장

아이들과 청소년은 종종 자신들이 의사에게 이야기 한 내용에 대한 비밀이 보장될 수 있을지 염려한다. 의사는 비밀을 철저히 지킬 것을 약속하고 이들을 안심시켜야 한다. 만약 비밀이 제대로 지켜지지 않을 경우, 환자와 의사의 관계는 깨지게 된다. 몸이 아픈 청소년들은 자신의 신체와 환경에 대한 통제력을 잃었다고 생각할 수가 있고, 만일 사람들이 그들의 상태를 아는 것에 대해 어떠한 것도 통제할 수 없다는 두려움을 느낀다면 더욱 심한 무력감을 느낄 것이다. 아이의 비밀을 부모에게 공개하는 것이 아이를 위해 좋겠다는 판단이 설 경우, 여러분은 아이에게 이러한 결정의 이유와 정보공개가 주는 의미에 대해 설명해 주어야 한다.

요 점

- 의사는 환자의 부모나 병원이 아닌 소아 및 청소년 환자들의 옹호자이다.
- 청소년을 질병의 진단과 치료에 대한 중요한 정보제공자로 여긴다.
- 치료에 소아 및 청소년 환자도 동참시키고 각각의 치료 과정을 단계별로 설명한다.
- 소아 및 청소년 환자를 대할 때는 나름의 발달 연령에 적합하게 대우한다.
- 치료는 항상 가족과 함께 하도록 하고 필요한 경우 다른 의학 또는 비의학 전문가들의 도움을 받는다.

| 읽을거리 |

Brazelton T B 1992 Touchpoints: your child's emotional and behavioural development. Viking, New York

Dowling E, Osborne E 1994 The family and the school: a joint systems approach to problems with children. Routledge, London

Garralda ME (ed) 1993 Managing children with psychiatric problems. BMJ Publishing Group, London

Winnicott DW 1992 Through Paediatrics to Psychoanalysis. Karnac, London

9장

환자 가족과의 의사소통

우리는 의과대학 교육과정을 통해 인간의 신체는 상호작용하는 구조로 되어 있다고 배운 것을 기억할 것이다. 즉, 하나의 구조상의 변화는 또 다른 변화를 동반하게 된다. 예를 들어, 여러분이 시험 시간에 늦으면 시험장으로 향하는 발걸음은 빨라지게 된다. 따라서 뛴 만큼 심장박동 수는 증가할 것이고, 호흡은 거칠어지며, 이어서 땀이 나기 시작할 것이다. 이와 같이 한 사람의 의학적인 문제와 질병은 다른 생활 체계에 영향을 줄 것이고, 아마도 이러한 작용은 가족에게 가장 크게 영향을 미치게 될 것이다. 우리는 전통적인 의학적 모델을 통한 진단과 치료 방법에서, 무엇보다 환자에게서 내부적인 원인을 찾은 후에, 그 사람의 환경이나 주변 사람에 대한 외부적인 사항을 치료에 참작하라고 배웠다. 한편, 우리는 한 사람의 질병 발달과 치료에 가족이 얼마나 중요한 역할을 하는지 또한 잘 알고 있다.

앞서 언급한 것처럼, 치료가 얼마나 잘 되고 있는지의 여부는 의사가 갖추고 있는 환자와의 효과적인 의사소통 능력 여하에 좌우되기도 한다. 우리가 환자 주변인들을 만난다고 하면, 대부분이 주로 환자의 가족들과 대화를 나누는 정도일 것이고, 가끔은 그들의 친척이나 친구와 이야기를 하게 될 것이다. 혹은, 비록 우리가 의사로서 환자 이외의 다른 주변 사람들과 직접적으로 마주칠 일이 없다고 하더라도 그 주변 사람들의 관점과 신념이 환자에게 영향을 미친다는 사실을 염두에 두어야 한다. 사회적 지원과 가족 신념에 대한 평가를 포함하여 환자의 가족을 대할 때 질병과 치료에 가족이 미치는 영향(예: 치료에 순응하지 않는 경우 등), 비밀관련 문제와 비밀정보에 대한 관리 등 몇 가지 발생 가능한 상황들을 살펴보면 도움이 될 것이다(그림 9.1).

어떤 의사들은 환자의 가족과 친척을 대하는 것이 진료에 방해가 된다고도 한다. 이는 많은 시간을 소요해야 하며, 의사로서 본연의 임무와 동떨어진 일을 하도록 조장한다고 주장한다. 진료와 치료 과정에 가족을 함께하도록 하는 것이 아무런 가치도 없는 것처럼 보일 수도 있다. 또는 가족이라는 집단을 상대로 대화를 하는 데에는 환자 한 사람을 대하는 것보다 훨씬 고난도의 의사소통 기술이 요구될 것이라는 생각 때문에 의사에게는 괜한 힘을 쏟는 일로만 치부될 수도 있다. 그러나 불가피하게도, 가족들 간에 당신이 모르는 비밀이 있거나, 의사로서 가족들에게는 비밀로 해야 할 정보가 있지만 가족들은 그 사항을 알려달라고 요구하는 등의 일들이 일어날 수 있다. 그렇기 때문에 때때로 간호사들이 환자 가족을 혼자서 돌보아야 하는 부담을 느낀다는 사실은 그렇게 놀랄 만한 일이 아니다.

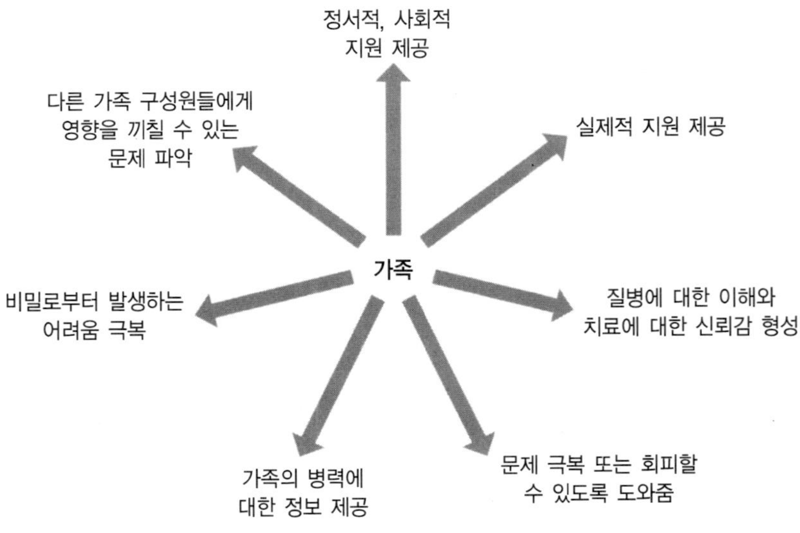

그림 9.1 병의 진단, 치료, 돌봄에 있어 환자의 가족이 줄 수 있는 도움

잠깐!
생각해보기

당신이나 당신 가족 중에 누군가가 병석에 있는 상황이라면, 앞으로 어떻게 되는 것인지, 어떤 결과가 나오게 될 것인지에 대한 여러 가지 질문을 하게 될 것이다. 그런데 질문에 대한 아무런 답변이나 정보를 얻지 못한다면, 얼마나 걱정이 되고 화가 나겠는가. 환자의 친지들이 다음과 같이 질문한다면, 의사로서 그들에게 어떻게 답할 것인지 생각해 보라.

- 조금 전에 함께 말씀을 나눈 사람이 친척이라는 사실을 어떻게 아셨나요?
- 친척이 이미 알고 있다는 사실을 어떻게 알게 되셨나요?
- 만약 제 친척이 전화를 한다면, 전화상으로 어떤 이야기를 해주시겠습니까?
- 환자에게는 알리지 않고, 저희들에게만 말씀해 주실 사항이 있나요(또는 반대로 환자에게만 말할 사항이 있는지에 대한 질문)?

사람들은 보통 건강이 좋지 않을 때, 다른 사람에게 도움이나 지원을 요청하고 가까운 친구나 가족을 더 의지하기 마련이다. '사회적 지원' 은 환자가 입원해 있는 동안 집안에 혼자 있을 애완견에게 먹이를 주는 일과 같은 실질적인 도움뿐만 아니라, 상황에 따라 희망이나 자신감을 북돋아 주는 감정적인 위로와 위안까지의 의미를 포함하고 있다. 사회적 지원이 심리적으로 낙심되는 상황에 완충제 역할을 할 수 있다는 사실은 연구를 통해서도 밝혀진 바 있다. 또한, 인간의 신체는 친구나 친척, 배우자의 상실과 같은 일로 스트레스를 받을 때 신체적인 변화를 보인다는 사실 역시 입증되었다. 그 중 면역체계가 특히 큰 영향을 받는데, 그로 인해 '사회적 지원' 은 신체적, 정신적인 건강 모두에 영향을 미치게 되는 것이다. 이러한 이유 때문에 건강이 좋지 않은 경우에는 환자를 돕는 방편의 하나로 환자가 주변 사람들과 중요한 관계를 잘 유지할 수 있도록 도와 주어야 하며, 다른 사람들로부터 이러한 지원을 받을 수 있도록 고무해야 한다. 의사는 환자 가족과의 잦은 대화, 환자가 가족 중에 가장 가깝게 지내는 사람이 누구인지에 대한 질문, 적당한 장소에서 환자와의 면담 등을 통해서 이러한 '사회적 지원' 을 보조할 수 있다.

환자 관찰

직접적인 질문을 하기에 앞서, 환자의 지원체계에 대한 사전평가를 할 수도 있다. 다음은 여러분이 관찰로 평가할 수 있는 사항들이다.

- 환자가 진료를 받으러 혼자 왔는가?
- 가족 한 명 또는 온 가족이 모두 대기실에서 환자를 기다리고 있는가? 환자와 그 가족들이 현재 환자의 질병과 의료상황에 대해 어떻게 생각하고 있는지 무엇으로 짐작할 수 있는가?
- 다른 병동에서 온 사람이 환자를 방문한 적이 있었는가?
- 환자에게 카드, 과일, 꽃 같은 것들이 배달된 적이 있었는가?
- 개인용품(예: 칫솔, 머리빗)을 갖다 준 사람이 있었는가?
- 병동에 있는 다른 사람들과 잘 어울리는가, 그렇지 못한가?

물론 위와 같은 내용을 통해서는 환자가 다른 사람의 지원을 받고자 하는지, 아니면 그렇지 않고서도 혼자서도 잘 대처해 나갈 수 있는지를 다 알 수는 없다. 그러한 세부 사항은 환자가 이야기하는 것을 통해 미루어 짐작하거나, '사회적 지원' 에 대한 생각을 직접 묻는 수밖에 없다.

환자 가족에 대한 정의

(p.273) 연습 8

환자의 정확한 가족력을 파악하기 위해서는 가족들의 실질적인 정보가 우선적으로 필요하지만, 가족과 친구들이 심적으로나 현실적으로 도움을 줄 의사가 있는지에 대해 확인하는 일 또한 그에 못지않게 중요하다(연습 8 참고). 또한 환자가 가족으로 인정하는 사람들의 범위나 정의를 자기 생각을 기준으로 추측하지 않도록 주의해야 한다(환자에 따라서는 동성 배우자, 가까운 친구와 같은 혈연관계가 아닌 경우까지도 가족이라 정의할 수 있음). 다음은 유용한 질문을 정리해 놓은 것이다.

"어떤 사람을 가족이라고 간주하나요?"
"요즘 어떤 사람들과 가깝게 지내나요?"
"오늘 환자분께서 내원한 것을 또 누가 알고 있나요?"
"배우자 분께는 말씀을 드렸다고 하셨는데요. 형제들이나 부모님 그리고 그 외의 가족들에게는 이야기 하셨나요?

일단 가족 구성원이 확인되거나 그들에 대한 정보가 수집되면 심리학적 가계도 혹은 가계도라 불리는 그림을 그릴 수 있을 것이다. 이러한 그림은 관계에 대한 정보를 한눈에 구조화하는 데 도움이 된다. 그림 9.2에서는 심장병 환자(CHD: Coronary heart disease)의 가계도를 보여준다. 이 가계도에서 질병에 대한 가족력을 주시하기 바란다. 가계도에는 성별, 나이, 관계, 병력에 대한 정보도 포함된다. 가계도를 그리는 방법에 대해서는 맥골드릭(McGoldrick)과 절슨(Gerson)의 문헌을 참고하기 바란다.

가족에 대한 구체적인 정보를 수집했다면, 여기에 환자의 의견을 덧붙여서 이러한 가계도의 내용이 환자와 치료 과정에 영향을 미칠 수 있는 문제를 파악하도록 한다.

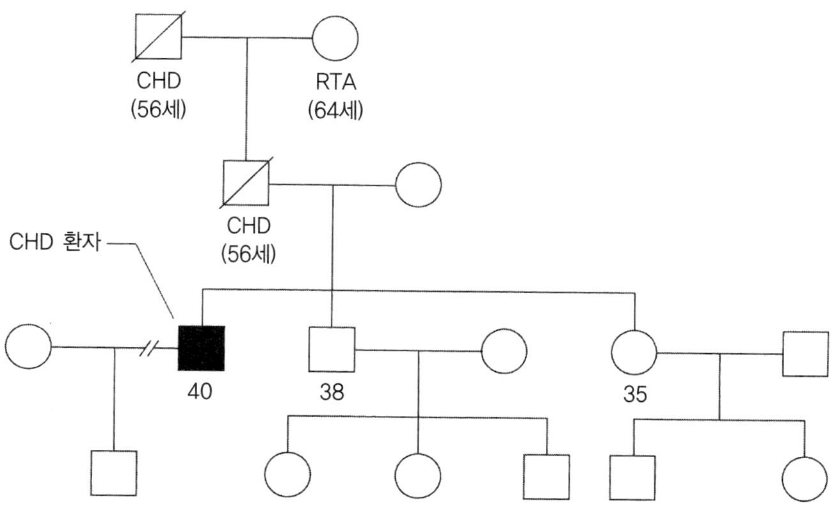

그림 9.2 가계도

다음은 문답을 통해 가계도 그리는 방법을 설명해 놓은 것이다.

> *"가족 중에 오늘 환자분께서 내원한 사실을 꼭 알아야 할 사람이 있나요?"*
> *"혹시, 가족 중에 말하기가 어려운 사람이 있나요?"*
> *"부모님은 얼마나 자주 찾아뵙나요(또는 연락하나요)?"*
> *"쇼핑할 때, 가족 중 주로 누구와 함께 하나요?"*
> *"여동생에게 부탁한다고 말씀하셨는데요, 남동생에게는 부탁하지 않는 특별한 이유가 있나요?"*
> *"사위와는 잘 지내시나요?"*
> *"가족 중에서 환자분 걱정을 가장 많이 하시는 분은 누구신가요? 가족들이 걱정하고 있는 것을 무엇을 보고 느끼시나요?"*

마지막으로, 관계의 변화나 서로 다른 식구처럼 생각하는 것과 같은, 가족 간의 민감한 부분에 대해 좀더 많은 이야기를 나누는 것이 좋다.

> *"환자분의 병과 상황에 대해 다른 가족들은 어떻게 생각하고 있나요?"*
> *"환자분이 진단 사실에 대해 알게 된 이후로 가족들과의 관계는 어떤가요?"*
> *"누가 가장 적극적으로 지원을 해주나요? 누가 그 반대인가요?"*
> *"환자분께는 어떤 지원이 가장 큰 도움이 된다고 생각하시나요? 가족 중에 누가 가장 큰 도움이 되는 것 같은가요?"*
> *"다른 가족들이 환자분의 투병하는 모습을 어떻게 생각하는 것 같나요?"*
> *"비상시에는 저희가 가족 중 누구에게 연락을 하면 좋을까요?"*

환자 가족이 진료나 치료에 미치는 영향

한 사람의 건강이 좋지 않다는 것은 개인적인 문제라고 생각할 수 있지만,

이를 사회적 측면과 전혀 무관하다고 생각할 수 없다. 일반적으로 환자가 질병의 치료 과정과 결과에 대해 염려하는 것은 자신의 이전 경험이나 친구나 가족의 과거 질환에 대한 기억 또는 특정 질병에 대한 통상적인 신념의 영향을 받기 마련이기 때문이다. 예를 들어, '어떤 사람이 어떻게 병에 걸리게 되었는가' 하는 감염경로는 해당 질병에 대한 인식과 편견에 영향을 주게 된다. 의사를 포함한 몇몇 사람들은 담배를 피우는 사람을 보면 심장과 호흡기에 대한 치료를 받아 봐야 한다고 생각한다. 이와 비슷하게, 불임 부부에 대한 대중의 인식은 이들이 에이즈에 감염되었다는 사실을 알게 되면 판이하게 달라지게 된다. 또한 에이즈에 감염된 동성애자의 친척들은 그 사람의 감염을 성 행위에 대한 처벌로 받아들인다. 반면, 혈우병 환자의 에이즈 감염은 환자의 잘못이라기보다는 수혈 과정에서 발생한 사고라고 생각하며 안타까워 할 것이다.

질병에 대한 통상적인 생각은 그 질병이 만성인지, 급성인지, 재발한 경우인지, 악화되는 경우인지, 전염성인지 등등의 질병의 본질적인 상태에 영향을 받기도 한다. 이처럼 질병의 치료에 적절한 수준은 어느 정도인지, 그 치료 과정에는 어느 정도의 시간이 필요한지, 질병이 갑자기 악화될 것인지 아니면 점진적으로 진행되게 될 것인지 등을 판단하는 데 중요한 역할을 한다.

사회학자들은 환자와 전문치료사 또는 친척들과의 관계에 대해 '질병의 역할' 이라는 표현을 사용해 왔다. 이 말은 사람은 몸이 아플 때 평상시보다 다른 사람들을 더 의지하게 되고, 질병으로 인해 인간관계도 간접적이나마 영향을 받는다는 것을 의미한다. 예: 친척들이 '의무감' 으로라도 병문안을 가는 경우, 의사는 환자가 활력을 잃지 않을까 하는 염려로 인해 나쁜 소식 전하는 것을 삼가는 경우, 배우자와 의견충돌이 있은 후 의기소침해진 환자가 정신과 의사와 면담을 하는 경우 등. 친척의 상을 당한 사람이 한동안 침체된 분위기 속에서 지내게 된다는 것은 누구나 다 인정하는 사실이다. 심지어 친척이 나름대로 투병생활을 잘 하고 있는 경우라 할지라도, 주변의 친지나 가족들은 이로 인한 영향을 받지 않을 수 없다. 예를 들어, 백혈병으로 앓고 있는 소년의 남동생이나 형이 집 밖에서 뛰어놀기를 싫어하거나, 물건을 훔치기도 하고, 잠자리에 오줌을 싸는 모습을 볼 수 있다. 이러한 행동은 아픈 형제에게만 가족의 관심이 집중되어 있는 상황에서 어린 마음에 서운함과 불만을 표출하는 방법으로 볼 수 있다.

가족들 간에는 의사소통으로 서로 의존하는 경향이 강하다. 겉으로 보기에는 아무리 경직되거나 정체되어 보인다 할지라도, 모든 가족의 관계는 역동적이고 복잡하게 엮여 있다. 특히, 가족 중에 환자가 있는 상황에서는 각 구성원들이 새로운 환경과 요구에 적응력을 키우는 과정을 겪기도 한다. 때로는 가족 안에서의 관계가 긴장감을 조성하고, 불확실한 성향을 보이는 경우도 있기 때문이다. 여러분의 반응(의사로서 혹은 친척으로서)은 가족이 위기상황에 맞닥뜨렸을 경우, 객관적인 거리를 유지하든지 아니면 그 분위기에 휩싸이든지 한 가지 입장을 취하는 것이다.

질병에 대한 가족의 생각과 경험을 이야기하는 데 있어서는 그 시기가 매우 중요하다. 다음은 환자나 친척 또는 양쪽 모두와 관련해 발생할 수 있는 문제들을 정리한 것이다.

"가족 중에 이와 비슷한 병을 앓았던 분이 있었나요?"
"가족 중에 몇 명이나 질환이 있거나 질환으로 돌아가셨나요?"
"그 상황에서 어떤 분이 가장 견디기 힘들어하셨나요?"
"이 병을 처음으로 이겨낸 분의 경우 가족관계에 어떤 변화가 있었나요?"
"그 병에 대한 사실을 알고 난 뒤에, 가족관계에는 어떤 변화가 있었나요?"
"가족들의 대처 방법 중에서 혹시 놀랄 만한 점이 있었나요?"
"건강문제나 질병 치료에 대해서는 가족 중에 누구의 생각이 가장 영향력이 크다고 생각하시나요?"

치료에 대한 순응과 가족 신념의 역할

질병과 치료 방안에 대한 생각을 말하는 일은 가족 구성원들이 그 상황에 잘 대처하고, 상호 관계나 분위기 변화에 적응하기 위한 방법일 뿐만 아니라 환자가 치료에 순응하는 데 직접적인 영향을 받게 되는 부분이기 때문에 매우 중요하다. 질병과 치료에 대한 의사의 지식은 환자보다 월등하다고 믿기 때문에 환자는 의사가 제시하는 치료 방법과 계획에 자동적으로 동의할 수밖에 없는 것이다.

한편 환자가 치료를 받는 도중에, 간접적 혹은 직접적인 표현으로 치료에 순응하기를 거부하는 난감한 상황이 발생할 수도 있다. 한 여성 당뇨 환자의 경우를 예로 들면, 의사가 권하는 식이조절은 전혀 하지 않으면서도 정기적으로 진료를 받기 위해 병원을 찾는다. 또한 많은 환자들이 약물에 대한 처방전 없이 약물을 복용하거나, 그와 반대로 처방을 받는 환자 중의 대다수가 지시사항에 따라 약물 복용을 하지 않는다. 또 하나의 예를 보면, 어떤 우울증 환자는 처방받은 항우울제를 규칙적으로 먹지 않고 스스로 우울한 기분이 들 때만 약을 먹기 때문에 약의 효과를 제대로 볼 수 없게 되고 말았다.

'돌아봐야 같은 자리(more-of-the-same)' 라는 표현은 의사가 환자에게 어떤 조언을 하더라도 환자는 '병의 차도가 전혀 없는' 결과를 보인다는 뜻이다(그림 9.3).

이와 같은 성향의 의사-환자 관계에서, 의사는 점점 더 무모하게 혹은 권위적인 방법으로만 환자를 치료에 순응하도록 만들려 하고 환자는 이에 못지않게 완고해지기 때문에 치료에 아무런 진척을 기대할 수 없게 된다. 이와 같은 방식의 악순환으로 인해, 의사는 결국 환자에게 화를 내거

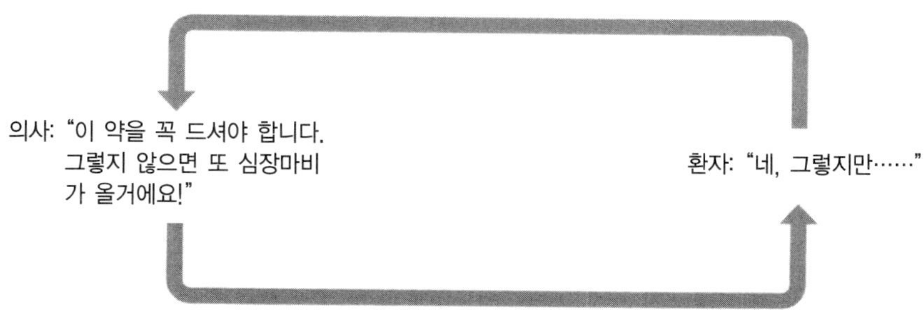

그림 9.3 의사의 처방을 잘 따르지 않는 환자와 권위적인 의사의 관계

나 그 사람을 골칫거리로만 여기게 되는 것이다.

이러한 유형의 상호작용은 반복되다가 결국에는 고질화되고 만다. 때때로 의사에 대한 환자 측의 오해가 쌓이거나, 의사가 환자를 비롯한 친지들의 관점을 충분히 이해하지 못하는 상황이 누적됨으로 인해 옳지 못한 관계가 지속되기도 한다. 또는 문제에 대한 편견('나는 이 약을 복용하다가 죽은 사람을 본 적도 있어'), 의학적 소견의 무시('우리 어머니 말씀으로는 이런 경우에는 마늘이 최고의 약이 된다고 하셨어'), 치료의 필요성이나 효과에 대해 인식하지 못하는 경우('겨우 멍이 든 것뿐인데, 금방 낫겠지.' , '내 나이가 68세인데, 지금까지도 아무런 탈 없이 일을 잘 해왔거든.')가 치료에 부정적인 영향을 미치게 된다.

여러분은 의사로서 지금까지 살펴본 곤란한 상황에 처하지 않기 위해서 환자에게 무엇보다도 치료의 목적과 이에 따른 약물 치료의 역할에 대해 이해시키는 것이 중요하다. 그러기 위해서는 우선, 환자가 염려하는 부분이나 궁금한 사항에 대해 질문할 수 있는 기회를 주어야 한다. 다음으로는, 환자가 치료 과정에 잘 따를 것인지 가늠해 보아야 한다. 마지막으로, 환자의 친지들이 걱정하는 부분이 무엇인지를 물어보고, 필요하다면 그러한 사항들을 참작해서 치료에 대한 조언이나 설명을 해주는 것이 좋다.

환자 부부 대하기

놀랍게도 부부가 배우자의 질병을 인정하고 대응하는 방법에 대한 연구자료는 거의 없다. 다만 우리가 알고 있는 확실한 부분은, 환자 부부가 배우자의 질병 치료에 적응하는 데 다음 사항들의 영향을 받을 수 있다는 점이다.

- 질병의 성향(예: 급성, 만성, 악화 등)
- 상황적 특수성과 이에 의한 관계 형성(예: 신경학적, 성적인 경우 등)

- 발병(점진적인 것인지, 급작스러운 것인지)과 부부가 질병을 인정하는 데 걸리는 시간
- 둘 사이 애정의 깊이 정도
- 개인적으로 병을 앓았던 이전 경험이나 과거에 가족이 질병에 대처했던 기억
- 가족의 일원으로서의 역할(예: 가장)
- 질병의 전염성 여부(예: 서로에게 감염의 위험이 있는지)
- 현재 부부간, 가족간, 친척간의 관계 안에서의 역할
- 친척이나 그 밖의 보호자들로부터 받을 수 있는 지원
- 부부관계의 지속 정도(예: 신혼인지, 중 · 장년 부부인지)
- 정신력의 개인차

발병으로 인해 타격을 입은 부부관계는 불안정해지기도 하지만, 반대로 더욱 끈끈한 애정으로 가까운 사이가 되기도 한다. 혹은 서로의 애정이 짙어지면서도 동시에 불확실하고 불안정한 두 가지 면을 보이기도 하는데, 이는 지극히 정상적인 것이다.

부부간의 불안정한 상태는 불안함, 분노, 예상되는 상실감, 자포자기나 고독에 대한 두려움과 같은 정서적인 문제에 기인한다. 배우자들은 각 상대방이 자신의 질병으로 인해 벌어진 상황 때문에 속상해하거나 분노하지 않기를 바라기 마련이다. 하지만 배우자가 병석에 있는 상황에서 다른 한쪽이 예민해지고 긴장하게 되는 일 또한 정상적이고 자연스러운 모습이다.

투병 중인 부부가 예전과는 다르게 복잡 미묘한 관계 변화를 보이면, 이를 지켜보는 의과대학생이나 전문의들은 이러한 모든 상황을 안타까워하기도 하고 심지어는 둘 사이의 관계 회복을 위해 무언가 조치를 취하려 할 수도 있다. 하지만 그러한 행동을 삼가야 한다. 다만 비판과 편견을 배제한 시선으로 이들을 있는 그대로 받아들이고, 그들 부부를 지켜보면서 생각했던 것들을 특별한 관심을 갖고 상황에 적절한 말로 표현할 수 있어야 한다. 예를 들면 다음과 같다.

"발독(Baldock) 부인, 다른 게 아니라요, 남편 분께서 며칠 전 저희 의료진이 발독 부인의 치료를 제대로 하고 있는지 의심스럽다고 하시며 간호사들과 마찰이 있었던 일에 대해 말씀을 드릴까 해서요. 물론 아내의 병세 호전에 저희가 최선을 다해 주기를 바라는 마음에서 그러셨을 것이라 생각합니다. 현재 부인의 병에 대해 인정하고 보호자로서 남편 분의 역할을 인식하는 데는 시간이 조금 필요할 거예요. 부인께서 입원하신 게 처음이라 더더욱 심리적 안정과 상황 이해에 시간이 필요하지 않나 싶습니다. 그 일로 너무 걱정하지 않으셨으면 좋겠네요."

"이 병의 치료를 받은 후에 많은 어려움을 겪는 부부들이 간혹 있습니다. 특히 복용하는 약의 성분으로 인해 성 기능이 영향을 받아서 문제가 생기기도 하고요. 지금까지 저희가 많은 환자 부부를 지켜보면서 내리게 된 결론은 어디까지나 치료 상황에 적응하기 위한 부부간의 노력이 가장 중요하다는 것입니다. 물론 낙심하거나 말다툼이 잦아지는 경우도 많이 보았습니다. 하지만 몇몇 환자 부부는 우리 병원의 이 분야에 경험이 많으신 상담 전문의에게 상담을 받은 것이 큰 도움이 되었다고 하시더라고요. 혹시 면담이 필요하다 싶으시면 언제라도 말씀해 주세요. 제가 직접 소개해 드리겠습니다."

친지의 염려와 걱정에 대한 반응과 관리

집안에 돌볼 환자가 생겼을 경우에는 가족 구성원 개개인이 나름대로 가족 안에서 해왔던 역할에 따라 병석에 누워 있는 가족을 대하고 그 상황에 적응하는 데 각기 다른 양상을 보이게 된다. 시간이 지나면서 가족 중 몇몇은 감정적인 것보다는 실질적인 지원을 하게 되고, 다른 몇몇은 어느 정도 지쳐 가면서 좀더 긴 시간 간격을 두고 찾아오거나, 환자의 상태를 전화로만 확인하게 되기도 한다. 반면에 어떤 가족들은 번갈아가면서 24시간을 밤낮으로 환자 곁에서 함께하기도 한다. 특히 대부분의 영아 및 소아 입원 병동에서는 밤을 지새우며 간병하는 부모를 위한 장소를 따로 준비해 놓고 있다. 친지들은 환자에 대해 염려가 되기 시작하면, 반사적으로 걱정되는 증상과 증후를 포함해 그 밖의 모든 걱정거리에 대한 해답을 얻기 위해 의사를 찾게 된다. 이러한 상황 때문에 의사는 때때로 환자 가족들의 질문으로 인하여 여러 가지 난감한 상황에 처할 수도 있다. 다음은 환자의 가족들로 인해 발생할 수 있는 난처한 상황들이다.

- 환자의 친지들은 환자의 질병과 연관된 정보에 대해서는 또 다른 건강관리 팀이라 해도 손색이 없을 정도로 전문적이고 지나칠 정도로 적극적인 양상을 보인다. 특히 의과대학생이나 신참의사와 같이 전문 의료진 가운데 '약한 모습' 을 보이는 대상에 대해서는 그러한 성향이 더욱 두드러지게 나타난다. 이러한 양상은 주로 담당의사가 질병의 이유나, 증후, 앞으로의 치료 방향에 대해 명확히 설명하지 않은 경우에 더 빈번히 발생한다. 의과대학생들은 환자나 질병에 대한 지식을 갖춘 상태라 할지라도 정보 전달에 대한 실질적인 권한이 없기 때문에 이와 같이 곤란한 상황에 처하기 쉽다.
- 친지들은 환자의 상태에 관한 '진실' 이나 가망이 거의 없는 상태에서 '희망적인 한마디' 를 듣기 위해, 현재 담당의사가 아닌 다른 의사를 찾기도 한다. 여러분은 '환자 혹은 그 친지들에게 그릇된 확신(일시적인 안정을 주기 위한 위로)을 주거나, 이들이 듣고자 하는 말(한번 시작하게 되면 계속해서 자신들의 요구에 맞는 말을 해달라는 요청으로 난처해질 수 있음)을 해줘야 하는가.' 하는 고민에 봉착하게 될 수도 있다.
- 친지 중에 어떤 이는 의사가 환자 또는 그 밖의 다른 이에게 전달하는 정보가 상처가 될 수 있다는 것을 강조하면서 다른 사람(환자 포함)들에게 알릴 사항을 통제하려고 하기도 한다. 반면 어떤 사람은 위의 내용처럼 정보제공에 제한을 두는 행동이야말로 비밀을 만들고, 가족 간에 분파하게 되기 때문에 관계를 복잡하게 만들 수 있다고 주장할 것

이다. 게다가 비밀이 성립된다면 그 제한 범위는 어디까지이며, 누구의 입장을 중점적으로 보호해야 하는가에 관한 문제가 제기될 것이다.

가족들이 질병에 맞서는 과정 중에 발생한 문제를 해결하기 위해서는 적절한 대처방안과 의사소통이 필요하다. 다음은 환자의 친지들에게서 볼 수 있는 모습들이다.

- 환자의 친지들은 문제에 대한 인식을 하지 못하기(혹은 부인하기) 때문에 적절한 조치를 취하지 못하는 경우가 있다. 예를 들어, 무리한 다이어트로 단기간에 지나치게 체중을 감량한 10대 소녀 환자의 부모는 딸의 증상을 식욕부진이라고 생각하고 있으며, 이들 부모는 환자의 증상을 제대로 파악하지 못했기 때문에 의학적인 치료를 거부할 수도 있다.
- 어떤 조치가 이미 필요 없거나 적절하지 않은 상황임에도 불구하고, 환자나 그 가족이 자의적으로 상황을 해결하거나 그에 적절하게 대처할 수 있다는 생각을 한다. 예를 들어, 심각한 사고로 뇌사상태에 있는 한 소아 환자의 부모가 어디선가 아이를 살릴 유일한 방법이 인공호흡기에 의존하는 것이라는 말을 듣게 되었다. 그 후로 이들은 의사의 어떤 권고도 듣지 않고 인공호흡기를 연결해 달라고만 요청했다.
- 잘못된 방법으로 문제를 해결하는 경우도 있다. 예를 들어, 한 중년 남자는 계속되는 업무 스트레스로 시작된 위궤양이 점점 악화되고 있었다. 남편이 단지 스트레스로 예민해진 탓이라고 추측한 아내는 상당기간 동안 통증을 호소할 때마다 남편에게 술을 권했다. 이런 상황이 지속되던 끝에 남편의 위궤양은 심하게 악화되었고 설상가상으로 간경화 증세까지 유발하게 되었다.

위와 같은 각각의 어려운 상황에 대처하기 위해서는 적절한 기술과 요령이 필요하다. 환자와 가족들에게는 낯설게 느껴질지도 모르는 새로운 생각이나 방안을 전달할 때, 그들의 신념과 사고 영역을 침해하거나 무시하지 않도록 해야 한다(환자의 배경이나 국적 등에 상관없이). 의사로서 우리의 임무는 그들에게 환자 및 질병의 상황을 잘 전달하는 것이기 때문에 그들이 전달하는 내용이나 상황에 바로 적응하기를 기대해서는 안 된다. 설명한 부분을 잘 이해하지 못하거나 도리어 난감한 일을 만들어내는 환자나 환자의 가족들을 비난하기에 앞서, 의사인 여러분 자신이 문제의 발단을 제공한 것은 아닌지 되짚어 보는 것이 중요하다.

환자 가족 대하기

다음은 환자의 가족을 만나거나 이들을 대하면서 맞닥뜨릴 수 있는 어려움을 줄이기 위한 안내지침이다.

1. 환자를 위한 가족들의 수고를 인정할 것
2. 고려해야 할 사항과 걱정거리에 대해 가족들에게 말하고, 그들에게 시간적 여유를 줄 것
3. 어느 곳이든지 이들이 조용한 가운데 시간을 가질 수 있는 장소를 마련해줄 것
4. 그들과 자주 만나는 주 의료진(담당 의사나 간호사)을 정해 놓고, 환자의 상태가 악화되는 등의 상황에서 누구에게 어떻게 연락할 것인지에 대해 사전에 이야기해 줄 것
5. 어떤 정보이든 간에 가족이나 친지들에게 전하기 전에 환자에게 먼저 전달하고, 그 사항을 다른 이들에게 알려 의논하도록 할 것인지는 환자의 결정에 따를 것
6. 가족 중 누구에게 정보를 전할 것인지는 환자에게 물어볼 것
7. 환자 가족들과 상의했던 내용을 간략하게 정리한 뒤, 동료들에게도 주고받은 이야기를 전해줄 것
8. 비밀보장에 대한 사항이 있을 경우, 동료들과 대처 방법에 대해 상의할 것. 정보전달이 필요한 경우는 일반적인 원칙에 따라, 환자가 다른 누구에게 소식을 듣고 싶은지 결정하도록 할 것. 정확히 알 수 없을 때

에는 친지들을 통해서 환자가 중요 사항에 대해 자유롭게 의사를 표명하는 데에 부담스러운 사람이 누구인지를 물어보도록 할 것

9. 환자의 상태가 아주 좋지 않다면 친척들의 문병을 자주, 짧게 하도록 권할 것
10. 환자는 (어린이를 제외하고) 친지들 앞에서 진찰하지 않도록 주의할 것
11. 검사(피검사 등) 역시 친지들 앞에서는 삼가고, 필요하다면 그들에게 자리를 피해 달라고 양해를 구할 것
12. 병동 주위에서 환자 가족에 관한 언급을 삼갈 것

비밀로 인해 발생하는 문제 처리하기

히포크라테스 선서에 의하면 의사의 의무는 치료 과정에서 환자에 대한 정보를 누구에게도 공개하지 않는 것이라고 했다. 그러나 어떠한 특별조항도 예외나 아무런 제한조건 없이 적용되는 것은 아니다. 특히 사전에 알릴 수 있는 전염성 질병과 같은 경우는 '비밀보장' 이란 명목으로 정당화되기에는 주변 사람들에게 미치는 피해가 너무 막대하다. 이와 관련해서 일반적으로 가장 많이 발생하는 문제는 친지들이 환자에게 그 증상을 알리지 않기를 원하거나 혹은 그 반대의 상황이 발생하는 형태의 가족들간의 '비밀보장' 관련 문제이다. '비밀' 이란 정보가 다른 사람들에게 누설되지 않도록 하는 것을 뜻한다. 한편, '비밀정보' 란 환자와 전문 의료진 사이에 공유하고 있는 비밀을 뜻한다. 일반적으로, 이처럼 '비밀' 이 존재하는 상황에서 누군가가 감춰진 '비밀정보' 에 대한 의구심을 갖고 알 권리를 주장하는 경우에 문제가 야기된다. 다음은 '비밀보장' 에 관한 사항을 대표적인 3가지로 나눠 본 것이다.

1. *개인적 비밀:* 한 사람이 다른 사람들의 사적인 비밀을 지켜주는 것.
   예: 최근 체중이 줄어드는 것 등을 미루어 보아 자신이 심장감염(a

chest infection)이 아닌가 염려하는 한 남자. 하지만 이 사람은 검사를 통해 감염 사실이 확인되면 병원에 입원하게 될 것이라는 두려움 때문에 의사를 만나지 않고 있다.

2. *상호적 비밀:* 두 사람이 그들만의 정보를 공유하면서 다른 이들에게는 알리지 않는 것.
   예: 성 관련 질병으로 치료를 받고 있는 한 남자. 그는 이 사실을 담당 의사의 또 다른 환자인 자기 아내에게 숨기고 있다.
3. *다수의 비밀:* 일정한 해당 범위의 몇몇 사람들 사이에서는 공공연히 다 알려져 있는 사실이지만 그 이외의 주변 사람들에게는 알리려 하지 않는 것.
   예: 한 소아 환자의 가족이 아이에게 선천적인 질병이 있다는 사실을 다른 친척들에게 알리지 않기로 결정했다.

'비밀' 로 인해 사람들 사이에서는 '우리' 라고 일컬어지는 영역이나 집단이 만들어지기도 하고, 이미 구성되어 있던 기존 집단의 경우는 응집력이 더 강해지기도 하며, 때로는 '비밀' 때문에 집단이 와해되기도 한다. 반면에, '비밀' 을 공유한다는 이유로 집단이 구성원 서로의 유기적인 상호작용을 통해서 염려하는 마음을 누그러뜨리는 긍정적인 모습을 보일 수도 있다. 또한 '비밀' 은 일련의 주제를 중심으로 사람들 사이에서 정직하지 못하고, 배타적이기도 한 모습을 유발하기도 한다. 동시에, 대부분의 모든 '비밀' 은 어떤 사실로부터 누군가를 보호하기 위한 도구로 사용되기도 한다. 의사는 '비밀보장' 의 여파로 인해 상당한 스트레스와 환자에게 얽매이는 느낌을 받을 수가 있다. 때로는 환자를 설득해 '비밀' 을 스스로 공개하도록 하거나, 그렇지 않을 경우에는 의사가 이를 발설해야 하는 두 가지 상황 중에서 한 가지를 선택해야 하는 갈등에 처하기도 한다. 또 다른 경우는, 의사가 한 명의 구성원으로서 '비밀' 이 형성되는 진행 과정에 일조하게 되는 일도 있다. 혹은 환자가 의사에게 '검사나 진단에 대한 결과를 통보받은 후에 충격이나 심리적인 거부 반응을 보일 수도 있다' 는 것을 이유로 '환자 이외의 다른 가족에게는 검사 결과를 알리지 않는다' 는 형식의 '비밀보장'을 요청할 수도 있다. 따라서 의사는 몇 단계의 체계적인 대비책을 마련해 놓음으로써, '비밀보장'으로 인한 스트레스와 이에 따른 부정적인 영향을 최소화하기 위해 노력해야 한다(표 9.1).

표 9.1 비밀보장에서 비롯되는 문제에 대한 대책

- 환자에게 보장해 줘야 할 비밀이 있는지 알아본다. 비밀보장과 관련하여 의사 스스로의 입장을 명확히 한다.
  (예: 환자가 해당 정보에 대한 비밀보장을 요청한 적이 있는가?)
- 보장할 내용이 법적 · 윤리적으로 고려해야 할 사항인가?
  (예: 히포크라테스 선서, 공중 보건법, 타인의 생명을 위협할 위험이 있는지 여부)
- 비밀보장으로 인해 빠질 수 있는 딜레마가 무엇인지 명확히 하고, 환자 및 관련 의료진과 토의해 본다. 관련자들만의 특별한 상황에 대한 제한적인 토론이 아닌, 일반적인 토론을 참고하여 해결할 수 있는 경우도 있다.
- 비밀보장으로 야기될 수 있는 상황의 장점과 단점을 중심으로 토론한다. 환자와 관련된 사항이 포함 된, 예측 가능한 결과를 놓고 토론한다.
- 발생 가능한 결과의 어떤 부분 때문에 사실을 알리기 꺼려하는지 파악한다. 사람들이 앞으로 일어날 상황을 예상할 수 있도록 가정법을 사용해 질문한다.
  (예: '만일 환자분께서 수술을 받으셔야 하는 사실을 아드님이 알게 된다면, 어떤 반응을 보일까요?')
- 의사는 친지들에게 환자와의 비밀을 누설하지 않으면서도 발생할 수 있는 상황 가정을 전제로 문제에 대해 토론할 수 있다.
  (예: '검사 결과에 대해서 지금 확실하게 사실을 말씀드릴 수는 없습니다. 우선 환자분 당사자인 코니(Corney) 씨의 동의를 얻어야 하기 때문인데요. 그렇지만 만일 환자분의 병이 암으로 판명되었다고 할 경우, 지금 당장 여러분에게 어떤 의미가 있을까요? 그리고 환자분께서 여러분에게 본인의 병에 대해 밝히지 않기를 원하시는 이유는 무엇일까요?)
- 친지들이 환자의 상태에 대한 정보를 요청한다는 사실을 환자에게 사전에 알린다. 그래야만 의사와 동료 의료진이 받을 부담을 줄일 수 있다. 친지들이 계속해서 정보를 요구하는 경우에는 우선 환자와 상의해 본다. 더불어, 친지들의 요구에 대해 의사는 환자에게 '사전에 환자와 비밀을 지키기로 약속했고, 부득이하게 내용을 알고 싶은 경우에는 먼저 환자의 동의를 받아와야 한다.'고 이야기할 것이라는 비밀보장의 확신을 갖도록 해야 한다.

사례 9.1

입원 사실을 남편에게 비밀로 하기를 원하는 여 환자

69세의 포츠(Potts) 부인은 현기증과 흉통으로 내원했다. 부인은 70세인 남편에게 자신의 증상과 내원 사실을 알리지 않았다. 피검사 결과를 살펴본 의사는 환자에게 입원수속을 한 뒤에 몇 가지 검사를 해야 할 것 같다는 소견을 제시했다.

포츠 부인: 그렇게 할 수는 없을 것 같아요, 선생님. 실은 남편이 제가 병원에 온 사실조차 모르고 있거든요. 또 제가 입원을 하게 되면 그 양반을 돌볼 사람이 없는걸요.

처치(Church) 의사: 할아버지를 걱정하시는 마음은 잘 이해할 수 있는데요, 할머니. 할머니께서 오늘 병원에 오셨다는 사실을 할아버지께서 아시면 안 되는 이유라도 있나요?

포츠 부인: 그 양반이 무척이나 많이 걱정할 게 틀림없거든요. 그이는 주변에 누가 아플까봐 늘상 두려워하고, 병원이라면 아주 질색을 하는 양반이라서요. 구태여 입원을 해야 한다면 대전에 사는 언니 집에서 며칠 쉬었다 온다고 둘러대는 것이 좋을 것 같아요.

처치 의사: 네, 알겠습니다. 그런데요, 지금 할머니께서 할아버지에 대해서 가장 염려되는 부분이 구체적으로 뭔가요?

포츠 부인: (울먹이며) 나한테 무슨 일이 생기는 거죠, 뭐 다른 게 있나요. 내 팔자가 그런가 봐요. 그 영감은 나 없이는 아무것도 혼자 할 수 없는 사람이거든요.

처치 의사: 예, 두 분이 연을 맺으신 지 45년째라고 하셨으니 …… 그렇게 오랜 시간 함께 지내오셨는데 …… 연세가 드시면서 점점 더 서로 의지하는 마음이 커지는 것은 당연한 일이지요. 하지만, 혹여 중요한 일을 그르치게 될까 염려되서 드리는 말씀입니다. 할머니께서 현재 어디에 어떤 문제가 있는지 정확한 결과를 알려면 검사를 꼭 받으셔야 하기에 입원을 하셔야 한다는 건데요, 입장을 바꿔놓고 생각해 보시면요, 어르신 내외간에 당연히 서로 아셔야 하는 게 아닐까요?

포츠 부인: 그건 선생님 말씀이 맞네요.

처치 의사: 그래서 드리는 말씀인데요, 할아버지께는 어떻게 말씀드리실 생각이신가요?

포츠 부인: 글쎄요. 아무리 생각해봐도 직접 얘기하기는 힘들 것 같네요. 보시다시피 제 마음이 너무 안 좋은 것도 그렇고요. 그 양반이 심하게 걱정하다 못해 벌컥 화라도 내지 않을까 염려도 되고요. 선생님께서 대신 말씀을 좀 해주시면 안 될까요?

처치 의사: 네, 알겠습니다. 괜찮으시다면, 할아버지께는 오늘 제가 마지막 수술을 마치고 연락을 드리도록 하겠습니다. 하지만, 그 사이에라도 어떻게 말씀드릴지 정리가 좀 되시면, 직접 말씀드리는 게 더 도움이 될 듯하네요. 그런 다음 두 분께서 잘 상의하셔서 따님과 대전에 사신다는 언니분께도 연락을 하시면 좋을 것 같습니다.

포츠 부인: 선생님, 지금은 제가 경황이 좀 없어서요. 다음 일은 차차 시간을 두고 생각하고 싶은데요.

(p.273) **연습 9**

'비밀보장' 문제는 임상에서 의사와 환자, 환자의 부모나 가족 그리고 의료진 간에 생길 수밖에 없는 불가피한 일이다. 이 상황은 야기되는 정도를 넘어서 '비밀보장'의 한계를 시험하는 극한 상황에까지 치닫기도 한다. 여러분이 환자에게 의사로서 '비밀보장'이 초래할 수 있는 난감한 상황에 대해 미리 설명한다면, 환자와의 관계 속에서 받게 될 스트레스의 근본 원인은 제거할 수 있을 것이다. 또한 환자에게 문제 해결에 대한 책임감을 갖게 하는 것도 중요한 일이다. 미래지향적, 가정형 질문은 환자가 자신이 '비밀'로 지키고자 하는 사실을 말하는 것에 대한 두려움을 조금이나마 완화시킬 수 있는 방안을 고려해 보는 데 도움을 주는 방법이 될 수도 있다. '비밀'을 다루는 방법을 배우기 위해서 의사와 환자 간뿐만 아니라, 환자와 이들의 친지들 간에도 개방적인 의사소통을 활용한다면 긍정적인 효과를 기대할 수 있을 것이다. 이 방법은 다른 사람을 실질적 · 감정적으로 돌보고 지원하는 것뿐만 아니라 환자가 치료에 잘 순응하도록 하는 것과 관련된 문제 해결에도 도움이 된다(연습 9 참고).

요 점

- 질병은 환자 개인뿐만 아니라 가까운 가족과 친척들에게까지 영향을 마친다.
- 보통, 가족은 환자에게 실질적, 감정적인 지원을 아끼지 않기 때문에, 이들에게 개인적인 고려사항과 보호자로서의 역할에 대해 말해주는 것은 중요하다.
- 환자가 '가족'이라 일컫는 부분에 대해 자의적으로 해석하거나 추측하지 말아야 한다.
- 가계도를 제작하는 일은 가족관계를 가시적으로 재정리하고 세대간의 질병 유형에 대한 근거를 찾는 데 도움이 된다.
- 환자 가족은 환자가 치료에 잘 순응할 수 있도록 하는 데 영향을 줄 수 있다.
- '비밀'은 치료에 걸림돌이 될 수 있으며 공적 · 사적인 관계 형성에 방해가 되기도 한다.
- 가정형 문장과 미래지향적인 질문 활용을 통해 여러 가지 난관을 극복할 수 있다.

| 읽을거리 |

Bor R, Miller R, Latz M, Salt H 1999 Counselling in health care settings. Cassell, London

Burnham J 1986 Family therapy. Tavistock, London

Mc Goldrick M, Gerson R 1985 Genograms in family assessment. WW Norton, New York

10장

실수, 불만, 소송

"실수를 하는 것은 인간적이다; 용서를 하는 것은 성스러운 행위다."

우리는 모두 실수를 하며 산다. 위의 인용문에서 알렉산더(Alexander) 교황은 실수와 그 결과에 대해 책임지는 일이 얼마나 어려운 것인지 표현하고 있다. 어떤 실수는 사소로우며 심각한 결과를 초래하지도 않고 그냥 지나쳐 버린다. 그러나 어떤 실수는 심각한 결과를 초래하고 환자의 생명을 위협할 수도 있다. 이러한 경우 환자는 불만을 나타내거나 의사를 상대로 소송을 할 수도 있다.

우리는 스스로 실수한 것에 대해 어떤 행동을 취해야 하는가? 환자가 치료에 대해 불만을 나타낼 때는 어떻게 해야 하는가? 이런 상황에서 어떤 방법으로 의사소통을 하는가는 매우 중요하며 치료 결과에 큰 영향을 미칠 수 있다.

일상생활에서의 실수

실수를 인정하는 것은 어려운 일이다. 그러나 실수를 인식하고 왜 그런 일이 발생했는지에 대해 숙고하는 일은 어려운 일이지만 좋은 학습의 기회를 제공한다. 의료상황에서 발생하는 과실을 살펴보기 전에 일상생활에서 벌어지는 실수한 일에 대해 어떻게 행동할 것인지를 생각해 볼 필요가 있다.

잠깐! 생각해보기

우선, 최근에 당신이 일상에서 실수한 일이 무엇인지 생각해 보라. 예를 들면, 운전 중 실수, 다른 사람에게 상처를 주었는지 여부 등. 특정 이유가 있었는가? 어떤 느낌을 받았는가? 다른 사람에게 무엇이라고 말했는가?

실수의 본질에 비추어 보아 당신은 다음과 같이 반응할 것이다.

- '여러 사소한 실수 중 하나' 라고 지나쳐 버리든지
- 매우 심하게 자책을 하든지
- 특정 사람 또는 일에 대해 올바르게 또는 실수된 방법으로 추궁을 하든지
- 실수를 인정하고 상대방에게 미안함을 표시하든지
- 왜 그러한 실수를 했는지 분석하든지—당신이 실수를 한 것인지 아니면 시스템에 문제가 있는지 등
- 실수를 분석한 내용을 바탕으로 동일한 실수가 더 이상 발생하지 않도록 결심을 하든지

잠깐! 생각해보기

이제 당신이 상대방의 실수로 인하여 감정이 상한 경우를 생각해 보라. 당신은 그 사람에게 무엇을 기대하는가? 그 사람의 실수에 대해 당신은 무엇이라고 하겠는가?

우리의 실수를 스스로 인정하는 것이 얼마나 어려운 일인지에 대해서는 의심의 여지가 없다. 그리고 자신과 상대방에게 그 실수를 인정하는 것은 용기가 필요하다. 다음은 의료 상황에서의 사례이다.

잠깐! 생각해보기

당신은 상급의사와 회진을 돌고 있다. 이 상급의사는 학생과 동료들에게 매우 높은 수준을 요구하는 사람이다. 이 사람은 당신에게 전날 밤에 심장마비로 입원한 환자에 대해 발표해 보라고 한다. 당신은 이 환자를 면담하고 검사하였으나, 회진 시 환자의 혈압을 측정하지 않은 것을 발견하였다. 혈압 측정은 검사의 핵심이다. 상급의사는 이 환자의 내원 당시 혈압이 얼마였는지 물어본다. 당신은 무엇이라고 답하겠는가?

답은 두 가지이다. 정직하게 혈압을 측정하지 않았다고 하거나 혈압을 측정하였다고 하고 혈압을 예측하여 말하는 것이다. 그러나 이것은 올바르지

않고 환자에게 악영향을 미칠 수 있다. 정직함이 항상 가장 좋은 방법이다.

의료과오

영국[1], 미국 오스트리아에서 수행한 연구 결과에 따르면 많은 환자들이 병원에 입원하고 있는 동안 '의료과오(adverse event)'를 경험한다. 의료과오란 '질병 때문이 아니라 질병 관리 중 의도하지 않은 상해를 입은 경우'이다. 영국에서는 수천 개가 넘는 병원 기록을 조사한 결과 10.8%의 환자가 의료과오로 상해를 입었으며, 이는 환자 진료에 영향을 미쳤을 것이라고 보고하였다. 이 환자의 30%는 장애를 갖거나 죽었다.

의사는 어느 정도 의료과오를 발생시키는가? 젊은 의사들에게 어느 정도로 자주 의료과오를 범하는지에 대한 설문을 하였다. 연구자들은 이를 바탕으로 작은 과오, 중간 과오, 막중한 과오로 분류하였다.[2]

- 작은 과오는 환자에게 거의 상해를 주지 않는 것이다. 그러나 바로잡기는 해야 하는 것이다.
- 중간 과오는 환자에게 해를 입히거나 불편함을 끼치거나 일부 또는 영구 장애를 초래하는 경우이다. 그러나 환자의 생명에는 해를 주지 않는 것이다.
- 막중한 과오는 환자의 죽음으로 이어지거나 생명을 위협하는 경우이다.

설문지에 응답한 의사의 77%는 지난 1개월간 작은 과오를 범했고, 24%는 지난 2개월간 중간과오를 범했으며, 16%는 지난 1년간 막중한 과오를 범했다고 답하였다.

의료과오의 원인

의료과오는 자주 발생하며 한 사람의 실수만으로 발생하는 것은 아니다.

다음 사례를 살펴보고 의료과오의 원인에 대해 생각해 보자.

사례 10.1
치명적 과오

로빈 스미스(Robin Smith)는 17세이며 백혈병을 앓고 있다. 병이 악화되어 뇌에까지 전이되어 병원에 입원하였다. 존스(Jones)는 젊은 의사로서 요추천자를 실시하고 메토트렉사트(methotrexate)를 주입하도록 지시받았다. 존스 의사는 피곤하고 두려웠지만 요추천자를 성공적으로 실시하고 안심하였다. 그런 다음 메토트렉사트 약병을 찾아서 주사도 비교적 잘 놓았다. 그러나 환자는 10분 후 발작을 일으키고 사망하였다. 존스 의사는 주사약을 자세히 살펴보았다. 거기에는 '정맥주사용' 이라고 써 있었다.

이러한 심각한 과오에 영향을 미친 요인들은 다양하다. 가장 핵심적인 과오는 존스 의사가 범한 것으로 주사약 병에 써 있는 내용을 확인하지 않은 것이다. 왜 이런 일이 벌어졌는가?

- 이 의사는 피곤했고 스트레스가 있었으며, 따라서 '제대로 생각' 하지 못했다.
- 그는 경험이 없었으며 이와 같은 처치를 본 적이 없다.
- 이 의사는 처치 방법을 잊어버렸거나 약을 사용하기 전에 방법을 파악하는 것이 핵심이라는 것을 배운 적이 없다.
- '정맥주사용' 과 '척수용' 주사기 병은 매우 유사하게 생겼다. 그런데 간호사는 이를 확인하지 않고 손에 먼저 잡히는 것을 사용했던 것이다.
- 이 의사를 돕던 간호사가 다른 호출을 받고 가버렸다.

이와 같이 과오의 원인이 될 수 있는 요인들을 살펴보면, 2가지로 분류된다. 하나는 존스 의사와 관련된 것이고, 다른 것은 체계와 관련된 것으로 의사와는 관계가 없는 것이다. 여기에는 2가지 주사약 병의 유사성, 간호사가 확인하지 못한 점 그리고 의사 존스가 너무 긴 시간 일을 함에 따라 피곤하여 '실수하기 쉬운' 상태가 된 것이 포함된다.

이와 같은 예에서 의료과오를 예방하고 관리할 수 있는 시사점은 무엇인가? 우선, 일반적으로 한 사람을 탓하는 것은 실수한 것이다. 과오는 일반적으로 다양한 요인으로 발생하고 의료보건체제가 어떻게 조직되고 운영되는지의 여부가 영향을 미친다.

병원은 복합적인 조직으로서 환자와 의사의 안정을 위협하는 위험요소들로 가득하다. 이제는 이러한 위험을 어떻게 관리하느냐에 초점을 두어야 한다. 첫째, 시술에 있어 잠재적인 위험요소가 무엇인지 파악하고 해결방법을 찾는 것이다. 둘째, 보고 또는 '최근 과오'의 분석 등을 통해 배우는 것이다.

과오가 발생하면 어떤 대처 방법을 사용하겠는가?

이는 명백하게 과오의 조건과 결과에 따라 다를 것이다. 표 10.1에는 몇 가지 가이드를 제공하였다.

만약 발생한 과오가 환자에게 피해가 가지 않고 또 다른 질병으로 연결되지 않는다면 환자에게 말하지 않아도 되는가? 최근 환자를 대상으로

표 10.1 과오를 범했을 때 해야 할 것과 하지 말아야 할 것

무엇을 할 것인가는 과오의 조건과 결과에 따라 다를 것이다. 그러나 다음의 일반적 가이드를 따르는 것이 도움이 된다.

해야 할 것

- 솔직할 것 – 스스로에게 솔직하고 상급의사에게 보고하라.
- 환자와 논의할 준비를 할 것
- 환자와 보호자의 근심을 들어주고 경청하는 태도를 보일 것
- 사과할 것 – 이는 죄책감을 인정하라는 의미는 아니다.
- 기록으로 남길 것 – 정확하게 어떤 일이 발생했는지 환자의 기록에 기술할 것
- 다른 사람의 도움을 받아 과오가 왜 일어났는지 분석할 것
- 과오에 대해 부담이 느껴지면 도움을 요청할 것

하지 말아야 할 것

- 너무 방어하지 말 것
- 비난을 인정하거나 수용하지 말 것
- 다른 사람을 비판하지 말 것
- 과오가 심각하면 절대 혼자 해결하려 하지 말 것. 학생과 수련의에게는 앞서 제시한 사례와 같은 과오를 해결할 것이 요구되지 않는다.

설문을 한 결과 환자는 말해줄 것을 기대하는 것으로 나타났다. 그러나 이는 어려운 일이다. 다음의 예에서 당신은 어떤 태도를 취할 것인지 생각해 보라.

사례 10.2

환자에게 과오를 인정하다.

수련의가 당신에게 심각한 류마티스 질병이 있는 환자에게 체혈을 하라고 한다. 당신은 이 환자의 혈관에서 피를 뽑는 것에 어려움을 느끼고, 환자는 아프다고 한다. 당신은 피를 병에 넣어 검사실에 보내는 과정에서 실수한 주사기를 사용한 것을 발견한다. 피 검사는 중요하기 때문에 당신은 다시 환자에게 가서 피를 뽑아야 한다. 이 환자에게 무엇이라고 말하겠는가?

학생의사: 토마스(Thomas) 씨, 죄송합니다. 제가 조금 전에 틀린 주사기를 사용한 것 같습니다. 환자분의 피를 오늘 중으로 검사실에 보내는 것은 매우 중요합니다. 그러나 아까 피를 뽑으면서 보니까 환자분이 매우 아파하는 것 같았습니다. 제가 다시 한 번 피를 뽑는 것에 대해 어떻게 생각하세요?

토마스 씨: 그렇군요. 조금 불편했지만, 중요하다면 다시 해야겠지요. 어서 뽑으세요.

이와 같은 과오는 체혈 주사기의 모양이 용도에 따라 서로 다르게 되어 있다면 발생하지 않았을 것이다. 체혈 주사기의 모양이 유사함으로 인해서 학생이 과오를 범했을 수도 있는 것이다. 이러한 경우 체혈 주사기의 색깔을 다르게 한다면 예방할 수 있을 것이다.

기록과오

환자에 대한 기록을 정확하게 하는 것은 매우 중요하다. 환자 기록은 다음과 같이 해야 한다.

- 명확하고 정확하게
- 모호한 약어 피하기

- 읽기 쉽게
- 일자, 이름, 사인 표기하기

의료과오의 결과

사례 1과 2의 과오에 대한 결과는 매우 다르다. 첫 번째 사례에서는 젊은 남자 환자였는데, 의료과오로 인해 사망하였다. 두 번째 사례에서는 만성병을 앓고 있는 노인 환자가 과오로 인해 불편함을 느꼈지만, 별일은 발생하지 않았다.

이러한 예시는 의료과오의 범위를 잘 나타내 준다. 환자와 그 가족들의 반응도 다르게 나타나는데, 설명만으로 충분하다고 생각하고 더 이상의 조치를 취하지 않거나 병원이나 의사를 대상으로 법적 대응을 취하는 사례에 이르기까지 다양하다.

불만

시간이 갈수록 환자의 불만은 증가하고 있다. 불만이 증가하는 이유는 환자가 보건의료 전문가에게 요구하는 기대가 증가하고 의료서비스의 소비주의 문화가 확산되고 있기 때문이다. 환자는 적절한 의료서비스를 받지 못했다고 느끼면 불만을 제기할 수 있는 권리가 있다. 예를 들면, 실수한 진단, 실수한 치료, 의사소통의 문제, 의료진의 비전문가적 태도 등이 다. 의사소통의 문제로 인한 불만은 표 10.2에 제시된 것과 같이 나타날 수 있다.

환자의 불만은 정당할 수 있는데, 예를 들면 환자를 외래에서 아무런 설명 없이 너무 오랫동안 기다리게 하는 경우를 들 수 있다. 환자의 불만은 가끔 불안감 또는 관련 없는 일에 대한 화를 반영하는 경우도 있음을 기억해야 하며, 의사는 11장에서 논의한 바와 같이 이와 같은 문제를 해결할 수 있어야 한다.

환자와 그 가족들이 불만을 표시하는 이유는 무엇이 실수했지에 대한

표 10.2 의사소통의 문제로 인한 환자의 불만족 사례

- 환자가 자신의 치료방법에 대해 충분한 설명을 듣지 못했다고 느끼고 따라서 환자 동의서에 동의할 수 없을 때
- 환자가 친절하지 못한 대우를 받았다고 느낄 때
- 환자가 무시당했다고 느낄 때

설명을 듣고 동일한 과오가 다시 발생하는 것을 방지하고자 하는 것에 있다.

불만의 해결책

중요한 것은 불만을 어떻게 해결하는지에 대한 방법이다. 몇 가지 가이드가 표 10.3에 제시되어 있다.

불만을 파악하는 것은 병원에서 환자에게 제공되는 의료의 질을 향상시키는 기회로 생각해야 한다. 또한 환자의 불만을 조기에 공감하면서 해결해 준다면 환자의 화를 완화시키고 법적 대응을 막을 수 있다.

표 10.3 불만을 해결하기 위해 해야 할 것과 하지 말아야 할 것

해야 할 것

- 공감대를 형성할 것 – 환자의 불만이 정당하지 않더라도 공감을 표시해야 한다.
- 필요한 경우 사과할 것
- 충분한 설명할 것
- 선배 의사에게 조언을 할 것
- 기록을 잘 할 것
- 비밀을 유지할 것

하지 말아야 할 것

- 불평하지 말 것
- 화를 내거나 방어를 하지 말 것
- 숨기려 하지 말 것 – 발생한 일에 대해 솔직 하지 말 것
- 기록을 변경하지 말 것
- 동료를 비판하지 말 것

불만의 예방

대부분의 불만은 무관심보다는 의사소통의 문제로 발생한다는 보고가 있으며, 공감을 갖고 섬세한 태도로 해결하는 것이 가장 좋다. 환자와 그 가족이 무례하고 무관심하게 대우받는다는 느낌을 줄 수 있는 표현이나 태도를 보이지 않도록 하라.

소송

불행하게도 환자가 의사를 상대로 소송을 내는 일이 빈번해지고 있다. 소송은 환자에게는 괴로운 일이며, 관련된 의료진에게는 스트레스를 주는 일이다. 환자와 그 가족들에 대한 영국의 한 연구[3]에서 이들이 소송을 하는 이유는 다음과 같은 목적 때문이라고 밝히고 있다.

- 과오가 왜 그리고 어떻게 발생했는지 확인
- 다른 환자에게 동일한 과오가 발생하는 것을 방지
- 의료진을 처벌받게 하고 그들에게 책임을 묻기 위해
- 보상

환자가 의료진을 대상으로 소송을 할지의 여부는 과오가 발생했을 때 의료진이 어떤 방식으로 해결을 하느냐에 달려 있다. 앞에서 언급한 연구에서 환자와 그 가족에게 소송을 낸 이유를 면담한 결과 그들은 발생한 과오에 대해 충분한 설명을 듣지 못했고, 사과를 받지도 못했으며, 노이로제 환자 취급을 당했다고 호소하였다.

다시 한 번 강조하면, 의사가 환자와 의사소통을 하는 것은 매우 중요하다. 미국에서 실행한 연구에서 병원 입원 환자의 1%가 의료과오로 상해를 입은 것으로 밝혀졌다. 그러나 이중 2% 미만의 환자만 의사를 대상으로 소송을 제기한 것으로 나타났다.[4] 연구자들은 소송을 당한 의사와 소송을 당하지 않은 의사들의 의사소통 기술을 비교하였다. 그 결과 소송을 당하지 않은 의사들은 다음과 같은 특징이 있었다.

- 면담과정에서 유머를 많이 사용한다.
- 면담을 촉진적인 방법으로 이끈다. 예를 들면, '무엇이 문제라고 생각하세요?' 등
- 환자에게 무엇을 할지를 미리 알려준다. 예를 들면, '환자분께 직업과 관련된 몇 가지 질문을 하고자 합니다.', '지금 환자분의 등을 검사해 보려고 합니다.' 등

이와 같은 연구 결과가 시사하는 것은 좋은 의사소통 기술을 개발하는 것이 환자 진료의 질을 향상시키고 소송의 기회를 줄이는 한 방법이라는 것이다.

요점

- 진료 상황에서 과오가 발생하는 것은 피할 수 없다.
- 과오는 '인간요소'와 '체제요소'가 결합되어 나타난다.
- 과오를 한 사람의 실수로 비난하는 것은 적절하지 않다. 중요한 것은 '비난하지 않는 문화'를 형성하고, 과오를 인정하며, 서로에게 배우는 것이다.
- 지난 과오를 통해 배움으로써 유사한 과오를 어떻게 방지할 수 있는지를 배운다.
- 과오가 발생하면 환자와 그 가족과 효과적으로 의사소통하고, 동료의사에게 조언을 구하고, 이러한 상황의 해결을 위해 관여한 사람들을 돕는다.
- 환자와 그 가족과의 의사소통 방법은 그들의 결정, 즉 불만의 제기 또는 소송 여부 등에 영향을 미친다.

참고문헌

1. Vincent C, Neale G, Woloshynowych M 2001 Adverse events in British hospitals: retrospective record review. BMJ 322: 517–519
2. Baldwin PJ, Dodd M, Wrate RM 1998 Junior doctors making mistakes. Lancet 351: 804 (letter)
3. Vincent C, Young A, Phillips A 1994 Why do patients sue doctors? A study of patients and relatives taking legal action. Lancet 343: 1609–1613
4. Levinson W, Roter DL, Mullooly JP et al 1997 Physician-patient communication. The relationship with malpractice claims among primary care physicians and surgeons. JAMA 277: 533–559

11장

까다로운 진찰 : 의사-환자 대화에서의 특별한 문제

Geraldine Blache & Robert Bor

이 장에서는 환자와의 면담이 어려운 경우들을 살펴볼 것이다. 특히 다음과 같은 특징을 지닌 환자와 효과적으로 대화할 수 있는 방법을 찾아볼 것이다.

- 내성적이고 대화에 끼기가 어려워 보이는 환자
- 불안한 환자
- 화가 나 있고 공격적인 환자
- 청각장애나 언어장애가 있는 환자
- 박식하거나 의학 분야에 전문가인 환자

이 장에는 좋은 대화 기술이 진단과 치료 도구로서 어떤 작용을 하는지를 보여주는 사례가 포함되어 있다. 이러한 사례를 통해서 우리는 환자와 공감하는 일이 얼마나 중요한지 알 수 있을 것이다.

의사소통이 어려운 환자

대화를 원하지 않는 환자들과의 의사소통은 비단 진료 상황에만 국한되는 문제는 아니다. 우리는 이런 상황을 종종 경험한다. 어쩌면 당신도 자신과의 대화의 문을 닫고 지내는지도 모른다.

이 때 조금이나마 더 대화를 하도록 만드는 요소는 무엇일까? 그 환자가 대화를 원하지 않는 것인지 아니면 원래 대화를 잘 하지 않는 사람인지를 어떻게 알 수 있을까? 대화하기가 까다로울 때, 그것이 단지 그들의 대화법이 우리와 다르기 때문일까? 낯선 사람과 가까워질 필요가 있었던 가장 최근 상황을 생각해 보라.

어떤 사람은 생면부지의 낯선 사람과 별 힘 안 들이고도 대화를 시작할 수 있지만, 그런 것을 끔찍한 일로 받아들이는 사람도 있다. 다음은 낯선 사람과 쉽게 대화를 할 수 있게 해주는 요소들이다.

- 개성과 일반적 성향: 잘 어울리는가? 사교적인가? 수줍음을 많이 타는가? 자의식이 강한가? 공감을 잘 하는가?
- 사람과의 만남에 대한 사전 경험: 낯선 이에게 접근할 때 어떤 경험을 했는가? 거절당했나, 고무되었나, 또는 당황했었나?
- 마음의 상태: 화가 나거나, 불안하거나, 우울하거나 또는 술에 취해 있었나?
- 상대방의 명성: 상대방에 대해 어떤 이야기를 들었는가? 어떤 선입관을 가지고 있는가?
- 상대방의 외모: 초라하거나, 허점이 없거나, 매력적이거나, 또는 혐오감을 일으키지는 않는가?
- 상대방의 행동: 상대방의 행동이 공격적이거나 압도적인가, 또는 안절부절 못하며 쩔쩔매는가?
- 만남의 분위기: 따뜻하게 맞이해 주고 친근한 분위기인가, 떠들썩한가, 은밀하거나 너무 호젓한 분위기는 아닌가? 의자가 너무 가까이 붙어 있거나 멀리 떨어져 있지는 않은가?

대화가 시작되기도 전에 이미 이와 같은 요소들이 의사소통에 영향을 주므로, 어떤 환자가 대화하기를 꺼려하는 이유를 파악하려면 위의 사항을 고려해야 한다. 그 환자는 아마도 다음 상태에 있을지 모른다.

- 천성적으로 수줍고 내성적이다.
- 자신이 지닌 의학적 문제의 어떤 면 또는 당신이 던진 질문(예를 들어서 성생활, 대변습관, 사회경제적 여건에 대한 것) 때문에 난처해한다.
- 슬프거나 우울하다.
- 통증을 느끼고 있다.
- 진료를 마치고 싶어한다.

그러므로 그 환자가 대화를 꺼려하는 것처럼 보이는 이유를 먼저 살펴볼 필요가 있다.

- 진료실의 배치가 그 환자를 방해하고 있지는 않은가? 환자에게 너무 가까이 또는 너무 멀리 앉아 있지는 않은가? 이 진료에서 환자는 사생활을 침해받게 될까봐 우려하고 있는가?
- 당신 행동의 어떤 면이 그 환자를 방해하거나 억제하고 있지는 않는가? (이것은 특히 환자가 다른 문화권에서 왔을 때 중요하다)
- 환자들의 느낌이 신체적으로 표현되고 있는가? 진정 통증을 느끼고 있는가? 불안하고, 수줍고, 당황해하며, 슬프고 우울해 보이는가?

적절한 행동에 관하여

우울한 환자

정상 행동이란 무엇을 의미하며, 정상에 관한 우리의 믿음이 의사소통에 어떤 영향을 주는 것일까? 누군가와의 관계를 정리하거나 시험에 떨어졌을 때, 우리는 저하된 기분을 느낀다. 이런 강력한 기분은 우리를 놀래킨 후에도 계속 남아 있을 것이다. 하지만 이것만으로 우울증(의사의 진찰이 반드시 필요한)이 있다고 진단하기 어려우며, 오히려 어려운 상황에 반응하느라고 정상의 범주 안에서 약간 변화하였다고 할 수는 있을 것이다. 그런 느낌을 경험하면서, 무기력감을 인식하게 된다.

우울함은 무기력감을 가져오며, 이 때에는 평범한 일상 활동들이 전혀 다른 의미를 띠게 된다. 집중력이 떨어지고, 불행한 생각이 연약해 보이는 우리의 삶 속으로 파고 들면서 매일 하던 일이 참을 수 없을 만큼 지긋지긋한 일이 되어 버린다.

정상적으로 진행될 경우, 이러한 감정은 (비록 그 당시에는 그렇게 느꼈었다고 해도) 안정적인 삶 속에서 일시적인 사건으로 마무리된다. 즉, 우리의 대처 능력으로 슬픔과 비탄을 극복하게 되는 것이다. 우리는 경험을 통해 성장하며, 그 결과 타인의 우울함을 더 잘 이해하게 된다.

만일 우리가 우울해 보이는 어떤 환자에게 세심하게 귀 기울이고 질문을 한다면, 우리는 그 환자의 슬픔이 정상적인 범주에 있는지 비정상적인 범주로 넘어 갔는지를 알 수 있을 것이다. 아마도 그 환자는 사랑하는 사람의 죽음으로 인한 슬픔을 표현해야 한다고 느끼고 있을지도 모른다. 실제로 그 환자가 경험하고 있는 상실이 아닌데도 말이다. 만약 어느 환자가 당연히 해야 하는 사회 활동을 하지 않을 때, 예를 들어 지역 고용인 점심 미팅이나 부모-유아 모임에 참석하지 않을 때, 당신은 그것이 환자의 문제인지 아니면 실은 당신 자신의 문제인지 고려해 보아야 한다. 환자는 저마다 다른 욕구를 지니고 있으며 감정적 반응도 제각각이다. 일부에게는 정상으로 여겨지는 일이 어떤 이에게는 정반대가 될 수도 있다.

잠깐!
생각해보기

- 환자가 슬프다고 느끼는 것이 그 환자의 문제인가?
- 그 환자에게 있어 행동과 감정적 반응이 정상인가?
- 그 환자는 당신이 기대하는 반응과 행동을 보이려고 노력하고 있는 중인가?
- 누구의 문제인가?
- 환자 개개인은 자신만의 욕구와 반응을 가지고 있다. 정상에 대한 판단은 주관적인 것이다.

어느 환자가 소극적이고 대화에 응하려 하지 않는 듯한 태도를 보인다면 그 이유가 무엇이든지 간에, 다음의 몇 가지 간단한 지침은 환자를 진료과정에 끌어 들이는 데 도움이 될 것이다(표 11.1).

표 11.1 대화에 소극적인 환자들을 대할 때 도움이 되는 지침

- 진료 시 많은 시간이 걸릴 것임을 각오한다.
- 지루하게 느끼거나, 좌절하거나, 화내지 않는다.
- 주의 깊게 환자를 관찰한다: 환자와의 대화에 집중하고 있다가 환자의 언어적 또는 비언어적 단서에 반응한다.
- 몸짓이나 표정으로 당신이 공감하고 있음을 표시한다. (예를 들어 몸을 굽혀 환자에게 가까이 다가가고 지속적으로 눈을 마주쳐라.)
- 인터뷰의 목적을 설명한다: 어떤 정보가 왜 필요한지에 대해 설명하라.
- 대화를 촉진시킬 수 있는 말을 한다. (예를 들어 "제가 보기에 환자분께서는 이것에 대해 말하기가 어려우신 것 같네요.")
- 적절한 범위 내에서 개방형 질문보다는 폐쇄형 질문을 더 많이 사용한다.

불안해하는 환자

불안감이란 살면서 겪는 여러 가지 사건들에 대한 정상적이고도 건강한 반응이다. 아래의 일화는 당신도 이미 겪었을지 모르는 경험일 것이다.

로나(Lorna)는 '아드레날린이 치솟는' 첫 환자와의 대면을 잘 통과한 1학년 학생이다. 그녀는 그 '호된' 경험을 잘 기억하고 있다.

로나: *끔찍한 일이었죠. 아무런 격려도, 도움의 몸짓도, 어떤 느낌이 들 것인지에 대한 설명도 한마디 없이, 그저 가서 환자를 만나 병력을 청취하고 신체진찰을 하라는 거였어요. 제가 뭐라고 해야 하죠? '저도 제가 당신의 딸—상황에 따라서는 손녀—뻘이라는 걸 알아요. 하지만 환자분께 옷을 벗고 매우 개인적인 질문에 답변을 해달라고 부탁해야 한답니다.' 이래야 하나요?*

질문자: *그래서 그때 어떻게 하셨나요?*

로나: *그게, 병실 문 앞으로 갔죠. 뭘 해야 할지 알고는 있었지만, 거기 서서 침대에 있는 환자를 바라만 보고 있었어요. 저도 모르는 사이에 머리끝부터 발끝까지 그야말로 전신이 땀으로 범벅이 되고 말았어요. 나가서 샤워를 하고 와야만 했었지요.*

질문자: *그리고 다시 돌아왔나요?*

로나: *네. 몇 번 시도한 후에야 그 문을 지나 들어 갈 수 있었어요. 제가 문을 지나 침대에 있는 그 남자 환자에게 다가갔을 때, 아마 당신이 옆에 있었다면 제 심장이 튀어 나오는 걸 볼 수 있었을지도 몰라요. 제 얼굴은 홍당무에서 잿빛으로 변했고, 손까지 떨었는데, 병동에 있는 파킨스 병 환자와 겨루어도 지지 않을 정도였어요.*

로나와 같은 경험을 한 사람은 아주 많을 것이다. 로나가 묘사한 일은 다행스럽게도 잠시 동안만 지속되었던 '정상' 적인 불안 반응이고, 지금은 회상하며 웃을 수 있는 일이다. 하지만 로나 양이 이렇게 될 수 있었던 것은 당시 자신에게 일어나고 있는 일을 잘 이해하고 있었기 때문이다.

불안했던 경험은 불안한 환자와 공감하고 그들의 질병에 대해 포괄적으로 이해하는 데 도움이 된다. 환자가 대화에 응하려 하지 않는 경우와 마찬가지로, 환자가 불안한 상태에 있을 때를 잘 인식하는 것이 중요하다. 그 환자들은 아마도

- 불안함에 대한 신체 징후를 보일 것이다: 발한, 홍조, 떨림, 안절부절
- 자제력을 잃고 말을 빨리 할 것이다.
- 특히 안심하기 위해 의사에게 많은 요구를 할 것이다.

또한 환자들이 왜 불안한지를 이해하려고 노력해야 한다.

- 평상시 모습일 수도 있다: 불안해하는 성격이거나 만성불안으로 고통받고 있는 경우일 수도 있다.
- 불안함이 환자의 질병 또는 받고 있는 치료에 대한 반응일 수도 있다. 그런 상황에서는 우리 모두 어느 정도의 불안감을 느낀다: 누군가에게 무엇이 잘못되었는지 또는 미래가 어떻게 될지 모르는 데서 오는 불안감을 느낄 수 있다.
- 삶의 다른 문제들 때문에 불안함을 느낄 수도 있다.

진료시에는 환자들의 불안감을 덜어 주려고 노력하는 것이 중요하다(표 11.2).

표 11.2 불안해하는 환자를 대하는 데 도움이 되는 지침

- 침착하게 그 환자와 시간을 보낼 준비를 한다.
- 대부분의 환자가 어느정도 불안감을 느끼며, 그것이 당연한 것임을 설명한다.
- 환자가 말을 너무 많이 하면 그들의 말을 정리해 주고, 어떤 정보가 필요하고 왜 필요한지 설명하면서 요점을 벗어나지 않도록 노력한다.
- 진료 중 또는 진료 후 당신이 환자에게 바라는 것을 구체적으로 밝힌다.
- 환자가 자신의 증상의 원인이 무엇이냐고 압박하거나 안심을 받고 싶어하거든, 당신은 학생이라고 설명한 후 주치의에게 넘기도록 한다.

화내고 공격적인 환자

진료 환경은 현실 세계 즉, 폭력적이고 예측할 수 없으며 주변 사람들의 시선을 의식하고 살아야 하는 세계로부터의 피난처라고 생각하기 쉽다. 하지만, 결코 그렇지 않다. 점점 더 많은 의사가 환자의 신체적인 공격이나 언어폭력에 시달리고 있다. TV 연속극에 자주 등장하는 이러한 장면이 응급실에만 국한되는 것도 아니다. 바로 우리에게도 폭력이 일어날 수 있다. 어떤 환자가 우리가 한 일이나 해놓고 잊어버린 일, 예를 들면 환자를 계속 기다리게 한 일 때문에 화가 나 있을 수 있다. 환자들은 자신이 무기력하다고 느끼며, 놀란데다 나쁜 소식을 전달받는 상황이므로, 화가 폭발할 수도 있다. 원인이 무엇이든 당신의 의사소통 능력은 다각적으로 시험을 받을 것이며, 환자로부터 공격을 받든 반대로 그 위협이 가라앉든, 그 결과는 대부분 당신이 하는 행동과 말에 따라 달라질 것이다.

가장 중요한 임무는 말로 그 분노와 공격의 고리를 끊고, 환자 자신을 비롯해 어느 누구에게로든 향할 수 있는 위협을 감소시키는 것이다. 환자에게 반박하거나 위협적인 행동을 해서는 안 된다. 그러면 문제는 더욱 악화된다. 우선 차분한 분위기를 조성해서 폭력의 위협 없이 정상적인 의사소통이 이루어질 수 있도록 해야 한다. 예방이 최선이다.

- 싸움을 벌여서는 안 된다.
- 위협의 가능성이 있는 상황에 혼자 달려들지 말아라.

- 일부 의사들은 보석류를 착용하지 않는데, 뾰족한 사물은 신체에 상처를 입힐 위험이 크기 때문이다.
- 안전요원에게 연락할 수 있는 전화번호를 외우거나 최소한 전화기에 입력해 두어라.

위협적인 환자와 직면하게 되었을 경우에는, 우선 행동하기에 앞서 생각을 해야 한다. 폭력의 위험을 감소시킬 수 있는 행동을 해야 한다(표 11.3).

표 11.3 공격적이며 화를 내는 환자를 대하는 데 도움이 되는 지침

- 환자가 흥분하고 안절부절 못하며 폭발하기 직전인가? 환자의 그런 행동으로 어떤 사실을 알 수 있는가?
- 기꺼이 대화하고 들어 줄 의향이 있음을 보여준다. 그들의 분노와 짜증을 인정해 준다. 비록 그들은 그렇게 표현하더라도 당신은 두려움 또는 불안감으로 그들의 행동을 규정하지 않는다.
- 안전거리를 확보한다. 너무 가까이 다가가거나 멀리 떨어져 있지 않는다.
- 격분할 때 중단하려 하지 않는다. 욕하는 사람에게 단어의 선택에 대하여 경고하지 않는다. 어떤 식으로든 위협하지 않는다.
- 폐쇄형 질문보다는 개방형 질문을 사용한다. 그들이 말하도록 격려한다. 폭력적인 행동보다는 폭력적인 언어가 낫다.
- 지킬 수 없는 내용에 동의하거나 약속하지 않는다. 현명하고도 정직하라.
- 여러 가지 선택권이 있다는 것을 느낄 수 있게 해준다. 사람들은 선택의 여지가 없을 때 가장 공격적이 된다.
- 등 뒤에서 이야기 하지 않는다: 이것은 위협적일 수 도 있고 힘을 빼앗는 행위일 수도 있다. 또한 신체 접촉을 시도하려 하지 않는다: 어떤 움직임도 상대는 위협으로 받아들일 수 있다. 반면 그들의 움직이는 경로는 막지 않는다: 탈출구가 있음을 알게 한다.
- 무슨 말을 듣건 개인적인 공격으로 받아들이지 않는다: 그렇게 되면 당신 자신이 공격적이고 방어적으로 되어 폭력성만 증가시킬 뿐이다.
- 상황이 완전히 종결될 때까지 결코 긴장을 풀지 않는다. 피로감 또는 다 끝나간다는 안도감이 당신으로 하여금 위험을 불러일으키거나 문제를 다시 시작하게 할 수 있다.
- 안전요원이 도착하면 당신이 그들의 행동을 감독하여 이 상황에 대한 통제권을 유지한다.

괴로움의 징후

환자의 분노나 괴로움이 더 이상 손 쓸 수 없는 지경으로 커지기 전에 그것을 경감시키기 위해서 우리는 그 징후를 읽을 줄 알아야 한다.

- 언어 (목소리가 커지고 말이 빨라지거나 점점 말이 없어진다.)
- 얼굴표정 (표정이 변하고 얼굴이 붉어지거나 눈을 마주치지 않는다.)
- 태도 (참을성이 없거나 순응하지 않는다.)
- 몸짓 (지나치게 가까이 다가오거나 갑자기 과장된 태도를 보인다.)

당신이나 당신의 환자는 위의 징후 중 하나 또는 그 이상을 경험하고 있을지 모른다. 만일 당신이 그 징후를 알아채고 감정을 다루는 단계를 밟지 않는다면, 당신도 당신의 환자도 얻는 것 하나 없이 진료는 하향곡선을 그리며 기울어져 갈 것이다. 아무리 고통스럽더라도 현실을 부정해서는 안 된다. 현실에 맞서서 대화의 문을 여는 법을 배워야 한다. 질병의 경험을 피하거나, 제쳐 놓거나, 너무 고통스럽게 인식하면 자신과 환자를 돌보는 데에 실패하게 된다.

인식 높이기

자신의 한계를 인정하고 그것과 맞설 준비를 한다면, 우리 자신은 물론 환자들을 이해하는 데도 도움이 된다. 우리는 진료 중에 직면하는 불쾌한 감정을 경감시키고 이러한 감정에 맞서는 기술을 배우고 익힐 수 있다. 분노와 폭력은 수용과 슬픔만큼이나 슬퍼하는 과정의 일부이다. 분노나 폭력을 부정하고 제쳐 두면 치유의 자연 경과를 늦출 수도 있다.

당신이 스트레스 상황에서 환자, 친척 또는 동료들과 어떻게 대화하는가는 진료의 결과를 결정하는 데 영향을 미친다. 위에 열거한 기술들을 기억하고 익히도록 하라. 진료 상황과 비언어적 피드백을 주의 깊게 살펴라. 무엇보다 당신이 환자의 입장이 되어 보도록 노력하라. 예를 들어 당신이라면 나쁜 소식, 자신이 아무런 가치도 없는 존재가 된 듯한 절망적 느낌이나 태만한 진료 또는 그렇게 보이는 상황에 대해 어떻게 반응하겠는지 생각해 보라. 게다가 사람들은 정상적인 환경에서 스트레스 상황으로 빠지면 본분을 잃은 행동을 할 수 있다는 사실을 기억하라.

언어나 청각에 이상이 있는 환자

아마도 의과대학이나 병원에 있는 동료, 특히 의사와 간호사 중에는 대화하는 데 불편을 주는 장애를 지닌 사람이 거의 없을 것이다. 장애를 지닌 사람에 대한 우리의 경험은 대부분 가족 또는 환자들로부터 온 것 이다. 진료의 상당부분은 선천적이거나 후천적인 장애를 진단하고 치료하는 것, 환자와 가족을 원치 않는 상황에 적응시키도록 면담하는 것이다. 특히 말하기와 듣기 능력에 장애가 있는 환자는 진단, 치료, 면담하기가 더 까다롭다.

어떤 연령에서든 언어 및 청각 문제가 대두될 수 있기 때문에 누구에게 이 일이 닥칠지 알 수 없다. 그럼에도 불구하고 진료의 경험으로부터 많은 의사들은 젊은 환자들이 이 문제를 더 잘 헤쳐 나간다는 것을 안다. 말하기, 듣기에 문제가 있는 성인과 의사소통을 위해 노력하는 것은 좀 어색하다는 생각이 든다. 반면에 소아라면 우리는 그 대화를 부호와 상징과 연극과 비슷한 활동으로 돌려서 할 것이다(예: 사진, 가리키기, 단음절 단어 등).

언어와 청각 문제는 종종 노화현상 때문에 온다. 나이가 들면 반응시간이 느려지고, 집중력이 떨어지며, 뇌졸중 같은 심각한 의학적 사건도 효과적으로 의사소통을 하는 능력을 감소시킨다(가족들이 고통스러워 할 수도 있다). 우리는 환자의 배우자와의 면담으로 치매조짐이 오거나 뇌졸중이 오거나 귀가 먹은 후 환자가 참을 수 없어 한다는 말을 듣는다. 많은 노화 과정과 의료 상황은 되돌릴 수 없지만, 그렇다고 이런 상황을 등한시해서도 안 된다. 대부분 치료할 수 없는 노인의 언어, 시각, 청각, 운동 장애의 빈도가 늘어나고 있다고 해서, 결코 보살피거나 치료하지 않아도 된다고 생각해서는 안 되기 때문에 어떤 형태이건 의사소통이 더 중요한 의미를 띠게 된다. 환자는 사회적으로 고립되고 무시되면 우울해질 수 있다. 뿐만 아니라 치료 가능성이 있는 증상, 즉 불면, 변비, 진전 같은 문제들이 간과될 수 있다.

장애가 있다는 사실 자체를 부인하는 과정은 소아의 경우와 유사하다. 의사소통에 문제가 있는 아이의 부모는 자신의 아이가 다른 아이들보다는 느리지만 따라잡을 수 있다고 믿는다. 그래서 문제의 심각성을 즉각 인식하지 못할 수도 있다. 언어 문제를 수줍음 때문으로 간주해 버리는 경우도 있다. 사회 행동에까지 문제를 보이는 아이는 청각, 시각, 언어 장애가 있을 가능성도 있다. 아이들을 잘 아는 사람이 이러한 문제를 간과하기도 한다. 부모 대신에 선생님, 양호교사 그리고 다른 아이의 부모가 그 아이가 제대로 듣지 못하거나, 경청하지 못하거나, 일부만 듣는 문제를 지적하는 첫 번째 사람이 될 수도 있다. 어떤 부모는 아이가 반만 완성한 문장을 대신 채워 주거나 아예 어린아이처럼 만들어 버림으로써 아이의 부적절함을 보상해 버릴 수도 있다.

의사는 자신보다 훨씬 어리거나 훨씬 나이 든 환자를 대할 때 불리하다. 아이에게는 근엄하고 인정머리 없는 모습으로 비춰질 수 있다. 더욱이 주사, 치료 등을 통해 통증을 줄 수 있는 존재로 보일 것이다. 아이들은 의사에게 위협과 억압, 불안감을 느낀다. 노인에게는 매우 기술적이고 외계적인 의술을 펼치는 모습으로 비춰질 수 있다. 진단과 치료법이 변변치 못했던 시기에 자랐던 이들은 숙명론을 따를 수도 있다. 또 다른 사람들은 지역적인 재난, 전쟁, 다른 형태의 역경을 딛고 생존하게 될 것이다. 그러므로 이해할 수도 공감할 수도 없는 환자와의 의사소통이 더욱 어려우리라는 것은 충분히 예상할 수 있는 일이다.

의사소통에 어려움을 겪는 사람들의 사회적인 태도에 대해 많은 연구가 진행되었다. 누군가 듣기가 어렵거나 청각 장애이거나 또는 언어 장애가 있다면, 그리고 예측 가능하고 명확하게 대화할 수 없다면 사회적 거리감이 증가하게 된다. 이런 사회적 거리감은 곤혹감, 난처함, 성급함, 좌절감을 불러일으킨다. 장애를 지닌 일부 사람들은 사회와의 접촉을 피한다. 따라서 우리는 그런 사람들과의 대화술을 향상시킬 법을 배우지 못하게 되며 때문에 그들의 신호를 잘 못 파악하게 된다. 즉 별로 말이 없는 사람에게 은둔자, 반사회자, 미친 사람 또는 옹고집쟁이라는 낙인을 찍기도 한다. 그러므로 다음 2가지 문제는 반드시 극복해야 한다. 즉 의사소통을 시도하는 게 곤란하고 당황스러운 상황일 때, 이를 피해가는 법 (그림 11.1)과 장애가 있는 환자들과 대화하는 기술을 늘려가는 법(그림 11.2)이다. 표 11.4는 의사소통에 문제가 있는 사람과 이야기를 할 때 해서는 안 되는 사항들이다.

잠깐! 생각해보기

- 진찰 중 대화가 효과적으로 이루어지고 있는지 확인하는 것은 누구의 책임인가? 의사인가 환자인가? 그 이유는 무엇인가?

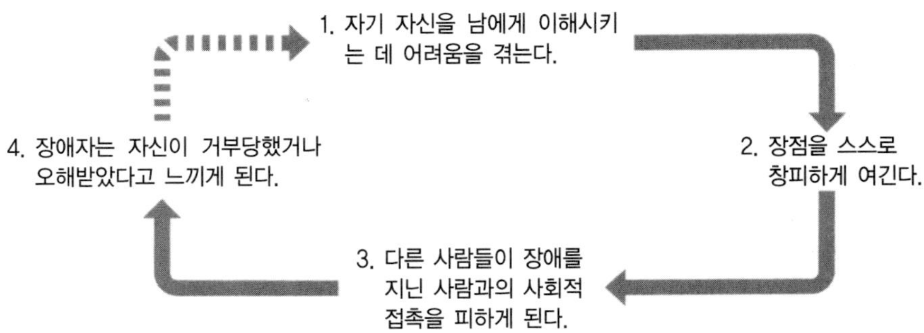

그림 11.1 장애가 있는 사람이 경험할 수 있는 의사소통의 문제점

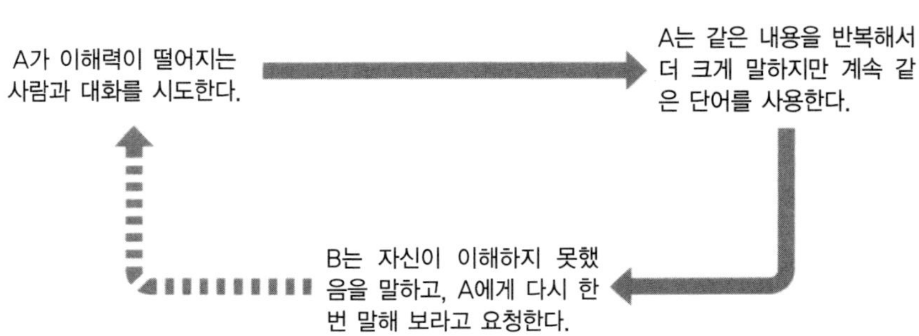

그림 11.2 장애가 있는 사람과의 의사소통을 향상시키는 과정

표 11.4 의사소통에 장애가 있는 사람에게 해서는 안 되는 행동

다음의 사항들은 절대 하지 말 것
- 말을 더듬거리고 있는 사람에게 말을 고쳐주는 것. 예: " '이번주에 내가 집에 올 거냐고 묻는 거야?' 그렇다면 대답은 '그렇다, 야.' "
- 무엇을 하고 무엇을 생각해야 하는지를 지시하는 것. 예: "만일 아무 말도 하지 않는다면 우리는 네가 그 일일 여행을 가고 싶어하지 않는다고 가정하겠어. 그러면 너는 뒤에 남아 혼자 보육원에 있어야 할 걸.' "
- 피하는 것. 예: "내버려 둬. 그 사람은 우리가 얘기 하는 것을 이해하지 못해. 화나게만 만들거야."
- 큰 소리로 말하는 것. 더 크게 이야기 하면 다른 사람들이 더 쉽게 우리를 이해할 수 있을 것이라는 착각 속에 다른 단어를 사용하기보다 더 크게 이야기 하려는 경향이 있다.
- 환자 앞에서 대화의 채널을 위해 다른 사람을 이용하는 것

의사소통의 기본 원칙을 이해할 것
- 혼자서는 대화를 할 수 없다.
- 의사소통에는 보통 언어적 표현과 비언어적 표현 모두가 포함된다.
- 모든 의사소통에는 다른 사람이나 청중과의 관계 또는 관계의 정의에 대한 함축된 내용이 포함된다.

- 당신과 이야기 하고 있는 상대가 (a) 청력 장애가 있다면 (b) 들은 말을 금방 잊어버린다면 (c) 생각을 명확히 표현하지 못한다면, 당신은 의사소통을 향상시키기 위해서 무엇을 할것인가?
- 이런 장애가 있는 사람들에 대한 당신만의 반응은 무엇인가? 어떻게 이런 일이 일어났다고 생각하는가? 당신의 의사소통 기술을 향상시키기 위해 당신이 할 수 있는 일은 무엇인가?

의사소통 장애가 있는 환자와의 대화를 위한 조언과 사례

1. 환자를 무시하지 마라

회피는 새로운 문제, 즉 환자가 자신은 중요하지 않다고 느끼게 되는 등의

문제를 낳을 수 있다. 환자와 그 점에 대해 이야기함으로써 그 장애에 관하여 배우도록 하라: 그 문제가 청력 또는 언어의 문제인가 또는 그것이 인지, 학습의 문제인가 혹은 다른 질환의 영향인가?

레이트간(Lategan) 의사: 무슨 말씀을 하시는지 통 알아들을 수가 없네요. 다시 한 번 말씀해 주시겠어요?
왈쉬(Walsu) 씨: 그, 그, 그게 마, 말이지요.
레이트간 의사: 그 증상이 피부에 오랫동안 있었다고 말씀하시려는 거예요? 또는 얼마 안 되었다고 말씀하시려는 거예요?
왈쉬 씨: 오랫동안이요.
레이트간 의사: 그런데 말을 자주 더듬으십니까? 잘 모르는 사람과 있을 때 그러는 건가요?
왈쉬 씨: 네, 네, 내가 자, 자, 잘 모르는 사, 사, 사람이랑요.
레이트간 의사: 좋습니다. 천천히 하세요. 제가 잘 모르는 게 있으면 여쭤 보겠습니다.

2. 환자가 말하려는 내용을 추측하려고 하지 마라

필요하다면 다른 방식의 의사소통 수단을 사용해서 환자가 특정한 단어나 그림을 지적할 수 있도록 해주어라. 듣거나 표현하는 데 심각한 문제가 있는 환자에게는 문제점을 찾을 수 있도록 구두로 또는 쓰는 방식으로 일련의 질문을 하여 '네' 또는 '아니오' 로 대답하도록 유도할 수도 있다.

로스(Ross) 의사: 스미스 부인, 무슨 일인지 파악하기 위해서 몇 가지 질문을 할 것입니다. 그저 환자분께서는 '그렇다', '아니다' 로만 답해 주시면 됩니다. 또는 원하시면 고개를 끄덕이거나 흔드셔도 됩니다. 그래도 될까요?
스미스(Smith) 부인: 네.
로스 의사: 누군가가 당신을 다치게 한 건가요?
스미스 부인: 네.
로스 의사: 남편이었나요?

스미스 부인: 아니오.
로스 의사: 친척이었나요?
스미스 부인: 아니오.
로스 의사: 친구였나요?
스미스 부인: 네.
로스 의사: 부엌에서 생긴 일을 사람들이 봤나요?
스미스 부인: 음~
로스 의사: 맞나요?
스미스 부인: 음~
로스 의사: 아닌가요?
스미스 부인: 음~
로스 의사: 확실하지 않은가요?
스미스 부인: 네.
로스 의사: 머리의 어느 부분을 맞았는지 기억이 나세요?
스미스 부인: 아니오.
로스 의사: 머리 뒤쪽이 아프신가요?
스미스 부인: 네.

3. 다른 형태의 의사소통 수단을 사용하라

다른 형태에는 수화, 쓰여진 단어나 기호들을 지적하는 것, 쓰기 등이 포함된다. 이러한 방법을 사용할 때에는 당신과 환자 모두 그 신호와 기호의 의미를 아는지부터 확인해야 한다.

4. 통역사 또는 제3자를 활용하라

환자가 말하기, 듣기 또는 이해하기에 어려움이 있을 때 통역사 또는 제3자를 활용하는 문제는 논란의 여지가 있다. 이따금씩 의사들은 통역사들은 들은 바를 요약하면서 의사소통의 의미를 바꾼다고 불평을 한다. 게다가 특히 개인 정보에 대한 내용에서는 비밀 문제가 대두될 수도 있다. 환자가 당황스러워 할 만한 대목에서는 통역사를 내보내고 위에서 언급한 다른 방법을 사용해 보라. 만일 통역사가 들은 내용을 너무 많이 편집한다고 생각되면 들은 대로 전하라고 요구해야 한다.

들라미니(Dlamini) 씨: (줄루어로 장황하게 설명함)
통역사: 어지럽다고 하네요.
클라크(Clarke) 의사: 지금부터는 환자가 말하는 대로 정확히 통역을 해 주셨으면 합니다. 모든 것을 제가 이해하는 것이 중요하거든요.
통역사: 가끔씩 어떤 목소리가 들린답니다. 그 목소리가 가축들이 도둑을 맞을 테니 데리고 런던으로 오라고 한다는군요. 그러면 입이 마르고 어지러워진다네요.
클라크 의사: 들라미니 씨에게 그 목소리가 자신의 머리 속에서 들리는 건지 또는 어떤 사람이 그에게 이야기 하는 건지 물어봐 주세요. (기타 등등)

5. 환자가 이해하는지 확인하라

환자에게 들은 바를 따라서 이야기해 보도록 하고 대화 내용을 요약해 보라고 요구하라. 이렇게 하면 오해를 막을 수 있고 환자가 단기 기억 장애가 있는지 또는 정보를 저장하는 데 문제가 있는지를 평가하는 데에 도움이 된다.

존스(Jones) 의사: 무슨 약을 복용하고 언제 복용하는지를 당신이 알고 있는지 확인하고 싶군요.
파인(Fine) 씨: 아침에는 노란 약을 먹고요. 그리고 다른 약은 그러니까 아니, 아마도…….
존스 의사: 괜찮습니다. 기억해야 할 중요한 일이 생기면 주로 어떻게 하십니까?
파인 씨: 적어 놓는 게 상책이죠. 그러면 잊어버리지 않죠.
존스 의사: 여기 종이가 있습니다. 그 노란 약은 아침 식사 전에 하루 한번이고요, 그 큰 둥근 약은 식사 후 하루 세 번이구요. 작은 약은

잠드는 데 필요하면 드시는 겁니다.

파인 씨: 아내에게도 말하겠습니다. 저를 잘 일깨워 주지요.

6. 환자에게 치매증상이 있는 경우

치매증상이 있는 환자를 보살피기 위해서는 실제적인 고려사항들이 필요하다. 치매의 가장 흔한 증상은 기억 장애이다. 이런 이유 때문에 약속이나 일상적인 일에 대해서도 환자를 다시 일깨워 주어야 한다. 이것은 또한 사회적 접촉을 강화시켜 주는 데, 이는 지남력을 잃어가고 있는 사람들에게는 중요할지도 모른다. 돌보는 사람에게도 격려를 해 줄 필요가 있는데, 왜냐하면 그런 환자와 의사소통을 하려고 노력하는 과정에서 쉽게 좌절하기 때문이다.

7. 환자와 계속 대화하라

환자가 의식이 없고 말을 할 수 없거나 중환자실에서 인공호흡기를 장착하고 있는 경우라도, 듣는 것은 여전히 가능하다. 조용하고 친숙한 목소리를 들으면 격리되고 버려졌다고 느끼던 환자들을 안심시킬 수 있다. 상황에 맞게 의사소통을 할 수 있는 특수한 방법을 고안하여, 당신은 환자에게 이야기 하고 환자는 당신의 손을 꽉 쥠으로써 반응할 수 있다. 한 번 손을 쥐면 '그렇다' 이고 두 번 손을 쥐면 '아니다' 가 되는 것이다. 의사소통의 양상은 위의 2번에서 기술한 방식을 따른다.

8. 부모나 간병인의 도움을 받아들여라

청각, 시각, 언어 장애가 있는 아이들과 대화를 할 때 당신만의 접근법을 사용하는 것에 더하여, 부모나 간병인이 아이에 대해 알고 있는 지식을 활용하면 도움이 된다. 그들은 통역사 또는 번역가의 역할을 할 수 있다. 가끔은 좋아하는 동물의 소리를 의사소통에 이용하는 것도 도움이 된다. 의학적인 문제를 이야기하기 전에, 아이들이 당신을 충분히 편안하게 느낄 수 있을 때까지 상당한 인내심을 발휘해야 할지도 모른다.

사례 11.1

까다로운 진료—누구의 문제인가?

42세의 선생님인 라지오(Lazio) 부인은 기혼이며 16세와 10세인 두 아이를 두고 있다. 그녀는 신중한 타입으로 잘 웃긴 하지만 농담을 잘 하는 사람은 아니다. 그녀는 일을 즐기며, 직업과 가족의 요구를 잘 조화시키고 있다. 남편이 작년에 있었던 오토바이 사고로 직장을 잃게 되자 그녀가 집안의 유일한 수입원이 되었다. 그들의 경제문제는 걱정은 되지만 지나친 수준은 아니었다.

8년 전 그녀는 허리 통증이 점점 심해진다는 사실을 알아차렸다. 통증을 자주 느끼거나 통증으로 인해 움직일 수 없는 것은 아니었으나 최근 그 강도가 심해져서 일상의 많은 일들을 할 수 없게 되었다. 밤에도 자주 깨어 다시 잠자리에 들지 못하고, 본인에게 무슨 일이 생긴다면 가족은 어떻게 될까 걱정하였다. 주치의는 그녀를 류마티스 전문의사에게 보냈다.

진료실에서

과거에 아주 건강했던 라지오 부인은 진료소가 놀라운 경험을 하게 되는 곳임을 알게 되었다. 류마티스 전문의인 몰리(Morley) 의사는 친근한 분이었지만 그녀를 편하게 해주지는 않았다. 그녀의 통증에 초점을 맞추어, 통증의 종류, 강도, 기간, 시작과 끝나는 시기 등을 조사하는 진료가 이루어졌다. 신체검사를 한 결과, 라지오 부인이 움직이지 못하게 될지 모른다는 두려움을 갖고 있다는 사실을 알게 되었다. 그러한 두려움 자체가 통증을 악화시켰으며 그녀를 피곤하고 혼란스럽게 만들었다. 진료는 다음과 같이 마무리되었다.

몰리 의사: 2주일 동안 병가를 내실 수 있도록 진단서를 써 드리지요.
라지오 부인: 진단서는 필요 없어요. 저는 직장을 쉬지는 않을 거예요.
몰리 의사: 라지오 부인, 꼭 쉬셔야 합니다. 이런 상태에서 일을 하시는 게 자신에게 어떤 영향을 미치는지 아십니까?
라지오 부인: 지금까지는 잘 유지해 온 걸요. 어쨌든 감사드립니다.
몰리 의사: 4주를 쉬십시오! 제가 진단서를 4주로 바꾸겠습니다. 꼭 쉬셔

야 합니다!

라지오 부인은 결국 울음을 터뜨렸다. 몰리 의사는 그녀를 문까지 배웅하며 자신의 충고를 무시하면 허리 통증이 더욱 악화될 것이라고 경고하였다.

이 진료에서 무슨 일이 일어난 것일까? 효과적인 의사소통 기술을 익히고 자신의 진료를 되돌아 볼 수 있는 능력을 갖는 데에는 시간이 걸린다. 같은 진료 상황을 다시 한 번 보되 이번에는 다음 사항을 고려해 보자.

- 환자는 아프고 우울한 상태였는가?
- 환자는 '허리 통증' 때문에 무엇을 하였는가?
- '아프게 된다' 는 것이 환자에게는 무엇을 의미했는가?
- 라지오 부인은 누구인가?
- 의사는 환자를 따뜻하게 보살피는 유형인가 아닌가?
- 그들은 서로에게 무슨 이야기를 했으며 결과는 어땠는가?

같은 진료 상황을 다시 한 번 보되, 이번에는 그 반응에 대한 이유를 첨가해 보자.

몰리 의사: 2주 동안 병가를 내실 수 있도록 진단서를 써 드리지요.
(생각: 이 환자는 분명히 아프고 휴식이 필요한 상황이다.)
라지오 부인: 진단서는 필요 없어요. 저는 직장을 쉬지 않을 거예요.
(생각: 병가라니 말도 안돼! 그것은 내가 아프다는 것을 직장 사람들에게 확인시켜 주는 것밖에 안 되는 거야. 나는 직장을 계속 다녀야 하고 치료비는 너무 비싸. 내가 아프면 가족들에게 어떤 일이 일어날지 생각만 해도 걱정스러워.)
몰리 의사: 라지오 부인, 꼭 쉬셔야 합니다. 이런 상태에서 일을 하시는 게 자신에게 어떤 영향을 미치는지 아십니까?
(생각: 상황을 악화시키는 요인에 대한 임상적인 걱정—그녀 스스로가 더 해를 끼치고 있는 것인가? 디스크 탈출증과 같은 기계적인 이유와 강직성 척추염과 같은 염증으로 인한 이유 등

의 가능한 진단은 맘에 있으되 그녀를 더 화나게 할 것이 두려워 이에 대해서는 말을 안 했다. 검사 결과가 나오면 이야기 할 것이다.)

라지오 부인: 지금까지는 잘 유지해 온 걸요. 어쨌든 감사합니다.

(생각: 난 지금 당장 이 문제를 다룰 수가 없어—공백 상황—더 이상은 듣고 싶지 않아.)

몰리 의사: 4주를 쉬십시오! 제가 진단서를 4주로 바꾸겠습니다. 꼭 쉬셔야 합니다!

(생각: 난 환자를 위해 최선을 다하고 있는 거야. 시간을 내기가 어려운 모양이군. 이 환자는 우울증도 분명히 있어. 얼굴을 보라고. 환자는 내가 결정을 내려주기를 기다리고 있는 거야. 누군가가 확신을 주어야 한다고.)

라지오 부인은 눈물을 흘리며 상심해 있다. 이제 통증은 참을 수 없는 지경이 되어 버렸다. 그녀에 대해서 아무것도 모르고 있고 수년 동안 어떻게 이 상황에 대처해 왔는지도 관심 없는 이 잘난 척하고 생색이나 내는 의사도 참을 수가 없다. 그녀는 이전에도 그럭저럭 꾸려 왔고 분명히 4주간 직장을 쉬지 않더라도 별 문제는 없을 것이다.

류마티스 전문의사 역시 화가 났다. '도대체 왜 사람들은 충고를 들으러 와 놓고선 받아들이질 않는 거야?' 그의 전문가적인 의견이 무시되었고 개인적으로 그는 모욕을 받았다고 느꼈다. 그녀를 배웅하기 전에 만일 다시는 걷지 못하게 되는 상황을 원치 않는다면, 자신의 충고에 따르라고 다시 한 번 강조하면서 그는 진단서에 '환자는 우울증이 있음' 이라고 추가하였다. 진료 날짜는 한 달 후로 잡혔으며, 진단서에는 '척추염?' 이라고 적혀 있었다.

잠깐! 생각해보기

- 통증의 성장과 근원지에 관련된 질문은 정확한 진단을 내리기 위해서 필수적이다. 통증의 경험과 환자의 삶, 환자가 갖고 있는 자신에 대한 이미지 등에 관한 것도 역시 마찬가지다.
- 신체검사는 진단적 시술에 있어 필수적인 부분이다. 환자는 이때야 비로소 처음으로 자신의 상황의 범위와 심각성을 깨달을 수도 있다.

- 진료행위(면담과 검진)는 환자를 피곤하게 만들고 때로는 정신적 충격을 줄 수도 있다. 환자가 질문과 제안, 치료방침에 반응하는 방식에 우리의 진료가 어떤 영향을 미칠지 고려할 필요가 있다.
- 진료행위가 환자를 피곤하게 하거나 정신적 충격을 주지는 않더라도, 정상적인 환경과 일상으로부터 멀어져 누군가를 만난다는 것에 대한 중압감을 고려할 필요가 있다(예: 증세는 이런 의미에 의해 악화되거나 경감될 수도 있다).
- 환자에게 진단 결과를 알려주는 데 진단서가 가장 좋은 방식인가? 그리고 진단의 물음표는 의사와 환자에게 어떤 의미가 있는 것인가?
- 전문가적 의견이 의심받고 무시당한다면 그 의사는 어떤 감정을 느끼게 되는가?
- 임상적 치료에 대한 결정은 개인적인, 사회적인 또는 감정적인 상황을 고려하여야 함을 명심할 필요가 있다.

이 진료 상황에서 환자와 의사는 서로에게 이야기를 하고 있었으나 그들이 의사소통을 하고 있었을까? 몰리의사는:

- 환자로부터 다양한 진단을 위한 단서들을 수집하였다.
- 이 단서들을 모아 '(?)' 기호가 붙은 진단을 내렸으며, 그나마 검사 결과에 의하여 확정이 된 것도 아니었다.
- 환자가 진료 과정에 참여하도록 격려하지 않았다.
- 환자를 것의 신뢰하지 않았다.
- 제안한 치료에 순응할 수 있는 기회를 주지 않았다. 따라서 그 진단을 내려서 얻어진 보람은 오래가지 않았다.

몰리 의사는 환자 대신에 자신이 결정을 내려 버림으로써 그녀의 권리를 행사해 주었다고 생각하는, 자신 나름대로는 환자를 위해주는 의사이다. 그는 환자가 감정적, 신체적으로 스스로 결정을 내릴 수 없다고 판단해 버렸다. 반면, 라지오 부인은:

- 벌어지고 있는 상황에 자신은 점점 어쩔 수 없어짐을 느끼고 있었다.
- 진료를 통해 자신의 건강문제에 대한 비관적인 관점에 부합하는 단서를 고르고 있었다.
- 두렵고 상처받기 쉬운 상태였다.

- 한편으론 아무것도 일어나지 않은 듯 행동하며 맞섰지만, 다른 한편으론 이 모든 것이 현실이라는 것을 인지하고 있었다.

(p.274) 연습 10 몰리 의사는 라지오 부인의 반응 때문에 그녀가 우울증이 있다고 추정하였다. 그러나 의사는 위와 같은 관점을 유지하였기 때문에 그녀가 실제로 우울한 상태에 있었는지, 또 만일 그렇다면 무엇을 해줄 수 있는지 알아보려는 생각조차 하지 않았다. 그 대신 그는 그녀가 한 어떤 말보다도 그녀가 눈물을 보이며 터뜨린 감정을 보고 자신의 견해를 굳혀 버렸다. 이 시점에서 그는 직장을 쉬는 것이 그녀에게 필요한 것이라고 결정함으로써 더 이상의 괴로움에서 그녀를 구해 주기로 하였다.

추적관찰 방문

마지막으로 병원을 방문한 후 라지오 부인은 한 달 동안 직장을 쉬었다. 그동안 통증은 직장에 복귀하고 싶어도 하지 못할 만큼 심해졌고 신체검사에서도 악화된 것으로 확인되었다. 첫 2주는 침대에서 보냈고 다음 2주는 계단을 오리내리며 집 주위에서 시간을 보냈다. 간단히 말해서 그녀는 결코 좋아지지 않았고 자신이 보기에는 병세가 오히려 훨씬 악화되었다.

추적관찰 방문 시에는 다른 의사를 만났다. 그는 자신을 피터 파커(Peter Parker) 의사라고 소개하였고 수석 전공의임을 설명하였다.

파커 의사: 의자에서 일어나서 이 안으로 걸어 들어오기 힘드셨겠어요.

(그녀의 통증을 인식하면서: '전문적인 타당성')
라지오 부인: 네
파커 의사: 그동안 어떠셨어요?
라지오 부인: 네? 저요 아니면 제 허리요?
파커 의사: 허리랑 당신을 서로 다른 것으로 보시나요?

(질문하고 조사하기)
라지오 부인: (잠시 말이 없다가) 예, 아마 그런 것 같아요. 저는 종종 '괜

찮아요.' 라고 말하지만 제 허리는 그렇지 않을 때가 있죠. 우습네요, 그렇죠? (잠시 침묵) 글쎄 모르겠어요.

파커 의사: 무엇을 모르겠다는 거죠?

(투영하고 반사하기)

라지오 부인: 전혀 모르겠어요. 그게 문제지요. 그냥 모르겠어요. 지난 몇 주일 동안 정신이 딴 데 가 있었어요. 현실과 단절된 느낌이에요.

파커 의사: 라지오 부인에게 현실이란 어떤 것인가요?

(환자의 어휘를 사용하기)

라지오 부인: 글쎄요. 직장에서 무슨 일이 일어나고 있는지 잘 몰라요. 집에서 벌어지고 있는 일도 안다고 자신할 수 없네요.

파커 의사: 무슨 일이 있었는데요?

(계속 대화를 한정짓지 않음; 자신의 목적에 맞추려고 대화의 방향을 잡아가지 않는다.)

라지오 부인: 탐(Tam)이—제 남편이지요—여러 가지 일을 챙기고 있어요. 장도 봐주고 청소도 하고 아이들도 보살피고요.

파커 의사: 그게 문제가 되나요?

(적절한 때 적절한 수준의 유머를 구사한다.)

라지오 부인: 아뇨. 아니요. 그렇지 않아요.

파커 의사: 남편께서는 그런 식으로 집안일을 두루 잘 도우시나요?

(그 가족에게 이런 일이 정상인가?)

라지오 부인: 아니오. 절대요. 제가 부탁하지 않는 한 절대 하지 않아요. 하지만 제가 부탁하면 항상 해줘요. 기꺼이요. 불평꾼은 아니죠. (잠시 중단) 예전엔 돕곤 했죠. 항상 집안일을 나누어서 하곤 했어요. 물론 남자니까 항상 저보다는 덜했죠! 전 즐겁게 집안일을 했고 남편도 그랬지요. 그런데 그이가 실직을 하게 되

자 집안일을 하는 것도 중단되었지요.

파커 의사: 왜 그렇게 되었다고 생각하세요?

(추측을 하지 않는다. 또는 환자가 얼마나 사려가 깊은지 탐구를 하면서 어느 대목에선가 추정을 하지는 않는지 경계한다.)

라지오 부인: 저도 그 생각을 많이 해 봤으니 재미있다고 말해야 할 거에요. 제 생각에는 남편이 '가정주부'로 보이기를 원치 않기 때문에 집안일을 돕는 것을 중단한 것 같아요. 그 사고 이후로 그이의 자아가 조금 상처를 받았어요. 비록 큰 문제였긴 하지만 단지 직업을 잃은 것에 국한된 문제는 아니었던 것 같아요. 얼마간 운동을 그만 두어야 했다는 것도 관련이 꽤 있는 것 같아요. 그이는 몸매가 썩 좋았고 좋은 상태로 유지하고 싶어했죠. 하지만 그 사건 이후에 체중이 꽤 불었고 한참이 지나서야 다시 운동을 할 수 있게 되었죠. 어쩌다 우리가 이렇게 되었는지 모르겠어요.

파커 의사: 함께 생각해 봅시다. 당신은 어떻게 생각하시나요?

(여기서 우리가 아니라 당신이라고 표현하여 환자를 격려하여 왜 이런 이야기를 오늘 진료 시간에 하였는지에 대해 생각해 보도록 유도한다. 라지오 부인은 이러한 문제를 자신의 통증과 연계시키게 된다.)

파커 의사는 라지오 부인이 자신의 가정생활과 신체적, 정신적 건강의 문제를 연결시키도록 도와준 후, 그동안 통증에 어떻게 대처했는지를 물어 보았다.

파커 의사: 자, 통증에 대해서 이야기 하셨는데요. 어디가 언제부터 아프셨죠?

(그가 기억하고 있다는 것과 이것은 지금 얻고자 하는 정보가 아니라는 것을 확인시켜 주고 있다.)

파커 의사: "어떻게 그 통증에 대처했는지 한번 얘기해 보세요. 분명히 매

우 고통스러우셨을 것 같아요. 전 그걸 알 수 있어요."

(재차 확인하고 지속되는 통증을 인정해 준다.)

라지오 부인: 그렇게 말씀하시는 것을 들으니 좀 이상하네요. 그전엔 누구도 저에게 그렇게 말해준 사람이 없었거든요. 물론 제가 얼마나 아픈지 다른 사람이 알기를 원했다는 건 아니예요.

파커 의사: 그렇다면 그건 이유가 뭐죠?

라지오 부인: 글쎄요. 구석에 앉아있는 늙은이를 좋아할 사람이 누가 있겠어요?

(통증을 표현하는 문화적 규범들; 통증 숨기기, 감정 숨기기, 질병 부끄러워하기(왜 나지?), 무능력감, 취약함, 성욕 상실, 신체적 손실, 정신력 장애, 우울증, 지남력 장애, 약물 반응)

라지오 부인: 게다가 직장에서 제게 요통이 있다는 사실을 안다면 아마도 다시 병가를 내라고 우길 걸요.

(직업을 잃을지 모른다는 불안이 계속됨: 그녀가 직장에서 행복한가? 월급 이외에 직장에서 무엇을 얻을까? 직업은 자신의 자화상에 어떤 영향을 미치는가? 주로 자신이 생활비를 벌어 들인다는 사실에 대해선 어떻게 느끼고 있는가?)

파커 의사: 많은 일들이 벌어지고 있는 것처럼 들리네요. 라지오 부인. 하나씩 풀어 나가는 과정을 시작해 볼까요?

(파커 의사는 면담분위기로 바꾸지 않으면서도 진료에 면담의 기술을 활용하고 있다. 환자의 상황을 효과적으로 치료하기 위해서는, 그 상황이 벌어졌고 더 심해지고 있는 맥락, 특히 환자가 회복할 때 놓이게 될 맥락을 잘 이해할 필요가 있다. 여러 가지 측면들을 풀어 가려면 환자의 신체 상황에 영향을 직접 미치는 사안들을 따져보는 것은 물론 먼저 인정할 것은 먼저 인정을 하고 몇몇 주제들은 제쳐 놓아야 한다.)

라지오 부인 사례 정리

계속된 몇 번의 진료를 통해 파커 의사와 라지오 부인은 그녀의 질병의 의미와 이것이 어떻게 그녀의 통증 경험에 영향을 미쳤는지를 지속적으로 밝혀냈다. 라지오 부인은 그녀의 주치의 또는 첫 번째 류마티스 전문의사와는 상의할 수 없었던 문제를 이 의사와 면담할 수 있게 되었다. 자신을 무능력하게 만드는 상황이 그녀를 우울하고 불안하게 만들었지만, 사실 모든 것이 그 상황 때문에만 발생한 것은 아니란 것을 시간이 지나면서 발견할 수 있게 되었다. 파커 의사를 만나기 전까지 그녀는 감정적으로나 신체적으로 '변죽만 울리고 마는 데' 익숙해져 있었다. 실제적으로 중요한 일은 하지 못하는 것, 즉 집안일을 남편에게 맡기지 못하는 면 등은 점점 증가하는 불안의 짐을 그녀의 마음에서 떼어 놓지 못하는 것을 의미한다.

류마티스 전문의사와의 성공적인 만남 후에 라지오 부인은 주치의를 다시 만났으며, 자신과 남편 모두 짧은 면담을 받기로 예약하였다. 라지오 부인은 강직성 척추염이라는 최종 진단을 받았다. 이제 그녀는 자신이 처한 상황에 대하여 자세히 알게 되었으며, 끔찍했던 두려움은 한물간 정보에 근거했다는 것도 깨닫게 되었다. 그녀는 주로 남자로 이루어진 지역 내 강직성 척추염 환자 모임에 가입하여 실제적인 정보를 얻고 있으며, 그녀의 문제를 아는 다른 사람들로부터 지지와 격려를 받고 있다. 게다가 그 모임은 그녀의 사회생활을 풍요롭게 만들어 주었다고 한다. 모임이 끝나면 남편이 그녀를 데리러 오며 함께 뒷풀이 모임에 간다.

계속 몰리 의사에게 진료를 받았더라면 그녀에게 무슨 일이 생겼을까? 아마도 다음번 진료는 그녀를 정신과 의사에게 의뢰하면서 끝났을 가능성이 높다. 의뢰 자체는 잘못된 것이 아닐지도 모른다. 그러나 전공의인 파커 씨는 일상적인 추적방문 진찰을 하면서도 그녀의 요구를 알아차리는 능력이 있었다. 반면에 그녀가 정신과 의사에게 의뢰되었다면 자신에 대한 이미지나 경험, 다른 사람들이 그녀를 바라보는 방식, 정신과 의사가 그녀의 병의 원인을 바라보는 방식 등의 측면에서 불행한 결과를 맞이했을지도 모른다. 아마도 파커 의사와의 다음 약속에 오지 않았을 것이고,

아마도 다음에는 알아서 자신을 치료해야 했을 것이다.

통증은 만성병, 불치병 또는 말기의 병에 대한 가능성을 불러일으켜서 진단 자체가 주는 것보다 훨씬 많은 의미를 환자에게 만들어 내게 한다. 의사는 환자들의 개별적인 요구에 맞는 보살핌과 치료를 제공할 수 있도록 장점을 잘 파악해야 한다.

다음은 또 다른 까다로운 진료 상황, 즉 의사를 만나기 전에 이미 자신이 처한 상황에 대해 잘 알고 있는 환자에 대해 알아보겠다. 어떤 환자는 매우 박식해서 의사-환자 관계를 자칫 복잡한 국면으로 끌고 갈 수도 있다.

박식한 환자

의사-환자 관계에 대한 전통적인 접근방법에서 전문성은 의사의 몫이었다. 결과적으로 환자는 항상 자신의 상황에 대한 경과, 치료, 예후 등에 관한 모든 정보를 의사에게 전적으로 의존하게 된다. 의사-환자 관계의 수직적 서열도 의사와 환자 사이의 의사소통의 유형을 결정짓는 데 한 몫을 하게 된다. 예를 들면 어떤 환자는 너무 겁을 먹어서 의사에게 질문을 못 하기도 하며, 반면 어떤 의사는 환자가 자신에게 대들 위험이 없는데도 환자들에게 정보를 많이 주지 않는 데 익숙하기도 하다. 의과대학 학생들은 환자가 자신의 상황에 대해 학생들보다 많이 알 수도 있기 때문에 자신들이 불리한 입장에 있다고 생각하는 경우가 많다. 이때 최선의 행동 요령은 환자가 학생들보다 많이 안다고 인정하고, 그 경험에 대해 가르쳐 달라고 환자에게 자신 있게 요청하는 것이다. 다음의 예를 보자.

의과대학생: 아마도 많은 사람들이 이미 당신에게 당신이 겪어온 증세에 대하여 이야기 해달라고 했을 줄로 압니다. 하지만 제가 당신의 증세와 치료에 관해서 그리고 당신이 어떻게 이 상황에 대처해 왔는지 안다면 큰 도움이 되겠습니다.

정보기술의 발달과 의사-환자의 기대치의 변화로 인하여 진료에서 의사가 항상 전문가라는 개념은 달라지고 있다. 다음은 환자들이 정보의 양을 극적으로 늘릴 수 있었던 요인이다.

- 인터넷에의 접근
- 환자 지지 또는 옹호 집단의 영향
- 건강 관련 문제에 대한 경각심의 증가 (예: 신문 또는 잡지의 특집 기사들)

다른 여러 가지 사건들과 발전도 의사-환자 관계의 균형에 간접적인 영향을 미쳤다. 의사-환자 관계에서 날로 증가하는 고소의 위협과 신뢰의 남용(해롤드 쉬프만(Harold Shipman)과 몇몇 의사들의 경우에서 볼 수 있듯이)의 결과는, 의사-환자 간에 협조가 증가해야 함은 물론, 동등한 관계여야 한다는 교훈을 주었다. 2장에서 토론했듯이, 최근 환자 진료는 더 환자 중심으로 변화되었다.

직업적인 관계에서 대부분 주도권을 갖는 데 익숙하고 그래야 더 편안함을 느끼는 의사들에게 아는 것이 많은 유식한 환자는 까다롭게 느껴질 수 있다. 자신이 처한 상황, 치료, 권리에 대해 잘 알고 있는 환자는 전문적 식견을 의사에게서만 얻어야 한다는 것을 쉽게 받아들이지 않을 것이고, 실제로 그들은 진료에 대해 사뭇 다른 요구와 기대를 갖고 있을 것이다. 의사들은 환자의 이런 요구와 기대를 고려하고 지적하는 것이 반드시 필요하다. 그렇지 않으면 다음의 2가지 중 하나 또는 둘 모두의 원치 않는 결과가 불가피할 것이다.

1. 의사의 권위를 주장하고 진료를 자신이 주도해 나가려고 하면 그 의사는 십중팔구 환자와 논쟁을 벌이거나 다투게 될 것이다. 환자가 자신의 이야기를 들어주지 않는다고 느낄수록 관계에서의 긴장감은 점점 고조될 것이다. 이것은 어떤 경우에는 더 심한 결과를 낳을 수도 있는데, 환자는 협박조가 되고 자신의 견해를 주장하기 위해 신체적인 폭력을 사용할 수도 있다. 그러면 환자는 의사에 관한 공식 항의서를 제

출하고, 잘못된 직업적 의사소통의 예를 또 하나 만들어 내는 결과를 낳게 된다.

2. 환자에게 의사는 더 이상 유용하지 않게 될 것이다. 접촉도 줄고, 영향력도 줄 뿐 아니라 심지어 환자의 눈길 한 번 못 받는 일도 발생할 수 있다.

현대에는 의사가 유식한 환자를 고려한 의사소통과 진료의 방식을 받아들일 필요가 있다. 어떤 이들에게 이것은 매우 용감한 결단일 수 있다. 왜냐하면 그것은 더 높은 직업전문성과 환자와 더 협력하겠다는 의지력이 요구되는 과정이기 때문이다. 환자와 긍정정인 관계를 맺고 협력하려면 의사는 진료의 맥락에서 언어적, 비언어적 의사소통 방법에 미묘한 변화를 주어야 한다. 첫 번째 임무는 환자가 당신으로부터 무엇을 원하는지 판단하는 일이다. 모든 환자가 당신으로부터 같은 정보나 도움을 구하고 있다고 생각한다면 큰 오산이다. 모든 면담을 다음과 같이 시작하면 도움이 될 것이다.

의사: 오늘 제가 환자분께 무엇을 도와 드리면 좋을까요?

'무엇이 문제입니까?'가 얼마나 신중하지 못한 질문인지에 주목하라. 무엇이 문제냐는 질문은 환자가 특정한 문제 때문에 도움을 구하고자 왔을 것이라고 가정한 것이다. 이것은 무심코 의사를 전문가/문제해결사의 위치로 놓게 된다. 개방적인 문구로 대화를 시작할수록 환자가 대화의 의제를 만들어 낼 수 있게 해준다. 정보를 많이 갖고 있는 박식한 환자라면 다음과 같이 반응할지 모른다.

환자: 네. 선생님, 지방이영양증(lipodystrophy)이 이 약의 가능한 부작용이라고 읽었습니다. 그런데 제가 C형 간염이 있으니 간에 미칠 영향을 생각하면 다른 약으로 바꾸는 것도 현명하지는 않을 것 같고요. 하지만 이 약 때문에 제 외모에 영향이 있으니 기분이 좋지가 않습니다. 그래서 선생님의 조언을 구하려고요.

이 시나리오에서 환자는 자신이 처한 상황과 치료와 연관된 문제에 대해 자신이 어느 정도 알고 있다는 사실뿐만 아니라, 자신이 잠재적으로 어려운 선택을 앞두고 있으며 의사의 의견을 구한다는 것도 전달하고 있다. 이 환자가 어떻게 문제를 정의하는지와 진료에서의 자신의 목표가 얼마나 명확한지에 주목하라. 만일 의사가 이 환자와 환자가 처한 의학적 상황에 대해서는 조금 알지만, 그 특정 문제에 대해서는 전문가가 아니라고 가정해 보자. 의사는 특히 딜레마가 있는 치료법에 대해 충고를 해야 할 때 자기가 환자보다도 훨씬 잘 모르고 있다는 것을 느끼게 될 것이다. 이와 같은 상황에서는 당신이 아는 것과 모르는 것에 대해 정직해야 하는 것이 핵심이다. 당신이 자신의 무지를 감추려고 노력하면 할수록, 스스로가 무지하고, 스스로에게 자신이 없고, 또는 바보 같다는 것이 환자에게 더 잘 전달될 수 있다. 당신이 환자의 질문에 대한 최선의 답을 모르고 있다면, 환자가 지금 찾고 있는 답변 또는 정보를 가지고 있지 않다고 대답하면서도 전문가다움과 자신감을 전달해야 하는 것이 매우 중요하다. 다른 말로 하자면 답변을 모르고 있다는 것을 설명함에 있어서도, 의사는 기술과 감수성 그리고 직업전문성을 보여야 한다는 것이다. 예를 들면 다음과 같다.

의사: *매우 흥미로운 질문이군요. 딜레마가 있는 것 같고요. 사실을 말씀드리자면 최고의 조언을 드리는 데 필요한 충분한 정보를 지금 갖고 있지는 않습니다. 제가 의학 서적을 찾고 병원에서 일하는 전문가 동료와 이야기를 나눈 후 연락을 드려도 될까요?*

이 짧은 글에서 의사가 우선 환자의 질문과 딜레마를 인정하였고 최소한 구체적인 문제를 경청했음을 알리고 있다는 점에 주목하라. '당장은' '충분한' 정보를 갖고 있지 못하다고 말함으로써 상황은 변할 수 있음을 즉, 관련 정보를 구할 수도 있음을 암시하였다. 또한 이렇게 함으로써 질문에 응답할 수 있었느냐에 대한 의사의 감정도 변화시킬 수 있었을 것이다. 마지막으로 그 의사는 자신이 정보를 찾아 보겠노라고 말함으로써 그 환자의 질문에 대한 의사의 다음 행동을 알게 해주었다. 또한 그는 이 점을 환자에게 질문을 던짐으로써 환자가 진정 이것이 도움이 될 것이라고 생각하는지 알아보고 있다. 이것은 환자와의 협력 관계를 맺는 한 예이다. 이 상황에서라면 질문에 대한 답변을 계속적으로 갖고 있지 않다고 해서 의사에 대한 환자의 인식이나 신임이 떨어지지도 않는다. 자문하는 형식으로 진료를 하는 몇몇 의사들은 의사결정 과정을 환자들과 함께 함으로써 의사결정에 따르는 압박과 책임감을 덜 느낀다. 항상 전지전능한 대가로 보여야 하는 것은 의사에게도 궁극적으로는 짐이고 스트레스일 수 있다.

건강, 질병, 치료에 대한 정보에 접근할 수 있다는 사실이 의사-환자 관계를 바꾸어 놓았다. 이제 의사는 옛 지식 뒤에 숨을 수도 없고 환자의 상태에 대해 환자 측에서 더 많이 안다는 사실을 무시할 수도 없다. 하지만 박식한 환자에 의해 위협받았다고 또는 무기력해졌다고 느낄 것이 아니라, 우리는 우리의 진료 방식을 적절히 변화시킬 필요가 있다. 우선, 환자가 그 순간에 구체적으로 우리에게 원하는 것이 무엇인지를 이해하려고 노력해야 한다. 그렇게 하는 과정에서 우리는 환자들과 협력적이고 전문적인 관계를 맺는 기초를 다질 수 있다.

요점

- 내성적인, 불안한 또는 화난 환자와 대화할 때는 그 행동의 기저 원인을 이해하려고 노력하고 의사소통을 촉진할 수 있는 유형을 사용한다.
- '적절함' 또는 '정상'이라는 개념은 고정된 것이 아니다. 의사와 환자 모두의 문화와 인생의 경험에 따라 달라질 수 있는 것이다.
- 성난 환자와 직면하거든 폭력의 위험을 증가시킬 어떤 행동도 하지 않는다.
- 보수적으로 행동한다; 조심하고, 염려함으로써 사태를 악화시키지 않도록 한다.
- 장애가 있는 사람 특히 청각, 언어, 기억 장애가 있는 환자들을 피하지 않는다. 언어적 그리고 비언어적 형태를 창의적으로 발휘하며 의사소통한다.
- 필요하면 통역사를 활용한다. 통역사에게 환자의 말을 그대로 번역해 달라고 부탁하는 것은 도움도 되고 중요한 사항이다.
- 환자가 들은 얘기를 이해하고 있는지 확인한다.
- 이 장에서 논의한 장애를 지닌 환자들과 의사소통을 할 때에는 더 많은 시간을 할애한다.
- 많은 환자들이 자신들의 상태에 대하여 많은 지식을 갖추고 있다. 이런 경우에는 더 협력적인 자세로 진료에 임해야 한다.

읽을거리

Bor R, Gill S, Miller R, Parrott C 2003 Time limited therapy. Palgrave, London
Breakwell G 1997 Coping with aggressive behaviour. BPS Books, Leicester
Gilbert P 1992 Counselling for depression. Sage, London
Hallam R 1992 Counselling for anxiety problems. Sage, London

참고문헌

1. Watzlawick P, Beavin J, Jackson D 1967 Pragmatics of human communication. W W Norton, New York

12장

환자 및 동료와의 의사소통: 개인의 문제가 직업 관계에 미치는 영향

"우리가 공부라고 부르는 이유는 하루하루 더 공허해지기 때문이야." 라고 그리핀이 말했다. (〈이상한 나라의 엘리스〉 제9장 중에서)

의과대학에서 공부하는 것을 가리킨 말은 아니겠지만, 루이스 캐롤(Lewis Carroll)의 말에는 일리가 있다. 학생들은 대부분 어느 단계에 있든 자신들이 배우는 일부 교육과정과 학습 방식이 자신들이 선택한 의사라는 직업과 얼마나 관련이 있는지 의심스러워한다. 임상실습 전 단계에 있는 학생들이 특히 그런 생각을 한다. 하지만 병동이나 수술실에서도 사정은 마찬가지이다. 최근에 한 학생은 이런 불평을 했다.

"의과대학에서는 HIV나 간염 등 혈액으로 전파되는 감염을 막기 위해 환자에게서 혈액을 채취할 때 장갑을 착용하라고 배웠다. 하지만 병동에서 전공의는 결코 장갑을 끼지 않는다. 이런 행위는 위험한 것인가? 누가 옳은 것인가?"

다른 학생은 배우기 전에 미리 환자의 상태를 완벽하게 숙지하고 있어도 칭찬을 거의 받지 못한다고 말했다.

"의사는 누군가를 반드시 무안하게 만든다. 아무리 준비를 많이 해도 늘 이렇게 말한다. '좋아, 하지만 ……' 칭찬도 격려도 없다. 그 결과

공부를 멀리하게 된다."

물론 우리는 대부분의 교육과정이 학생들을 자극하고 의욕을 북돋우는 것이기를, 그리고 위에 언급한 것처럼 혼란과 좌절을 일으키는 문제에 대해 동료 학생들과 의견을 나눌 기회가 많기를 희망한다. 이 장에서는 의과대학 학생들이 경험할 가능성이 있는 의사소통의 일부 과정에 대해 다룰 예정이다. 상황에 따른 의사소통의 역할 및 관계에 대한 이해의 폭을 넓히는 것이 이 장의 목표이다.

개인적인 성장

우리는 살아가면서 변화를 겪는다. 개인적인 성장은 유아기, 아동기, 사춘기 등 삶의 여러 단계로 특징지어지며, 이에 따라 의사소통 능력도 발전한다. 우리는 사회적 상호작용을 통해 의사소통하는 법을 배우지만, 가장 큰 영향을 미치는 것은 다름 아닌 가정생활이다. 언어의 습득과 개발을 비롯한 사회적 발달은 가정의 발달, 역할, 관계 및 세대간 양상과 복잡하게 관련되어 있다. 사람들과 어떤 관계를 맺고 어떻게 의사소통하는가는 가정 내에서 어떤 상호작용을 주고받았는지에 따라 커다란 영향을 받는다. 이에 관련된 요인들은 다음과 같다.

- 가족 내에서의 위치(외동아이인지, 장남이나 장녀인지, 막내인지 등)
- 의사소통에 대한 가족 간의 규범이나 믿음(예를 들어, '제대로 대우받으려면 어른이 돼야 한다' 거나, '아이들은 잘 감시해야 하며, 아이들의 말은 재고의 가치가 없다' 등)
- 세대간 의사소통 방식(예를 들어, '남자 가족 구성원의 의견만 존중받는다' 거나, '독립한 후에야 의견을 존중받는다' 또는 '약하다는 표시이므로 감정에 대해 말하지 않는다' 등)
- 가족의 구조(예를 들어, '자신의 말을 제대로 들어주지 않는 가정에서 자란 사람이 많다')

- 과거 가족사의 유산('아버지와 끔찍한 말다툼을 벌인 후에, 아무도 감히 아버지의 말에 이의를 달지 않았다' 거나 '오빠가 사고로 세상을 떠난 후에 자신의 감정을 내놓고 말할 수 있는 사람은 어머니뿐이었다. 그런데 몇 년 전 어머니가 우울증 진단을 받았다. 이제 우리 가족은 불운한 일을 당해도 아무 내색도 하지 않아야 미치는 것을 예방할 수 있다고 믿게 되었다' 등)

잠깐! 생각해보기

우리는 9장에서 환자의 가족과 대화하는 기술 및 가계도를 그리는 것이 의학 면담에 어떻게 유용한지에 대해 배웠다. 적어도 3세대가 들어가는 자신의 가계도를 그려라.

- 가계도를 보고 가족 내 관계의 양상을 이해할 수 있는가?
- 가족 내 질병의 양상에 대해 무엇을 알고 있는가?
- 가계도에서 자신이 의학을 공부하기로 한 이유를 찾을 수 있는가?

의사소통하는 법

가족 및 친구들과 의사소통하는 법과 관계에 대한 자신감은 동료, 교수 및 환자들과의 상호작용에도 영향을 미친다. 의과대학 진학을 위한 면접에서 이런 질문을 직접적으로 받지는 않았을지라도, 당신이 수련 과정에 적합한지를 판단하는 데 일말의 역할을 했을 것임이 분명하다. 면접관들은 당신의 의사소통 방법에 대해 다음 요소들에 주목했을 것이다.

- 유창함
- 말투
- 말하는 속도
- 영어(또는 다른 모국어)를 이해하는 능력
- 대화하는 방식에 나타난 사고의 경직성이나 유연성
- 내용과 과정의 적합성과 연관성
- 면접 때 다른 이들을 편안하게 대하는지 여부
- 감정적인 성숙함, 즉, 어려운 상황에 대처하는 능력

- 또한 가능하다면, 유머 감각이 있는지 여부

맥락은 의사소통에 대해 이해하는 데 있어 아주 중요하다. 사람들은 대화가 이루어지는 상황에 따라 일정한 기대감을 가지며, 상황에 따라 다른 행동과 언어를 사용한다. 예를 들어, 술집에서 친구와 나누는 대화는 면접 때 나누는 대화보다 더 편안하고 친근할 것이다.

그러나 상황은 의사소통을 결정짓는 한 가지 요인에 불과하다. 인간은 인생의 여러 단계를 거치며 성장하고 사회적으로 발달하면서 의사소통하는 법이 달라지고 대화의 의미 또한 변화를 겪게 된다. 개인의 성장과 사회적인 발달도 이에 해당된다. 많은 젊은이들에게 있어 고등학생에서 대학생으로의 변화는 집을 떠나는 과정에서 가장 의미가 큰 변화이다. 여기에는 2가지 커다란 변화가 수반된다. 첫째는 자신의 변화로, 독립적이고 자율적인 인간이 된다. 둘째는 가족 관계의 변화로, 가족의 구조는 변하지 않지만, 새로운 역할이 주어짐에 따라 관계의 양상은 달라질 수 있다. 뿐만 아니라, 새로운 관계를 맺게 되고 관계의 다양한 양상이 나타난다. 그러나 집을 떠나는 것으로 관계에 나타나는 변화가 끝나는 것은 아니다. 누구나 의과대학에 처음 진학할 때(대개 10대 후반)와 이십대 중반의 나이가 얼마나 다른지 잘 알 것이다. 자신감이 더 커지고, 새로운 친구들을 사귀었으며, 낭만적인 관계를 끝내고 의사로서의 삶을 계획하기 시작했을 것이다.

친구 및 동년배들과의 관계가 달라지면, 환자 및 동료와 의사소통하는 법도 달라진다. 교육과정 내에서 의사소통 기술을 익히는 것과 함께, 이 책의 제안에 따르면 좋은 결과를 얻을 수 있을 것이다. 게다가 의사소통 방식은 개인의 삶에서 벌어지는 여러 가지 사건들로 인해 발전하기도 한다. 예를 들어, 가족 중 누군가가 최근에 죽었다면, 환자에게 나쁜 소식을 전하기가 힘들 수도 있다. 또한 과도한 음주가 용납되지 않는 가정에서 자랐을 경우, (알코올 중독처럼) 환자의 생활 방식에 의해 야기된 의학적인 문제를 접하면, 좌절과 회한을 느낄 수 있다. 어떤 상황에서 환자에 대해 느끼는 특정한 감정은 그들과 대화를 나누는 데 해로운 영향을 줄 수 있다. 우리는 대화의 주제를 바꾸거나, 환자가 말하고자 하는 문제나 관심사를 회피함으로써 환자의 말을 '가로막기도' 한다. 마찬가지로 환자의 말을 경청해야 할 때, 환자를 안심시키거나 환자에게 충고를 하고, 환자의 감정을 무시하고 대신 문제의 물리적인 측면만을 강조하기도 한다. 우리는 대부분 복잡하거나 감정적인 문제(표 12.1)를 다룰 시간이 없거나, 능력이 부족해서 친구나 친지 또는 환자들을 거짓으로 안심시키거나 비위를 맞춘 데 대해 죄책감을 느낀 경험이 있다. 어쩌다 한 번쯤 무의식적으

표 12.1 환자와 대화할 때 바람직하지 않은 행동 방식

행위	예시
지나친 동일시 (감정적으로 친밀함)	친동생이 비슷한 문제를 겪고 있다는 이유로 마약 중독자인 젊은 환자와 지나치게 가깝게 지냄
동일시하지 않음 (감정적으로 지나치게 먼)	피로와 스트레스 때문에 괴로워하는 환자의 친지에게 따뜻하고 동정적인 태도를 보이지 못함
환자와 그들의 생활 방식에 대해 비판적임	의사 가정에서 자라, 일부 환자가 의사의 치료에 응하지 않는 이유를 이해하지 못함
환자와 면담할 때 교훈이나 설교를 늘어놓음	권위를 지닌 사람들에게 복종하라는 가르침을 받으며 자람
환자의 감정적인 욕구를 헤아리지 않고, 매번 환자의 문제만 치료함	과학자로서는 훌륭한 자질을 갖추었음에도 불구하고 다른 사람의 감정을 배려하지 않는 가정에서 자라, 환자의 감정에 적절히 대응하기 어려움
질병의 결과에 대해 환자에게 비현실적인 희망을 줌	자신이 현재 비슷한 문제를 겪고 있거나, 남의 문제를 심각하게 여기지 않아, 환자의 두려움이나 상실감에 대해 환자와 대화하는 데 어려움을 겪음
모든 문제를 해결하고, 모든 질문에 명확히 답변하며, 불확실성의 여지를 남겨두어선 안 된다는 압박감을 느낌	모든 문제를 해결하는 것에 흥미를 느껴 의학을 선택한 경우로, 사람들을 고통과 불확실성, 상실감에서 구해내는 게 자신의 의무라고 생각함

로 환자의 말을 '가로막는' 것은 정상적인 일이며, 스트레스를 받는 상황일 때 특히 그러하다. 그러나 환자를 비롯한 다른 이들과의 관계에서 이런 행동이 습관적으로 이루어진다면, 의사소통 방식이나 감정 표현에 대처하는 능력에 더욱 심각한 문제를 일으킬 수 있다.

표 12.1은 환자와의 대화에서 곤경을 느끼거나 환자의 문제를 처리하는 과정에서 심한 스트레스를 받을 때, 상황을 정리하는 데 도움을 줄 수 있을 것이다. 물론 우리는 사람들과 개인별로 다른 관계를 맺고 있기 때문에, 표 12.1에 명시한 목록 중 한 문제에만 해당되지는 않을 것이다. 하지만 환자와 표에 제시된 목록 중 한 가지 방식으로만 반복적으로 관계를 맺을 경우, 좋지 않은 태도가 굳어지는 문제가 생길 수 있다.

의사소통에 관해 자문하기

다음 질문을 스스로에게 던져보면 환자를 진료하면서 겪을 수 있는, 현실적인 혹은 잠재적인 의사소통의 문제를 밝혀내는 데 도움이 될 것이다.

- 자신의 감정 온도 파악하기: 나는 지나치게 예민한가, 아니면 차갑고 냉담한가?
- 좋지 않은 방식으로 환자와 대화하는 습관이 굳어졌는가?(예를 들면, 환자와 계속적으로 말다툼을 벌이거나, 거부하는 듯한 태도로 대하는가)
- 자주 피곤하고 분노를 느끼는가?(예를 들면, 지나치게 일을 많이 하거나, 개인적인 고민 등으로)
- 개인 생활과 직업 생활의 경계가 모호해질 때가 있는가? 집으로 일감을 지나치게 많이 갖고 가거나, 그럴 필요가 없는데도 일하러 나오는가?
- 여가 활동에 심한 변화를 겪고 있는가(예를 들면, 술을 너무 많이 마시고 운동은 전혀 하지 않는 등)
- 가족을 비롯한 개인적인 관계에서 중대한 변화를 겪었는가?
- 더 이상 즐겁게 일하지 못하고, 하루가 어서 끝나기만을 기다리는가?
- (중병에 걸린 환자를 치료하긴 하지만) 일에서 성취감을 느끼는가, 아

니면 계속적인 실패로 낙담해 있는가?
- 최근에 동료와 환자들이 당신에게 피곤하고 스트레스가 많이 쌓인 것처럼 보인다고 말하는가?
- 시험에 대한 긴장감 때문에 개인적이고 직업적인 인간관계가 원활하지 않은가?
- 자신의 욕구와 관심사를 무시하기 시작했는가?

상태를 개선하려면

다음은 진료를 하면서 겪는 문제에 대처하는 데 유익한 방법이다.

- 자신이 어떤 일에서 스트레스를 받고, 어려움을 느끼며, 좌절하는지 인식할 것
- 스트레스를 야기하거나 심화시키는 자신의 행동 방식이나 일정이 무엇인지 인식할 것
- 개인적이거나 (필요한 경우) 구조적인 변화를 꾀함으로써 스트레스를 감소시킬 것
- 심한 스트레스를 야기하는 일이 재발되지 않도록 생활 방식이나 일하는 방식을 재평가할 것
- 문제를 위협이 아니라 기회로 인식할 수 있도록 경험의 폭을 넓히고 능력을 향상시킬 것
- 적절한 범위 내에서 좀더 자신감을 가질 것
- 남들과 대화할 것. 즉, 이해심 있는 교수나 의사, 병원 소속 목사, 학생 상담교수 또는 동년배들과 대화하면 도움을 받을 수 있음

자신감

자신감은 효과적인 의사소통에 중요한 요소이다. 원래 남들보다 더 자신 있는 사람도 있지만, 자신감을 기르는 것 또한 가능하다. 자신감이란 무엇

인가? 우리는 남의 주목을 끌지 못하는 수동적인 사람과, 반대로 남을 함부로 대하거나 자동적으로 명령을 내리는 공격적인 사람에 대해 잘 알고 있다. 이 양 극단의 사이에 있는 사람이 바로 적절한 자신감을 지닌 사람이다. 일반적으로 자신감이 있는 사람은

- 자신의 관심사에 따라 행동할 수 있다.
- 남의 권리를 부인하지 않고 자신의 권리를 표현할 수 있다.
- 부당한 불안감을 느끼지 않고 자신을 내세울 수 있다.
- 자신의 정직한 감정을 편안하게 표현할 수 있다.

대부분의 상황에서는 자신감 있게 행동하는 것이 좋다. 게다가 자신감 있는 의과대학생과 의사는 스트레스에 좀더 잘 대처할 수 있다. 그러나 자신감이 자신의 의견을 표현하고 옹호함을 의미함에도 불구하고, 진정한 자신감에는 남들의 견해도 존중하는 태도가 포함된다. 한 연구에 의하면, 자신감은 상황에 따라 다른 양상을 보인다고 한다. 다시 말해서, 직장보다는 집에서 더 자신감을 느끼는 사람도 있고 그 반대의 경우도 있다.

잠깐! 생각해보기

당신은 다음 선 중 어디에 위치하는가?
당신은 어떤 상황에서 왼쪽으로 또는 오른쪽으로 움직이는가?

자신감이 없음 ←——— 자신감이 있음 ———→ 공격적임

자신감의 특성

자신감이 없는 사람은 자신을 남들보다 과소평가하는 경향이 있으며, 이는 변명하듯 말하거나 행동하고, 모든 갈등을 피하려 들고, 상대의 눈을 마주 보지 못하거나 힘없는 목소리로 말하는 등의 태도로 나타난다. 반대로 자신감 있는 사람은

- 자신을 내세우면서도 남의 견해를 존중한다.
- 머뭇거리지 않고 개인적인 감정이나 의견을 표현한다.

- 대화를 할 때 중요한 문제는 의논을 거친다.
- 단호한 음성으로 말한다.
- 적절한 태도를 구사한다.(예를 들어, 상대와 눈을 마주치고, 자세를 바로 하는 등)

자신감을 기르는 방법에 대한 논의는 이 책의 범위를 넘어서는 것이지만, 위의 5가지 사항을 참고하면, 자신이 어느 정도 자신감을 갖고 있는지 분석하고 자신감 있게 행동하려면 어떻게 해야 하는지 도움을 받을 수 있을 것이다.

환자와의 관계

의과대학 학생이라면 환자의 질문을 받고 답을 잘 모르거나 자신이 아직 그런 정보를 제공할 만한 충분한 자질을 갖추지 못했다고 생각함에도 불구하고, 환자의 의학적인 상태에 관한 정보를 주었다가 곤란한 입장에 처한 일이 한번쯤은 있을 것이다. 간호사나 의사에게 질문을 해야 하는 상황임에도, 환자들이 굳이 학생들에게 묻는 이유를 따져 보아야 한다. 환자들은 이미 의사나 간호사로부터 정보를 전달받았음에도 불구하고, 잊어버렸거나 아니면 더 큰 희망을 주는 다른 사람의 견해를 듣고 싶었을 수도 있다.

이러한 일로 인해 당사자인 의과대학생은 모순적인 상황에 처할 수 있다. 정보를 구하는 환자의 요구에 부응하지 않으면, 환자들의 도움을 받을 수 없게 될 수도 있기 때문이다. 환자들이 자신들을 대상으로 학생들이 실습하거나 검사하는 것을 거부할 수도 있다. 다른 한편, 환자에게 부정확한 사실이나 의사의 견해나 치료 방법과는 상반되는 정보를 제공하면 곤란한 상황에 처할 수 있다. 환자에게 질문은 자질을 갖춘 의사에게 하라고 제안하거나 걱정이 될 경우 담당 의사에게 그러한 사실을 알리는 것이 좋다.

의학 수련을 받는 학생의 역할은 쉽지 않으며, 자질이 높은 의사(또는 일부 환자)는 이러한 사실을 잘 알고 있다. 많은 학생들이 환자에게 자신을 학생이라고 소개하면서 자기 모멸감이나 자기 패배감을 느낀다. 결국 학생과의 접촉에서 환자가 어떤 이익을 얻겠는가? 그렇다면 환자가 왜 학생들에게 협조해야 하는가? 분명 모든 환자가 학생에게 자신을 검사하도록 허용하는 것은 아니다. 그러나 이것은 학생의 개인적인 기여도나 그럴 수밖에 없다고 생각해서라기보다는 환자 개개인의 성격에 따른 것이다(또한 이들의 질병의 정도).

환자에게 자신의 위치를 잘못 전달하지 않는 것이 중요하다. 따라서 자신을 의과대학의 학생이라고 소개해야 한다. 당신이 환자와 접촉하는 목적, 즉 환자들이 미리 알아야 하는 내용을 알리고, 그러한 절차에 어느 정도의 시간이 걸리고, 면담도 포함되는지 여부를 정확히 밝힌다. 뿐만 아니라 환자와의 이러한 접촉으로 인해 당신이 수련 과정에서 무엇을 배우는지도 설명해야 한다. 물론, 할 수 있는 한 최선을 다해 그들을 돕겠다는 말도 해야 한다(예를 들어, 침대에 앉히거나 화장실에 데려다주는 등). 일단 환자의 병력을 청취하기 시작했다면, 환자를 불편하게 해서 미안하다며 수줍어해서는 안 된다. 어떤 환자는 당신을 '가르친다'는 것을 기쁘게 여겨, 여태까지 있었던 모든 의학적인 이력을 제공하는 것이 최선을 다하는 것이라고 생각할 수 있다. 면담을 마쳤을 때는 환자에게 감사함을 전하고, 자신에게 유익했던 점을 간단하게 설명한다. 이것은 예의를 갖추는 요식적인 행위일 뿐 아니라, 그 환자를 실습해야 하는 다음 학생의 일을 한결 더 원활하게 만들어 준다.

전문직 동료와의 관계

이 장에서 지금까지는 환자와의 의사소통에 영향을 주는 중요한 개인적인 문제들을 살펴봤다. 이러한 문제 중 상당수는 전문직 동료와의 의사소통이나 교수-학생의 관계와도 관련되어 있다. 초등학교에서 어린이를 가르치는 것과 의과대학의 학생을 가르치는 것은 분명 판이하게 다른 일이다. 대학에서는 독자적인 학습을 격려하며, 강의에서 새로운 교재를 소개하고, 개별 학습시간에는 자신의 생각과 능력을 명확히 하고, 토론하는 기회를 제공한다. 무엇보다 학생 자신이 열심히 공부해서 정규 수업시간만으로 충분하지 않은 학습의 틈을 메워야 한다.

고등교육 기관의 교수법이 상당한 발전을 이루었음에도 불구하고, 의과대학 교수를 비롯한 몇몇 교수는 여전히 도제식 학습에 의존한다. 의사가 되기 위해 수련을 받고, 수련의에서 전공의까지의 과정을 밟는 동안 당신은 선배나 경험 많은 의사의 도제로 일할 수도 있다. 학습하는 속도와 얼마나 즐겁게 학습을 하는가는 어느 정도 의사나 교수와 당신과의 관계에 따라 좌우된다. 필연적으로 위계질서가 잡혀 있는 관계임에도, 수련의 단계를 밟아 올라가고, 의료계에서 사용하는 언어와 시술 방법에 익숙해지면서 그러한 차이는 점차 좁혀질 것이다. 외부인들은 의학 전문 용어를 자주 사용하는 태도가 의사와 환자 간의 장벽을 만든다고 말한다. 이 주제에 대한 흥미로운 사회학적 견해를 알고 싶다면, '의학 속어와 그 기능'이라는 논문을 읽어보기 바란다.[1]

환자에 대한 문서를 통한 의사소통

의사는 환자에 대한 정보를 다른 전문가들과 다양한 방법으로 의사소통하도록 교육받는다. 이 때 나누는 의사소통의 가장 중요한 매체는 의뢰서 작성과, 환자에 대한 검사와 치료법은 물론, 환자의 신체 상태에 대한 기록을 남긴 문서이다. 이 때 환자에 대한 전문가의 견해가 담긴 글은 물론, 문서를 작성한 방식 및 전문 용어와 부호 그리고 사용한 언어 모두가 다른 전문가가 그 환자에 대해 갖는 인상에 영향을 미친다. 문자를 통한 의사소통은 명료해야 하며, 한쪽으로 치우친 견해와 판에 박힌 언어 사용은 바람직하지 않다. 현대를 사는 우리는 글을 쓰거나 기록을 남길 때, 성과 인종 그리고 장애자에 대해 차별적인 언어를 사용하는 것에 각별한 주의를 기울이지만, 우리가 사용하는 언어에 이러한 요인에 대한 부정적인 태도가 워낙 뿌리 깊이 박혀 있어 실수를 저지르지 않기란 쉽지 않다. 따라서 환자에 대해 무언가를 쓸 때는 환자와 의사 간의 힘의 불균형이 세심하게 고려되어야 한다. 이렇게 문자를 통한 의사소통이 환자의 삶에 미치는 영향을 과소평가해서는 안 된다. 모든 환자는 자신에 대해 쓰인 의학 기록과 보고 내용에 접근할 수 있으므로(1990년 건강관리 기록법[2]에 의해 접근 가능해짐, 1998년 자료 보호법[3] 제정) 환자에 대해 기록할 때, 정신적인 상처를 주지 않도록 유의해야 한다.

의학적인 치료가 환자의 높은 기준에 부응하려면 환자에 대한 문서를 작성할 때 다음과 같은 사항에 유의해야 한다.

- 환자 및 각종 검사와 조사로부터 밝혀진 내용에 대한 기록을 제공함으로써 의사-환자 간의 연속성을 향상시킨다.
- 계획과 과정에 대한 평가를 촉진시킨다.
- 무슨 일이 언제 일어났는지에 대한 합법적인 기록을 제공한다.

환자에 관한 문서를 지속적으로 기록하기 위해서는 그 실제와 과정에 분명한 목적이 있어야 하며, 일정한 질을 유지하기 위한 명백한 원칙도 있어야 한다. 국가보건의료서비스기구(NHS) 수련 지침에는 지속적인 기록을 위한 지침이 담겨 있으며, 기록 자체뿐 아니라(NHS 교육수련 위원회[4]) 기록을 위한 4가지 원리도 제시하여, 환자에 대한 기록 내용을 점검하기 위한 용도로 이용할 수 있다. 그 4가지 원리는 다음과 같다.

- 의사소통
- 적법성
- 통합성
- 협력

다음 문장을 자문해 보면, 환자에 관한 기록에 무엇을 포함시켜야 하는지 결정하는 데 도움이 될 것이다. '이 문서에는 다른 전문가가 이 환자를 치료하는 데 필요한 정보가 명료하게 적시되어 있는가?

훌륭한 의사소통은 원활한 치료와 시술에 필수적이다. 문서를 통해 또는 구두로 환자에 대해 의사소통할 때, 다음 사항에 유의하면 많은 도움이 될 것이다.

1. 정보를 기록하는 목적 중 하나는 환자를 비롯해 관련된 모든 이들이 치료와 시술 과정에 대해 분명히 알 수 있도록 하기 위함이다. 환자도 곧 자신에 대해 의사들이 남긴 기록을 볼 수 있음을 기억하라.
2. 의사에 대한 환자의 불만을 조사해 보면, 동료들 간의 빈약한 의사소통이 자주 거론된다.
3. 문서를 작성할 때는 해당 환자와 관련된 다른 전문가들을 염두에 두어, 명료하고, 간략하며, 이해 가능한 형태의 정보로 제시해야 한다. 환자가 자신에 대한 기록에 접근할 수 있으므로 명확하게 기록하는 것이 특히 중요하다.

적법성과 관련해서 환자에 대한 기록이 법원에 제출되거나 전문적인 조사를 받을 수도 있다는 사실을 알아야 한다. 환자의 치료에 대한 문서는 기록이며, 모든 기록은 비전문적이고 불완전한 진료로부터 의사를 보호하는 기준에 따라야 한다. 기록을 남기는 주된 목적은 치료와 시술 과정을 옹호하기 위한 것이지만 환자를 치료하다 소송에 걸릴 위협이 증가하고 있으므로, 법원에서 이러한 기록을 세밀히 조사할 수 있음을 잊지 말아야 한다. 변호사가 당신의 기록이 명확하며 기준에 부합하는지 여부를 질문할 수 있음을 명심하고, 시술이 잘못되었거나 가볍게 다룬 경우에 이러한 기록이 방패 역할을 할 수도 있음을 기억해야 한다.

잘 통합되어 있고 체계적인 기록은 환자의 치료 과정에 대한 이해를 촉진하고 활성화한다. 환자가 보낸 편지나, 전문가들의 보고, 통화 내용 등을 포함한 모든 서류는 한 가지 파일에 통합적으로 관리해야 한다. 한 환자에 관한 기록은 연대순으로 그리고 정보의 형태에 따라 보관되어야 한다.

환자에게 의료 서비스를 제공함에 있어, 기록된 내용을 한 명 이상의 전문가가 사용하거나 여러 전문가가 협업하는 경우, 환자의 요구 사항도 기록에 반영되어야 한다. 통합되고 체계적인 병력 기록은 검사에서부터 치료 시작 그리고 치료 완료의 상황에 이르는, 폭넓은 의료체계와 치료의 과정이 원활히 이루어지도록 돕는다.

문서에 담는 내용은 병원과 기관에 따라 다를지라도 환자별로 별도의 서류철을 마련해야 함은 말할 나위도 없는 일이다. 환자에 대한 기록은 잠금 장치가 있는 안전한 장소에 보관해야 한다. 가정을 방문하는 경우에는 어쩔 수 없다 하더라도, 환자가 있는 구내에서 기록을 밖으로 내가지 않는 것이 좋다. 환자에 대한 기록을 밖으로 내갈 경우에는 다음 2가지 지침을 지키는 것이 기밀성 유지에 도움이 될 것이다.

1. 환자에 대한 서류를 차 안이나 공공장소에 두어서는 안 된다.
2. 제거 가능한 맨 윗장에 개인의 신상 정보를 모두 기록했다가, 환자에 대한 기록을 병원 밖으로 갖고(가야 할 경우에 이 윗장을 떼어낸다. 이렇게 하면 서류를 잃어 버리거나 도난당해도 어느 환자의 정보인지 알 수 없게 된다.

의료보건 이사회는 어떤 수준의 진료가 이루어지고 있는지 점검하고, 진료상의 변화 사항을 알리기 위해 일정한 기준을 세워놓고 활용한다. 환자에 관한 정보는 다음과 같이 관리해야 한다. 문서 작성에 대한 기본적인 지침은 다음과 같다.

1. 모든 서류는 파일로 안전하게 고정시켜야 하며, 각 장에는 환자의 이름과 생년월일을 기록해야 한다.
2. 입력된 모든 정보에는 날짜와 서명이 있어야 한다.
3. 모든 정보는 검은 잉크로 읽기 쉽게 써야 한다.
4. 모든 정보는 연대순으로 가장 최근의 정보까지 포함해야 한다.

의뢰서 작성

환자와의 첫 대면 때, 당사자의 동의를 받아 제3자에게 정보를 공개하거나 의사소통할 수 있다는 사실을 환자에게 분명히 알려야 한다. 환자는 자신과 관련된 모든 의학적인 문서의 사본을 제공받을 권리가 있음을 명심하여, 문서의 내용은 물론 작성 방식에도 신경을 써야 한다. 누구를 위해 이 의뢰서를 작성하는지를 명심하는 것도 중요하다. 환자가 의사인 경우가 아니라면, 전문적인 지식을 그대로 써서도 안 된다. 엄밀히 말해서 전문어는 쓰지 않는 것이 좋다. 글씨가 지저분해서도 안 되며 상세한 설명을 포함해야 한다. 문서에 담는 내용은 정확하고 구체적이어야 한다. 의뢰서를 시작할 때는 "이 환자를 보아 주셔서 감사합니다."라거나 "이 환자를 위탁해 주셔서 감사합니다."처럼 예의를 갖춘 말을 쓰는 것이 좋다. 의뢰서를 작성하는 것은 대부분 후천적으로 습득되는 기술이며, 따라서 남들이 쓴 의뢰서를 많이 읽고 자신만의 방식을 개발하면, 커다란 진전을 볼 수 있을 것이다. 이제 팀워크의 어려움에 대해 알아보도록 하자.

팀으로 일하기

경험 많은 어느 의사가 이런 말을 했다. "환자와 일하는 것은 힘들지 않다. 나는 동료들과 일해야 한다는 사실에서 스트레스를 받는다!" 어느 직업을 막론하고 많은 사람들이 이와 같은 감정을 느낄 것이다. 팀워크, 책임, 조직 내에서 일하고, 여러 분야에 걸친 전문가들과 함께 일한다는 것은 우리가 하는 일을 한층 더 복잡하게 만든다. 어떤 이들은 팀워크를 방해물로 인식한다. 그러나 '정상적인 팀이나 가족 내에서조차 의견 대립과 경쟁심, 오해, 그리고 때로는 긴장이 고조되는 일이 생기기 마련이다. 그러나 그렇다고 해서 반드시 그 집단이 파괴되거나 가족의 완전함이 손상을 입는 것은 아니다. 이러한 역학 관계는 팀 내에서도 자주 발생하며, 내부의 갈등은 물론 외부의 위협을 겪지 않는 팀은 거의 없다고 할 수 있다.

우리는 어떤 팀은 개인으로서는 꿈도 꾸지 못할 일을 이루기도 한다는 사실을 잘 알고 있다. 복잡한 문제인 경우, 서너 사람이나 많은 사람의 전문 지식을 요하므로 의료 분야에서도 이러한 진리는 사실이다. '시너지 효과' 라는 것은 어느 집단이나 팀이 개별적으로 일했을 때보다 더 많은 것을 성취하는 현상을 가리키는 말이다. 예를 들어 서른 사람을 한 팀으로 조직하지 않고, 이들 각각에게 새로운 강연장을 건설해 달라고 부탁했다고 치자. 이런 경우 결과물은 정말이지 끔찍할 것이다! 아무도 이 과업의 책임자가 누군지 알지 못하며, 구체적인 목표나 완성해야 할 기일도 분명히 알지 못할 것이다. 그러나 같은 수의 사람을 팀으로 조직하고, 주어진 과업에 대해 전반적으로 명료하게 설명하고, 적당한 지침을 제공하고 인도하며, 진전이 있는지 점검하고, 장애물에 대해 논의하고, 일을 과감히 위임하면, 강연장 건설을 분명히 시작할 수 있을 것이다. 팀워크는 의료 분야에서도 아주 중요하다. 환자를 대상으로 수술을 할 때, 주어진 임무와 목적, 수술 팀 개개인의 역할과 기능 그리고 누가 책임자인지에 대한 명확한 이해가 없다면, 얼마나 끔찍한 결과가 빚어질지 짐작할 수 있는 일이다.

'옛날' 에는 의사들이 의료체계 내에서 자동적으로 팀의 리더 역할을 맡았다. 의사와 수간호사의 경쟁이 대단함에도, 대개는 의사의 권위에 도전할 수 없었다. 하지만 요즈음은 의료 분야에 많은 변화가 생겨났다. 그것은 일면 팀워크의 원리에 대해 더 잘 이해하고, 유기적인 과정에 '과학적인' 방법을 적용할 수 있게 되었기 때문이기도 하다. 뿐만 아니라, 적극적인 관리와 책임 그리고 여러 전문 분야를 아우르는 팀워크의 문화가 새로 생겨나고, 이 모든 것은 팀 관리에 더 민주적인(관료적인 여지는 남아 있지만) 접근을 가능하게 만들었다.

의과대학생이 팀의 이러한 역학 관계를 명백히 관찰할 수 있는 환경은 바로 병동 회진이다. 병동 회진에 참가할 때는 팀워크와 관련한 다음 사항을 숙지하면 도움이 될 것이다.

1. 당신이 속한 팀의 관계에 관해 분명한 규칙이나 예상되는 일이 있는가?

2. 누가 누구 옆에 앉는가? 이러한 것이 관계에 대해 암시하는 바는 무엇인가?
3. 의사나 리더가 밝은 음성으로 모든 사람을 환영하고, 새로운 팀원을 소개하고, 토론을 잘 하도록 격려하는가? 아니면 두렵고 냉담한 회의를 이끌어 가는가?
4. 누가 어떤 순서로 말하는가? 이것은 팀이 어떻게 조직되었는지에 대해 무엇을 의미하는가?
5. 모든 사람들이 자발적으로 의견과 생각을 밝히는가, 아니면 발언을 하거나 나서는 사람들이 정해져 있는가?
6. 병동 회진이 운영되는 모습을 통해 다른 전문가들(예를 들면, 간호사, 물리요법가, 심리학자 등)과의 관계를 짐작해 볼 수 있는가? 이들의 의견도 존중되는가?
7. 반대 의견은 어떻게 관리하고 해결하는가?
8. 병동 회진이 끝나면, 사람들이 비공식적인 잡담을 나누는가, 아니면 신속히 흩어지는가? 잡담을 나누는 경우, 대부분 가벼운 분위기에서 이루어지는가, 병동 회진을 하는 동안 표현하지 못했던 속마음을 표현하는가?
9. 의과대학생으로서 자신의 역할에 대해 어떤 느낌을 갖고 있는가? 자신이 팀의 일원이라는 생각이 드는가, 아니면 이방인인 듯한 느낌이 드는가? 환영받고 있는 듯한 느낌이 드는가, 아니면 무시당하고 있는 듯한 느낌이 드는가? 존중받는 듯한 느낌이 드는가 아니면 보호받고 있는 듯한 느낌이 드는가?

10장에서 소개한 '인간의 실수' 라는 주제와 관련해, 이제 팀 내에서 인간의 성취를 가능하게 하는 것이 무언인지에 대해 생각해 보도록 하자. 일하는 환경, 역할과 관계, 활용 가능한 능력 그리고 팀이 어떻게 조직되었는지 등 수많은 요인을 살펴보아야 한다. 항공 산업에서 놀라운 실례가 발견되었는데, 예를 들어 팀워크가 원활하게 이루어지지 못한 경우 항공기 사고가 일어났으나, 반면 승무원들이 훌륭하게 행동하는 팀에서는 대규모

표 12.2 팀의 안전: 의학과 항공 산업 간의 공통점

1. 안전이 최고의 덕목이다. 좋지 않은 결정은 치명적인 결과를 낳을 수 있다.
2. 의사(혹은 승무원)들은 대부분 팀을 이루어 일하며, 개인적인 성취는 팀이 어떻게 운영되고 조직되어 있는지 그리고 조직 내의 운영 문화가 어떤지에 의해 결정된다.
3. 대개 각기 다른 전공 분야와 능력을 가진 사람들이 한 팀을 이루어 일한다. 즉, 전에 함께 일해본 적이 없는 사람이나 전공 분야가 다른 사람이 팀에 들어와도, 효율적으로 함께 일해야 한다.
4. 구성원들 간의 의사소통이 매우 중요하며, 의사소통에는 작업 환경, 문제 해결, 리더십, 개인의 개성과 구성원 간의 역학 관계가 모두 관련된다.

사고를 예방했음이 밝혀졌다. 집단행동과 팀워크에 대해 항공 산업에서 얻은 교훈이 최근 의학에 도입되고 있다. 의학과 항공 산업은 별개의 것으로 여겨지지만, 이 두 분야의 팀워크에는 많은 공통점이 있다(표 12.2).

항공 산업과 의료 산업 간의 명백한 차이가 한 가지 있는데, 그것은 조종사들은 비행 능력(비행, 조종, 의사소통)뿐 아니라, 팀 내에서의 공적도 끊임없는 점검받는다는 사실이다. 반면 협진을 하거나 팀을 이뤄 일하는 자질 높은 의사들 중 팀을 이끌거나 팀의 일원으로 일하는 능력이 탁월한 것으로 판별되는 경우는 놀라울 만큼 적다. 하지만 의과대학생들에게 문제 해결 방법을 가르치고, 진료를 할 때 이러한 능력을 평가하는 데 주안점을 두고 있으므로, 이런 풍토는 머지않아 달라질 것이다.

모두가 잘 알고 있고 반드시 준수해야 하는 정해진 규칙과 과정에 따라 의사결정을 할 때, 대부분의 팀은 효율적이고 안정되게 운영된다. 팀을 이끄는 훌륭한 리더는 의사결정 과정에 모든 구성원이 참여해야 하며, 최종적인 결정에 책임을 져야 한다는 사실을 안다. 팀의 리더는 구성원들이 효율적으로 자신의 역할을 해낼 수 있도록 돕는 특별한 기술을 습득해야 한다. 이러한 기술에는 팀원들이 의사결정 과정에 참여하도록 유도하고, 남의 말을 경청하며, 질문을 활용해 정보를 모으고, 신체 언어에 주목하고, 각기 다른 리더십의 방식을 이해하는 것 등이 포함된다. 물론, 의사는 스트레스 많은 환경에서 일하므로, 피로와 직업적인 또는 개인적인 스트레스, 배고픔, 감정적인 흥분을 비롯한 다른 요인들도 판단과 의사결정 그

리고 의사소통 능력에 영향을 미친다.

각각의 팀 구성원은 자신이 속한 팀이 어떻게 운영되는지 명확히 알고 있어야 한다. 한 사람의 생각이 다른 사람의 생각보다 더 정확하다고 볼 수는 없지만, 각각의 구성원이 하는 생각이 다를 수는 있다. 훌륭한 리더는 언어적인 그리고 비언어적인 모든 의사소통을 통해 각각의 구성원이 팀에 대해 어떤 생각을 갖고 있는지에 대한 정보를 수집해야 한다. 또한 팀의 발전을 저해하는 부정적이고 해로운 생각을 변화시키기 위해 노력해야 한다. 따라서 효율적인 관찰과 의사소통 능력은 의사와 환자 간 면담에서만이 아니라 동료들과 효율적으로 일하는 데에도 매우 필요하고 중요하다.

효율적인 배움과 가르침

효율적인 배움과 가르침은 의사소통 능력에 달려 있다. 최근의 강의를 돌이켜 생각해 보라. 학생들은 배우는 과정에 참여했는가? 만일 그렇다면, 어떻게 참여했는가? 학생들은 자신들이 활발히 참여한 강의나 세미나를 성공적이었다고 평가하며, 이와 반대로 자신들의 역할이 수동적인 청중에 머문 강의에 대해서는 예의 설교 같은 강의였다고 낮게 평가하는 경향이 있다. 그러나 학생들은 건설적이고 긍정적인 피드백을 받을 수 있을 때만 학습 과정에 적극적으로 참여할 것이다. 비웃음이나 비판하는 반응을 보이는 교수나 그러한 강의를 높이 평가하는 학생은 거의 없다.

학생과 교수의 의사소통, 즉, 학생의 학습을 방해하는 부정적인 요인이 많이 있다(이러한 부정적인 요인은 학습 과정에 필연적으로 수반되는 자기 회의와 불확실성 등의 정상적인 감정과는 구분되어야 한다). 학생과 교수 관계의 질 저하로 이어지는, 학습과 관련하여 끊임없이 수반되는 부정적인 감정은 해결을 위한 첫 단계로서 먼저 인식되고 논의되어야 한다. 우호적인 교수나 병원 구내 목사 또는 카운슬러가 이러한 과정에 도움을 줄 수 있을 것이다. 주목을 요하는 부정적인 감정은 다음과 같다.

- **무능력감**: 학생은 자신의 생각이나 실습 능력에 지속적인 의문을 품음으로써 자신의 능력에 회의감을 느낄 수 있다. 이런 학생들은 동년배나 교수들과의 관계에서 그리고 자신의 생각(언어를 통해서든, 학습 과제를 통해서든)을 설명하는 데 있어서 자신감이 결여되어 있을 수 있다.
- **혼란스러움**: 새로운 아이디어를 접하면, 그 아이디어가 흡수되는 일정 기간 동안 혼란과 불확실성을 느낄 수 있다. 이러한 감정은 자신감의 결여와 좌절감을 낳는다.
- **교수와의 단절감**: 교수와의 기존의 관계는 의과대학 과정을 밟아나가면서 달라질 수 있다. 도움을 받는 관계가 끝나고, 불안감과 불확실성, 희망과 기대가 수반되는 새로운 관계가 시작된다. 교수와의 관계가 좋지 않으면, 지루함, 개인적인 어려움 또는 교육과정이나 전공 분야에 대한 불만족으로 이어진다.
- **흥미를 느끼지 못함**: 사생활이 공부하고 집중하는 능력에 방해가 되는 경우도 있다. 마찬가지로 어떤 주제가 지루하거나 흥미를 끌지 못하는 방식으로 수업이 이루어지면, 학생들은 냉담함이나 지루함을 느끼게 된다.
- **수치심과 분노의 감정**: 교수나 의사가 다른 학생이나 환자 앞에서 어떤 학생을 꾸짖거나 비난하는 경우가 있다. 이런 경우 분노를 느끼고 자신감을 잃을 수 있다.

학생–교수 관계의 어려움에 대처하기

학생과 교수의 관계에는 위계 조직적인 측면이 있으므로, 상황이 악화될지 모른다는 두려움 때문에 학생이 교수에게 자신의 걱정거리를 직접적으로 털어놓기 힘든 경우가 많다. 이럴 때는 당신에게 용기와 도움을 줄 만한 교수에게 이야기해서 자신감을 회복해야 한다. 기억하라: 훌륭하지 못한 교수는 그 자신이 어떻게 가르쳐야 하는지 배우지 못했거나(연구와 진료 능력은 뛰어날지라도), 그 자신이 좋지 않은 방법으로 가르침을 받은 사람들이다. 즉, 배우고 가르치는 과정에 적극적으로 참여하거나 질문하는 것이 금지된 방식으로 배운 사람들이다.

잘 가르치지 못하는 교수를 만나게 되면, 자신이 나중에 학생과 전공의들을 어떻게 가르칠 것인지에 대해 생각해 보는 기회로 삼는 것이 좋다. 가르치는 능력과 의사소통하는 능력에는 유사한 점이 많으며, 따라서 의사가 학생과 의사소통하는 방법을 통해 환자와 의사소통하는 방법도 배울 수 있다. 이들이 열성적으로 참여하며, 따뜻한 마음을 갖고 있으며, 당신의 욕구와 관심사에 민감하게 반응하는가? 이들이 적절한 속도로, 즉 너무 빠르거나 느리지 않은 속도로 가르치는가? 이들이 질문을 하고, 피드백을 주며, 협조하는 태도를 보이는가? 사전 준비를 충분히 했으면서도, 예기치 않은 일이나 문제에 대해 충분히 융통성 있는 태도를 보이는가? 의학에서의 교수법은 지속적으로 발전하고 있다. 다음 사항을 참고하여 동료나 환자와의 의사소통 능력을 점검해 보는 것이 좋다.

요점

- 우리가 타인과 어떤 관계를 맺고 어떻게 의사소통하는가에는 가정생활과 양육 과정에서의 경험이 영향을 미친다.
- 우리는 삶의 다른 단계로 나아가면서 이제까지와는 다른 관계를 경험하고, 사람들과 다른 관계를 맺는다.
- 경직된 상호작용이 오가는 관계는 점검하고 해결해야 한다(예를 들어, 환자와 감정적으로 지나치게 밀착된 관계나 너무 소원한 관계).
- 배우는(그리고 가르치는) 과정에는 학생과 교수의 관계나 의사소통에 영향을 주는 감정적인 요인이 존재한다.
- 의과대학 학생들은 환자와 의사의 사이에 놓이는 경우가 많아, 자신의 역할에 대해 혼란을 느끼기도 한다.
- 환자에 대한 문서를 작성하는 것은 후천적으로 습득되는 기술이지만, 다음 사항에 유의해야 한다. 최근까지의 모든 기록을 읽기 쉽게 기록해야 하며, 서명을 해야 하고, 해당 환자에게 일어난 일을 다른 사람들이 잘 이해할 수 있도록 써야 한다.
- 의사소통이 잘 이루어지면, 팀 내에서 사람들이 어떻게 행동하는가를 이해하고, 여러 분야의 전문가들이 모여 팀을 이루어 일하는 과정에서 부딪치는 어려운 문제를 '헤쳐 나가는' 데 도움을 받을 수 있다.

| 읽을거리 |

Bennet G 1987 The wound and the doctor. Secker & Warburg, London
Steinberg D 2000 Letters from the clinic. Routledge, London,

| 참고문헌 |

1. Coombs R, Chopra S, Schenk D, Yutan E 1993 Medical slang and its functions. Social Science and Medicine 36: 987–989
2. Access to Health Care Records Act 1990 www.legislation.hmso.gov.uk
3. Data Protection Act 1998 www.legislation.hmso.gov.uk
4. NHS Training Directorate Just for the record: a guide to record keeping for health care professionals. NHS Training Directorate, 18 Christmas Street, Bristol BS1 5BT

연습문제

연습 1
개방형 질문과 폐쇄형 질문 하기 (2장 22쪽 참조)

이 연습문제는 개방형 질문과 폐쇄형 질문 사용하는 것의 장점과 단점을 설명하기 위해 설계되었다.

1. 집단의 한 사람은 의사로 연기하고 한 사람은 환자가 된다. 집단의 나머지는 청중이다.
2. 환자는 최근에 개인적으로 경험한 것 중 하나를 선택한다(예: 휴일에 치과의사를 방문한 일). 그리고 의사에게 그 경험이 무엇이었는지에 대해 말한다.
3. 의사는 반드시 폐쇄형 질문만을 사용하여 가능한 한 많은 정보를 획득해야 한다.
4. 청중은 다음의 사항을 평가한다: 걸린 시간, 질문 수, 획득한 정보의 질과 유형
5. 이제 집단의 다른 사람들과 이 활동을 반복해 본다. 하지만 위와는 상반되게 의사는 오직 개방형 질문만을 사용한다.
6. 면담에서 개방형 질문과 폐쇄형 질문을 사용하는 것의 장점과 단점에 대해 토의한다.

연습 2
메시지 전달하기 (2장 23쪽 참조)

1. 집단의 4~6명의 인원에게 교실에서 나갈 것을 요구한다.
2. 남아있는 인원에게 '메시지 전달하기'의 복사본을 준다(아래의 전화 메시지를 보기). 그리고 그들에게 메시지가 어떻게 전달되는지 관찰하고 기록하도록 요구한다.
3. 첫 번째 지원자에게 교실 안으로 돌아오도록 한 뒤 아래의 문장을 준다.
   - 나는 당신에게 전달 사항을 단 한 번만 읽어줄 예정이다.
   - 신중하게 듣고 그것을 기억하도록 시도해 보라.
   - 당신은 어떤 질문을 하거나 어떤 기록도 해서는 안 된다.
   - 그러고 나서 당신은 이 방에 들어올 다음 사람에게 전달 사항을 전달해야 한다.
4. 전달된 사항은 마지막 지원자가 듣고 난 후, 관중은 들은 것을 다시 말해야 한다.
5. 지원자가 그들의 듣기 능력을 개선하려면 어떻게 도움을 줄 수 있는지 토론한다.
6. 듣기에 도움이 되는 팁들을 사용하여 이 활동을 다시 반복해 본다.

전달해야 할 전화 메시지

필립스(Phillips) 씨, '머나먼' 여행사입니다. 당신의 휴일 예약 건에 관하여 전화 드립니다. 버진(Virgin) 항공사, 7월 12일 금요일, 13시 20분 출발로 예약되었던 항공이 취소되었습니다. 다음 비행은 인디아(India) 항공사로 7월 15일 월요일, 7시 50분에 출발이 가능합니다. 그 후 바레인에서 16시 걸프(Gulf) 항공사로 환승하여 7월 16일 화요일 5시에 홍콩에 도착하게 될 것입니다. 오늘 16시 30분 전까지 예약 확인을 위하여 클라크(Clack) 씨께 0181-249-0892로 전화 부탁드립니다.

7. 각각의 지원자가 정확하게 단어들을 언급하였을 때 표시하도록 한다. 단어를 빠뜨리거나 잘못 언급하였을 때에는 빈칸으로 남겨둔다.

세부사항/학생들	1	2	3	4	5	6
필립스 씨						
머나먼 여행사						
버진 항공사						
7월 12일 금요일						
13시 20분						
인디아 항공사						
7시 50분						
걸프 항공사						
바레인						
16시						
홍콩						
5시						
7월 16일 화요일						
클라크 씨						
0181-249-0892						
16시 30분 전까지						

연습 3
비언어적 경청 기술 (2장 26쪽 참조)

1. 이번 활동을 위해 2명씩 짝지어 2명 중 한 사람에게 알파벳 A나 B 중 하나를 받도록 한다.
2. 각 참가자는 아래의 카드 중 하나를 받게 된다.

카드 A (면접관)
B는 당신에게 질문할 것이다. 그들의 반응에 주시하면서 질문에 답하라.

- 그들이 듣고 있는 중인가?
- 그들이 흥미를 보였는가?
- 그들이 얼마나 집중하여 당신의 이야기를 듣고 있는지 평가하도록 도움을 준 것들은 무엇이었는가?
- 그들의 반응을 통해 당신은 무엇을 느꼈는가?

카드 B (면접관)
간단한 질문(예를 들어, '나에게 당신의 오늘 여행 일정에 대해 말해줄 수 있습니까?')을 물어라. 그들이 대답할 때, 흥미 없어 보이도록 무슨 행동이든지 해라. 시선 맞추기를 피하고, 종이를 만지작거리거나 시계를 쳐다보는 등

3. 5분 정도 뒤에 대화를 멈춘다.
4. A와 B는 카드를 교환한다. 그리고 다시 활동을 시작한다.
5. 그 다음 A와 B 각각에게 아래와 같이 또 다른 카드를 준다.
   카드 A는 종전과 같음.
   카드 B는 다름:

카드 B2 (면접관)
A에게 자신에 관하여 바꾸고 싶은 것들에 대하여 말하도록 요청한다. 그들의 반응을 조심스럽게 경청한다. 시선 맞추기를 유지하고 때때로 끄덕인다. 격려하는 언어적 반응이나 소리를 내되 언어적 반응은 삼간다.

6. 5분 정도 뒤에 대화를 멈춘다.

7. 이제 집단으로 돌아와서 활동을 하는 동안 그들의 느낌에 대해 이야기를 나누고 비교한다.

연습 4
언어적 경청 기술 (2장 26쪽 참조)

1. 연습 3을 할 때 짝을 지어 집단 활동을 했던 것과 가급적 다르게 짝을 짓는다. 글이 적혀있는 카드를 다시 제공한다.

카드 A는 종전과 같음:

> 카드 A (면접자)
> B는 당신에게 질문할 것이다. 그들의 반응에 주시하면서 질문에 답하라.
> - 그들이 듣고 있는 중인가?
> - 그들이 흥미를 보였는가?
> - 그들이 얼마나 집중하여 당신의 이야기를 듣고 있는지 평가하도록 도움을 준 것들은 무엇이었는가?
> - 그들의 반응을 통해 당신은 무엇을 느꼈는가?

카드 B는 다름:

> 카드 B3 (면접관)
> A에게 고향에 관한 것을 물어라.
> 그들이 대답할 때 이따금 끼어들어 그들이 말한 부분 중 어떤 부분을 문자 그대로 따라하라. 때때로 끼어들기 함으로써 이와 같은 상황을 반복하라. 그들의 정확한 단어가 아니라, 마지막 몇몇 단어를 요약하라. 예를 들어, '그래서 당신이 지금 말하고 있는 것이 ~'

2. 5분 뒤에 멈춘다.
3. A와 B는 카드를 교환하여 다시 한다.
4. 다음으로, A와 B 각각에게 다음과 같이 또 다른 카드를 준다.
   카드 A는 종전과 같음.
   카드 B는 다름:

> 카드 B4 (면접관)
> A에게 어린 시절에 감동받은 사건에 대해 말하도록 질문한다. 자신의 느낌이 반영되도록 노력하라. 예를 들어, '당신은 ~ 때문에 ~라고 느끼는군요.' 또는 '그건 당신을 ~하게 느끼게 만들었군요.'

5. 다시 5분 뒤에 멈춘다. A와 B는 카드를 교환하고 활동을 반복한다. 다시 집단으로 모여 이 활동을 하는 동안 느꼈던 점들에 대해 서로 이야기 하고 비교한다.

[조 로젠탈(Joe Rosenthal) 의사의 학습활동 인용]

연습 5
환자와 면담 시작하기 (3장 38쪽 참조)

과제 1

1. 당신 스스로 3-4명 정도가 한 조가 되도록 집단을 재배치한다(가급적면 서로 잘 알지 못하는 사람들로).
2. 조원끼리 다음에 제시된 사례 시나리오를 읽고, 환자와 면담을 시작할 수 있는 다양한 방법을 토의해 본다.
3. 그 다음, 환자와 대화를 시작할 때 유용한 5가지 질문에 초점을 두고 다음의 사항들을 준수한다: (a) 환자를 안심시키고, (b) 환자에게 필요하다고 생각하는 정보를 준다.
4. 조 활동이 끝나면, 조들은 다시 모여 서로의 생각에 대해 토의한다.

사례 시나리오

브라운(Brown) 씨는 42세의 사업가이다. 입원 접수계에서는 당신에게 환자를 봐주기를 요구하고 있다. 당신이 아는 것은 환자가 우측 서혜부탈장(inguinal hernia)의 회복을 위해 외과수술을 필요로 한다는 것이다. 당신이 아직 환자에게 말하지 않았기 때문에 환자가 자신의 병원 입원이 필요하다는 사실을 이해하는지 알지 못한다.

과제 2

1. 당신이 속한 조로 돌아가서 한 사람에게는 환자, 다른 사람에게는 의과대학생이라 간주하여 역할극을 하도록 한다. 조의 나머지 사람들은 의사-환자 상호작용을 관찰하도록 한다.
2. 조원은 다시 모여 그들의 활동에 대한 피드백과 의견 교환을 나눈다(부록 A, B, C 참고).

연습 6
나쁜 소식 전하기 (5장 90쪽 참조)

나쁜 소식 전하는 방법을 배우는 것은 어렵다. 실제적인 장학을 받을 수 있는 기회가 적고, 역할극 연습문제는 현실을 경험하는 데 한계가 있다. 그럼에도 불구하고, 당신은 동료 학생이나 친구들과 연습을 통해서 나쁜 소식을 전하는 방법에 대한 자신감을 가질 수 있다.

1. 나쁜 소식을 전해야만 하는 시나리오를 만든다. 문제의 성격을 결정하고 역할을 정한다. 역할극을 시작하고 3분이 흐른 후 역할극을 멈춘다. (알아둘 것은 대부분의 학생들은 공감하는 것과 환자의 근심거리에 응답하는 것은 잘 하나, 대답하기 어려운 질문을 어떻게 다루어야 할지에 대해서는 잘 모른다는 것이다.)
2. 역할극의 다음 3분은 '대답하기 어려운' 질문을 집중적으로 다루어 본다. 파트너는 당신에게 건설적인 피드백을 줄 것이다. 그 다음 서로

역할을 바꾸어 역할극을 해본다.

3. 각각의 역할을 돌아가면서 모두 해본 후에 개인의 성향에 대해 논의해 보고 민감하고 어려운 상황을 다루는 방법에 대해 서로에게(그리고 자신 스스로에게) 배울 점은 무엇인지 알아본다(부록 A, B, C 참고).

연습 7
성에 대한 병력청취 (6장 114쪽 참조)

집단 토의 주제

1. 성과 임신 문제가 논의되는 의학면담 상황에 대해 생각해 보자(예: 불임클리닉 환자에 대한 초진; 성병을 치료받기 원하는 환자). 당신이 느끼기에 환자와 이야기 나누기 가장 곤란한 부분은 무엇인가? 당신이 난처한 이유에 대해 생각해 본 적 있는가? 그리고 기회가 된다면, 성적 병력청취에 대한 자신감을 증진시킬 수 있는 방법에 대해 동료들과 논의해 본다.
2. 당신이 생각할 수 있는 선에서 최대한 많은 성적인 행동을 목록으로 작성한다. 우리는 이러한 행동들을 의학적 용어로 무어라 부르는가? 이러한 '통속적' 인 용어에 대해 당신이 익숙해져야 하는가? 만약 당신이 이해를 잘 하지 못한 환자를 이해시키기 위해서 명쾌한 개념이 필요한 상황에서 당신은 환자에게 이러한 성적인 행동을 어떻게 설명할 수 있는가?
3. 만약 13세의 여자아이가 클리닉에서 당신에게 피임에 관한 조언을 구한다면, 당신은 환자와 어떤 이야기를 하고 싶은가? 당신은 어떤 식으로 그 이야기를 시작할 것인가?
4. 당신은 우연히 만난 상대와 하는 무방비 성교의 위험성에 대하여 면담할 수 있는가? 만약 내담자가 콘돔 사용하기를 내키지 않아 한다면, 환자가 감당해야 할 위험에 대해 절감할 수 있도록 어떤 말을 해 줄 수 있는가?

연습 8
가족과 의사소통하기 (9장 182쪽 참조)

1. 학생 집단을 불러서 가족 역할극을 하게 한다(부록 A, B, C 참고).
2. 이 가족은 한 가지의 문제를 가지고 있으며, 면담을 하는 사람의 임무는 그 문제와 그것이 어떻게 그 가족에게 영향을 미쳤는가를 알아내는 것이다. 몇 분 후 혹은 면담하는 사람이 충분한 정보를 얻었다고 생각될 때쯤 모든 조원은 다음의 사항들을 고려해 본다.
   a. 처음으로 면담한 사람은 누구인가? 그 이유는? 그것은 다른 사람들에게 어떤 영향을 미쳤는가?
   b. 면담한 사람은 어떻게 정보를 얻을 수 있었는가?
   c. 면담한 사람은 그 문제가 가족에게 끼친 영향에 대해 어떻게 조사할 수 있는가?
   d. 가족 구성원을 면담하는 동안 어떤 느낌을 받았는가? 각각의 사람들은 그들의 면담 시간이 공평했다고 느끼는가?
3. 각 사람은 그 가족을 면담하는 기회를 갖도록 한다. 면담할 때와 가족의 구성원이었을 때 중 어떤 점이 비슷했고 어떤 점이 달랐는가?

연습 9
비밀나누기 (9장 198쪽 참조)

1. 파트너와 함께 활동하는 학습이다. 여러분 중 한 명은 다른 사람에게 말하고 싶지 않은 비밀을 가지고 있다. 면담하는 사람은 상대방이 그 비밀을 드러내도록 시도해야 한다. 논의해야 할 사항들은 다음과 같다: 어떤 일이 일어났는가? 어떤 것이 비밀을 알아내는 데 도움이 되었는가? 어떤 것이 도움이 되지 않았는가?
2. 이제, 상대가 비밀을 드러내도록 설득시키는 대신에, 비밀을 유지하는 것이 그들에게 미칠 영향에 대해서 이야기를 나눈다. 어떤 일이 일어

날 것인가? 당신이 대화과정을 통해 '저항' 에 대해 배운 것은 무엇인가? 당신이 누군가를 당신의 관점으로 설득하려는 시도를 멈췄을 때 어떤 일이 나타나는가?

3. 역할을 바꿔서 실행해 본다. 그런 다음 당신이 환자와 그 가족과 담당 의사 사이에서 일어난 비밀에 대해서 관찰했던 것(의학 실습 중 일어난 상황)에 대해 논의해 본다.

연습 10
라지오 부인 – 도전적인 사례연구 (11장 232쪽 참조)

이 연습문제는 10장에 있는 사례를 참고한다. 이 면담 과정을 개선시킬 수 있는 방법은 무엇인가? 동료 학생과 함께 환자가 자신에 대해 탐색해 볼 수 있는 역할극을 다양한 측면에서 시도해 보도록 한다. 환자의 류머티즘에 대한 이해와 환자의 반응에 대한 이해를 증가시키려는 노력 또한 시도해 보라. '고비' 는 면담이 끝날 때쯤 발생한다. 당신은 류머티즘 환자가 일찍이 면담 중 '고비' 를 피하려고 말했었던 것들을 떠올릴 수 있는가? 또한 당신이 만약 이 환자를 면담했다면 알아냈어야 할 몇 가지 사항들을 고려해 본다.

자신의 병에 대한 라지오 부인의 이해 정도는 어떠한가?

1. 대부분의 면담에서 환자와 의사는 동문서답식의 대화를 한다. 이러한 오해가 환자의 건강에 어떠한 영향을 미쳤을까?
2. 환자는 이전에 한 번도 일로부터 해방된 적이 없다. 이것이 환자가 자신의 컨디션을 얼마나 심각하게 고려하였는지(혹은 그렇지 않은지)와 관련 있는가?
3. 환자는 분명히 병이 더욱 악화될 것을 염려했다. 병의 악화에 대해 환자는 어떠한 생각을 가지고 있는가?
4. 환자는 삶의 다른 문제들에 비해 자신의 병을 어느정도 심각한 것으로

평가하였는가?

환자의 일과 개인적 삶에 대해 우리가 아는 것은 무엇인가?

1. 전일제로 일을 하면서 환자는 행복했는가? 만약 휴직을 할 경우 차후 직업 전망에 차질이 생길까 우려하고 있었는가? (환자의 남편이 이러한 이유로 직장을 잃었다.)
2. 환자는 직장 문제 외에 행복하였는가? 아니면 자신이나 가족들에 대한 걱정거리가 있었는가?
3. 환자의 건강상태가 대인관계나 성생활에 영향을 미쳤는가?
4. 환자는 우울하였는가? 우리가(혹은 환자 자신이) 어떻게 그것을 알 수 있는가?
5. 병의 악화와 점점 무능력해지는 상태가 환자가 미래에 꿈꾸는 삶에 어떤 영향을 미칠 수 있는가?
6. 라지오 부인은 누구인가?

이러한 질문들에 답한 후, 10장으로 돌아가서 사후 면담에서 생긴 일을 다시 읽어보라.

부록 A
역할극 활용 지침

역할극은 좋은 의사소통 기술을 개발하는 데 중요한 부분이다. 역할극을 통하여 '의사' 는 비교적 안전한 환경에서 연습을 할 수 있고 유익한 피드백을 받을 수 있다. '환자' 는 개개인이 어떻게 각기 다른 방식으로 병에 걸리는지 이해하고 건강관리법을 익힐 수 있다. 관찰자는 역할극 상황에서 중요한 기능을 하며, 역할극을 보는 동안 부록 C에 있는 '의사소통 기술 점검 목록' 을 사용하면 도움이 될 것이다. 배우는 '환자' 역을 위해서 연기자를 활용할 수 있고 이는 역할극 수업에 중요한 기여를 할 수 있다.

역할극 수업 조직하기

1. 역할극 수업 목표를 정한다(예: 청취기술 연습).
2. '환자' 를 위한 대본을 준비할 수도 있고 집단 토의에서 논의된 임의의 상황으로 역할극을 진행할 수도 있다.
3. 항상 '환자' 의 극중 이름을 사용한다.
4. 역할극에 참여하는 모든 참가자들은 자신들이 무엇을 해야 하는지 확실하게 알 수 있게 한다.
5. 동의된 양만큼의 시간을 정하고 이를 충실히 지킨다.
6. 소집단 역할극에는 최소한 3명 이상이 있어야 한다—학생의사, 환자, 관찰자. 서로의 역할을 바꿔 가면서 역할극을 한다.

7. 관찰자는 역할극을 하는 동안 침묵한다. 그리고 일반적인 상호작용과 학생의사가 수행하는 특정 기술을 메모한다.
8. 역할극에서 피드백 주기: 학생의사부터 시작한다. 그리고 환자, 그다음으로 관찰자가 피드백을 준다(부록 B 참고).
9. 마지막으로 학생의사와 환자에게 그들이 현실의 삶에서 누구인지에 대해 말하도록 요구함으로써 역할극으로부터 벗어나게 할 필요가 있다! (이는 시나리오가 매우 어렵거나 사람들이 평범한 일상으로부터 매우 다른 역할을 수행할 때 특히 중요하다.)

| 읽을거리 |

Steinert Y 1993 Twelve tips for using role-plays in clinical teaching. Medical Teacher 15: 283–291

부록 B
피드백을 주기 위한 지침

역할극 수업 후의 피드백 주고받기는 위협적인 경험으로 보일지 모른다. 그러나 정확하게만 한다면 피드백은 유용한 학습방법이 될 수 있다.

피드백을 줄 때

- 다른 사람의 연기에 대해 항상 긍정적으로 대한다.
- 좋았던 부분을 명확히 한다: 어떤 점이 좋았고 왜 좋았는지 대하여 구체적으로 이야기 한다.
- 마지막으로, 그리 좋지 않았던 부분과 개선될 수 있는 부분에 대해 토의한다. 비평을 할 때에는 항상 긍정적인 대안을 제안한다.

피드백 절차

1. 상담하는 사람(예: 의사)은 그들이 잘 했다고 생각하는 것이 무엇인지 말한다.
2. 상담받는 사람(예: 환자)은 잘 한 것이 무엇인지 말한다.
3. 관찰자(들)는 그들이 잘 했다고 생각한 점을 제시한다.
4. 상담하는 사람은 더 효과적인 면담을 위해 좀 색다르게 했으면 하는

것을 말한다.

5. 관찰자(들)는 면담 중 다르게 할 수도 있었을 부분에 대해 의견을 제시한다. 면담 중 수정되었으면 하는 내용에 대해 긍정적인 제안을 하는 것은 중요하다.
6. '환자'는 더 효과적인 면담을 위해 긍정적인 제안을 한다.
7. 상담하는 사람은 상담받는 사람들에게 그들이 받은 피드백에 대해서 어떤 느낌이었는지 물어야 한다.

부록 C
의사소통 기술 평가하기

즉각적인 피드백이 있는 평가하기는 교육과정에서 중요한 부분이다. 이것은 학습자와 교수자가 학습자의 발달을 구성하고 학습자의 능력과 더 깊은 학습을 요구하는 분야를 확인할 수 있게 한다. '의사소통 기술 점검 목록' 은 역할극과 비디오 피드백 회의 중에 청중에게 사용할 수 있다.

의사소통 기술은 현재 학부와 대학원 시험에서 평가되고 있다. 평가는 보통 객관적 구조화 임상시험(OSCE)의 한 부분으로, 지원자가 여러 개의 스테이션(station)을 통과하는 과정에서 이루어진다. 각각의 스테이션에서는 특정한 기술을 평가한다. 예를 들어, 심장혈관 체제의 신체검사 부분 중 혈압 측정, 또는 환자나 환자 친척 역할을 하는 배우에게 나쁜 소식 전하기와 같은 의사소통 기술이 있다. 지원자는 점검 목록을 평가해 나가는 시험관에 의해 관찰된다. 지원자의 의사소통 기술 평가가 포함된 3개의 스테이션의 예시는 다음과 같다.

표 C.1 의사소통 기술 점검 목록

학생/의사가 한 것	예	아니오	비고
자기 소개하기			
환자의 이름 사용하기			
환자와 인사하기			
의사의 역할 설명하기			
사생활 지켜주기			
환자가 편안하도록 해주기			
시선 맞추기			
시선 맞춤 기술 활용하기			
환자가 최초 진술을 마치도록 허용하기			
주로 '열린' 질문 사용하기			
'의사'가 면담 내용을 기록한다면, 의사는 환자에게 그들이 해야 할 일을 알려주기			
'의사'가 면담 내용을 기록한다면, 기록함과 동시에 환자에게 지속적인 관심 보여주기			
환자의 언어적 단서를 식별하고 반응하기			
환자의 비언어적 단서를 식별하고 반응하기			
환자가 말한 내용을 요약하기			
환자가 마지막 말을 하도록 허용하기			
감사의 표시 및 작별 인사하기			

객관적 구조화 임상시험[OSCE]

스테이션 1: 두통 병력

지원자를 위한 설명: 제인 포스터(Jane Foster)는 주치의에게 두통에 관한 일반적인 의학치료를 문의해 왔었다. 당신은 의과대학생이다. 질병과 관련된 사항을 포함하여 현 상태에 대한 구체적인 병력청취를 실시하도록 한다. 신체기관에 대한 검사는 하지 않는다.

제한시간은 5분이다.

평가자 점검 항목

항목:	2	1	0
1. 환자에 대한 일반적인 접근 – 자기 소개하기, 라포 형성하기, 시선 맞추기, 선심 쓰는 듯한/거만한 태도 보이지 않기, 예의 있는 태도 보이기	☐	☐	☐
2. 개방형 질문으로 시작하여 폐쇄형 질문으로 나아가기. 말하는 도중 당당하게, 미심쩍어하지 않으면서 적절하게 개입하기	☐	☐	☐
3. 일반 의사와 최초 면담한 내용에 관하여 질문하기	☐	☐	☐
4. 두통의 구체적인 특징에 관하여 묻기(특성, 부위, 방사선)	☐	☐	☐
5. 낮과 밤 동안 두통이 변하는지, 그리고 징후에 관한 두통의 시기에 대해 질문하기	☐	☐	☐
6. 자세, 기침 등을 포함하여 통증을 악화시키는 것과 관련요인에 대하여 묻기	☐	☐	☐
7. 두통 없이 편안해지는 상태와 고통을 경감시키는 요인에 대하여 묻기	☐	☐	☐
8. 관련된 증상에 관하여 묻기	☐	☐	☐
9. 과거의 병력과 가족력에 관련된 질문하기	☐	☐	☐
10. 환자의 관심사와 견해에 적절하게 반응하기	☐	☐	☐
11. 환자가 말하는 것에 주의 깊게 경청하기	☐	☐	☐

2=적절하고 완벽하게 수행했음
1=어느 정도까지는 수행했음
0=안 함/적절하게 못했음

스테이션 2: 의사소통 기술: 가슴의 혹

지원자를 위한 설명: 이 환자는 최근 가슴 안에 있는 혹에 대해 검사를 받았고 오늘은 검사 결과를 보러 왔다. 환자에게 검사 결과를 설명해야 한다.

제한시간은 5분이다.

평가자 점검 항목

항목:	2	1	0
1. 적절한 정보 – 자기 소개하기, 라포 형성하기, 역할 설명하기			
2. 환자가 이해해야 할 것과 면담에서 기대하는 점을 설명하기 전에 수립하기			
3. 그들이 이번 면담에서 무엇을 다룰 예정인지 대략적인 내용 말해주기			
4. 면담시간 내내 환자가 질문할 수 있도록 격려하기			
5. 환자가 잘 이해할 수 있는 속도로 정보는 작은 덩어리로 나누어 제시하기			
6. 검사상 혹에서 양성반응이 나왔음을 환자에게 말하기			
7. 의학 용어를 사용하기 전에 전문 용어가 아닌 평범한 용어로 설명해주기			
8. 비언어적 단서를 포착하거나 직접적으로 물음으로써, 환자의 이해를 처음부터 끝까지 점검하기			
9. 현 상황에서 환자가 어떤 관심과 견해를 갖고 있는지 묻기			
10. 현재는 답해줄 수 없는 정보를 환자가 요청할 때 적절하게 응답하기			
11. 면담의 종반부에는 면담 내용을 요약해 주고 앞으로의 치료 계획에 합의하기			
12. 환자를 진실하게 대하며, 한 치의 오차도 없는 정확한 정보 전달하기			
13. 환자에게 종합적인 정보 제공하기			
14. 환자가 쉽게 이해할 수 있는 정보 제공하기			
15. 환자의 걱정에 공감 표시하기			
16. 적절하게 안심시키기			

2=적절하고 완벽하게 수행했음
1=어느 정도까지는 수행했음
0=안 함/적절하게 못했음

스테이션 3: 의사소통 기술

지원자를 위한 설명 이 환자는 어제 격렬한 천식 발작을 일으켰다. 현 상태에 대한 병력청취와 사회력, 그리고 현 질병에 대한 환자의 시각을 연구한다.

제한시간은 5분이다.

평가자 점검 항목

항목:	2	1	0
1. 인사하기 – 환자의 이름을 부르며 '안녕하세요', '좋은 아침입니다' 등의 인사를 하였는가	☐	☐	☐
2. 소개하기 – 자신의 이름과 직책, 면담의 목적을 분명하게 말하기	☐	☐	☐
3. 적절하게 (편안한 수준으로) 시선 맞추기 그리고 주의 깊게 경청하는 것을 나타내는 열린 태도 취하기	☐	☐	☐
4. 환자 병력청취 과정을 잘 촉진하기 – 머리 끄덕이기, '음', 환자의 마지막 진술 되풀이하여 말하기 등	☐	☐	☐
5. 적절한 보조와 흐름 – 환자에게 생각과 느낌을 말할 수 있는 시간 허락하기, 환자가 옆길로 빗나간다면 다시 방향을 잡을 수 있도록 적절하게 끼어들기	☐	☐	☐
6. 의문을 표현하는 질문을 삼가고, (개방된, 집중된, 폐쇄적인) 질문을 적절하게 섞기	☐	☐	☐
7. 명확하게 질문하기, 전문 용어, 은어 전문적인 또는 모호한 단어 피하기	☐	☐	☐
8. 질병에 대한 환자의 견해 묻기	☐	☐	☐
9. 공감 사용하기	☐	☐	☐
10. 요약하기 – 정확성과 완결성을 위해 이해해 온 것을 환자에게 확인하기	☐	☐	☐
11. 환자에게 감사하며 마무리하기	☐	☐	☐

2=적절하고 완벽하게 수행했음
1=어느 정도까지는 수행했음
0=안 함/적절하게 못했음

부록 D
프레젠테이션: 요령과 평가

프레젠테이션의 핵심 요령

1. 많은 준비는 필수

- 무슨 말을 할지 신중히 준비한다.
- 필기노트를 미리 준비하여 활용하면 당신이 말하는 동안에 쉽게 참고할 수 있다.
- 연습한다—당신 스스로 혹은 다른 사람 앞에서. 그리고 시간을 재본다.
- 제한시간을 넘지 않도록 준비한다.

2. 프레젠테이션

초반

- 청중을 바라본다. 그리고 명확하게 말한다.
- 말 할 내용의 범위를 정한다 '표제'

중반

- 차례대로 핵심 포인트를 거치며 진행한다.
- 노트나 슬라이드를 그대로 읽지 않는다—청중에게 말하듯이 한다.

- 청중에게 사실/아이디어를 너무 과장하지 않는다.
- 장비는 자신에게 익숙한 것으로 해야 한다. 그러나 익숙하지 않은 것일 수도 있다.

후반

- 핵심 내용을 요약한다.
- 질문을 받는다.

3. OHP 이용

- 하나의 슬라이드에 하나 혹은 두 개의 요점이 있도록 한다—이것보다 많지 않게 한다.
- 크고 명확하게 쓰인 글자를 사용한다—가능한 한 문서로 작성한다.
- 슬라이드를 스크린 위에 정확히 위치시킨다.
- 청중에게 연설한다—스크린에 하는 것이 아니다.
- 투영된 이미지에서 되도록이면 떨어져 서 있도록 한다(너무 가까이 접근하지 않는다).

4. 파워포인트 이용

- 앞에서 기술한 대부분의 기술은 파워포인트에도 적용 가능하다.
- 명확한 폰트를 사용하고 지나치게 현란한 배경화면을 피해야 함을 기억한다.
- 사용하게 될 장비와 함께 항상 연습하도록 한다.
- 장치가 작동이 안 될 경우를 대비하여 대안을 준비한다(예 OHP).

소집단 프레젠테이션의 평가

많은 연습문제에 조별 활동과 프레젠테이션이 포함되어 있다. 당신은 하나 혹은 그 이상의 수업에서 프레젠테이션과 피드백을 주고받는 연습시간을 제공받을 수 있다.

평가 척도

- **준비/명확성**: 배경작업을 한다. 발표할 내용과 사용될 기자재(슬라이드/유인물)를 사전에 알아둔다. 내용은 이해하기 쉽게 구성해야 하고 너무 많은 글이 들어가지 않도록 한다.
- **구조화**: 시작/중간/끝, 명확한 주제, 요약, 각각의 단계에 대한 명확한 개요와 전개
- **속도**: 적당한 속도(너무 느리지도 빠르지도 않게, 정시에 끝내기)
- **흥미**: 각기 다른 매체 활용(예: 플립차트, OHP, 이야기하기, 질문하기), 발표자 교체(필요하다면)
- **상호작용**: 청중과 이야기하기/시선 맞추기, 청중과 함께하기(예: 질문 사용하기), 목소리의 톤(흥미롭게/열정적으로)

날짜:

제목:

조원:

잘 한 점:

개선사항:

등급 체계
1=매우 미흡, 2=미흡, 3=보통, 4=잘 했음, 5=매우 잘 했음
총점 5점 이상

읽을거리

이 책을 준비하면서 다음의 문헌들이 매우 큰 도움이 되었다(각 장 끝에 기술한 참고문헌들 외). 이 문헌들의 목록을 여기에 별도로 기록하는 것은 논의된 주제에 대해 더 깊이 파고들기 원하는 학생들과 학생들의 의사소통 능력을 개발하는 교육에 관여하고 있는 교수진에게 도움을 주고자 함이다.

Bor R, Miller R, Salt H 1998 Counselling in health care settings. Cassell, London

British Medical Association 2003/4 Communication skills education for doctors. BMA, London

Dickson D A, Hargie O, Morrow N C 1989 Communication skills training for health professionals: an instructor's handbook. Chapman and Hall, London (A useful handbook for teachers.)

Hargie O (ed) 1986 A handbook of communication skills. Routledge, London (A theoretical approach to communication skills. Well referenced.)

Hope T, Savulescu J, Hendrick J 2003 Medical Ethics and Law. Churchill Livingstone, Edinburgh (An excellent introduction covering the core curriculum of ethics and law. Well referenced.)

Kurtz S, Silverman J, Draper J 1998 Teaching and learning communication skills in medicine. Radcliffe Medical Press, Oxford (A valuable resource for teachers.)

Maguire P, Pitceathly C 2002 Key communication skills and how to acquire them. British Medical Journal 325: 697–700

McManus C, Vincent C A, Thom S, Kidd J 1993 Teaching communication skills to clinical students. British Medical Journal 306: 1322–1327.

Neighbour R 1987 The inner consultation. MTP, Lancaster

(A stimulating guide to 'developing an effective and intuitive consulting style'.)

Schon D A 1987 Educating the reflective practitioner. Jossey-Ban, San Francisco

Silverman J, Kurtz S, Draper J 1998 Skills for communicating with patients. Radcliffe Medical Press, Oxford (A valuable guide for teachers and for those who wish to explore the field in greater depth.)

Simpson M, Buckman R, Stewart M et al 1991 Doctor-patient communication: the Toronto concensus statement. British Medical Journal 303: 1385–1387.

Stewart M, Roter D 1989 Communicating with medical patients. Sage Publications, London (A series of papers on research issues and on teaching and evaluating communication skills.)

Tuckett D, Boulton M, Olson C, Williams A 1985 Meetings between experts: an approach to sharing ideas in medical consultations. Tavistock Publications, London

찾아보기

기타

역자 소개

김 선
독일 쾰른 대학교 교육학과 졸업
독일 쾰른 대학교 교육학 석사, 박사
현재 가톨릭대학교 의과대학 의학교육학과 교수

박주현
가톨릭대학교 의과대학 의학과 졸업
가톨릭대학교 대학원 의학과 석사, 박사
미국 서던캘리포니아 대학교 의학교육학 석사
현재 가톨릭대학교 의과대학 의학교육학과 교수

허예라
연세대학교 교육과학대학 교육학과 졸업
연세대학교 대학원 교육학과 석사, 박사
현재 인하대학교 의과대학 의학교육실 교수

의료 커뮤니케이션, 제2판
Communication Skills for Medicine, 2/E

초판 인쇄 • 2008년 9월 5일
초판 발행 • 2008년 9월 9일
저 자 • Margaret Lloyd · Robert Bor
역 자 • 김 선 · 박주현 · 허예라
발 행 인 • 홍진기
발 행 처 • 아카데미프레스
주 소 • 122-900 서울시 은평구 역촌동 58-9 부호아파트 102동 상가 3호
전 화 • (02)2694-2563
팩 스 • (02)2694-2564
웹사이트 • www.academypress.co.kr
등 록 일 • 2003. 6. 18, 제313-2003-220호
I S B N • 978-89-91517-58-5

정가 15,000원

* 역자와의 협의하에 인지첨부는 생략합니다.
* 잘못된 책은 바꾸어 드립니다.